Südtirol

Heilende Wasser

In Zusammenarbeit mit:

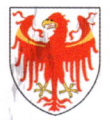

Autonome Provinz Bozen - Südtirol

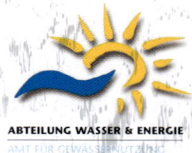

Mit freundlicher Unterstützung:

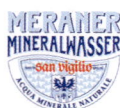

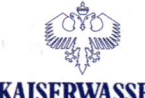

2007
Alle Rechte vorbehalten
© by ATHESIA SPECTRUM – Ferrari-Auer GmbH
Lauben 41, 39100 Bozen
Tel. 0039 0471 92 72 27, Fax 0039 0471 92 72 26
spectrum@athesia.it – www.athesia.it/spectrum

Autorin: Eva Lechner
Projektbetreuung: Helga Rass
Grafische Gestaltung: Barbara Huber-Bergmeister
Druck: Athesiadruck, Bozen

ISBN: 978-88-6011-030-5

Zum Geleit

Südtirol ist reich an Wasserreserven. Eine Besonderheit stellen die „Mineralwässer" dar, die sich entweder durch den Gehalt an ungewöhnlichen Elementen, durch ihre Radioaktivität oder durch eine besondere Bekömmlichkeit auszeichnen. In den letzten Jahren wurden durch die Südtiroler Landesregierung 31 Quellen und Brunnen in Südtirol als Mineralwasser anerkannt. Diese Quellen wurden aus einer langen Reihe ausgesucht, die seit alters für Bauernbäder und Heilanstalten genutzt wurden oder bereits als Mineralwasser abgefüllt und verkauft wurden. All diese Wasserquellen sind ein Auszug aus dem Reichtum der Südtiroler Wasserwelt, sie geben einen Einblick in die Vielfältigkeit und Einzigartigkeit unseres Landes. Unsere Vorfahren kannten bereits dieses reichhaltige Geheimnis der Südtiroler 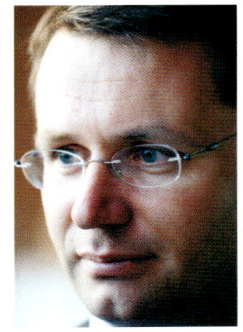 Berge. Sie erkannten ebenso früh, wie nützlich dieses kostbare Nass für die Gesundheit des Menschen sein kann. Seit Jahrhunderten wurden diese Quellen für die Linderung von Gebrechen und zur Heilung von Krankheiten verwendet. In jedem Tal und in fast jedem Dorf gab es die Bauernbadl'n, die dieses kostbare Geschenk der Natur dem Heilungssuchenden anbieten konnten. Dieses Buch soll einen Einblick in diese wunderbare Wasserwelt geben. Es soll die Geschichte der Nutzung der Mineralwasserquellen aufzeigen und dem interessierten Leser einen Eindruck von der Vielfältigkeit dieser besonderen „Bodenschätze" vermitteln. Es soll ihm weiters die Beschaffenheit des Wassers erklären und gegen welche Leiden und Gebrechen es einst verwendet wurde, oder noch heute verwendet wird.

Damit wünsche ich dem Leser eine spannende Entdeckungsreise in die faszinierende Welt der heilenden Wässer in Südtirol.

Dr. Michl Laimer
Landesrat für Raumordnung, Umwelt und Energie

Bunte Bäderlandschaft

Der reiche Erfahrungsschatz früherer Generationen erfährt heute, nach einer Zeit der Vernachlässigung, erneute Wertschätzung. Dazu gehören auch die fast vergessenen, einst über ganz Südtirol verstreuten Bauernbadln. Sie prägten ihre eige-

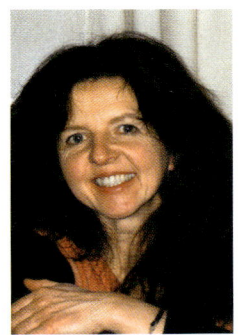

ne Kultur und waren ein gesellschaftliches Phänomen in einem Dicht-an-Dicht der Gegensätze. Hier gab es so etwas wie das Flair der „guten alten Zeit" mit Wohlleben und Geselligkeit, daneben Siechtum und Leid, und über allem die große Hoffnung auf Genesung, verbunden mit religiösem Eifer.

Die außerordentlich bunte Bäderlandschaft birgt eine Erlebnisvielfalt, die einlädt zur eigenen Entdeckungsreise, handelt es sich ja nicht nur um eine Wanderung in die Vergangenheit, sondern um lohnende Ausflugsziele zu den ehemaligen Heilstätten – und bei einigen Badln ist der berühmte „Wassergeist" nach wie vor lebendig.

So der vorliegende Band kein Gesundheitsratgeber sein kann, ist eine Eigentherapie nicht ratsam und sollte nur nach Rücksprache mit einem Arzt erfolgen.

Trotz sorgfältiger Recherche kann beim Verzeichnis der ehemaligen Bauernbäder keine Gewähr auf Vollständigkeit gegeben werden. Ebenso können fehlerhafte Angaben nicht gänzlich ausgeschlossen werden.

Bedanken möchte ich mich bei allen, die mich bei dieser Arbeit unterstützt haben.

Eva Lechner

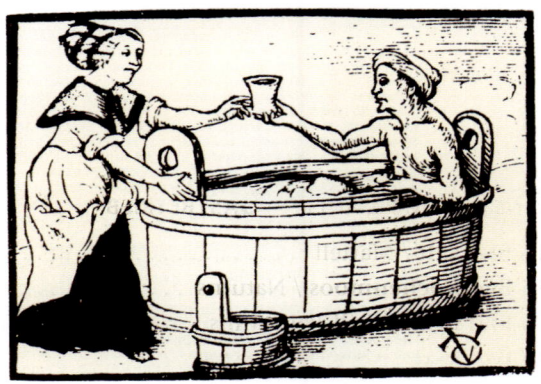

„Wasserbad"
Holzschnitt von Urs Graf
(1485–1512)

Inhalt

AKTIVE BÄDER

EINSTMALIGE BÄDER – GASTBETRIEB

EINSTMALIGE BÄDER – THERAPIEZENTRUM/FERIENKOLONIE

Aufgelassene Bäder

Mineralwasser

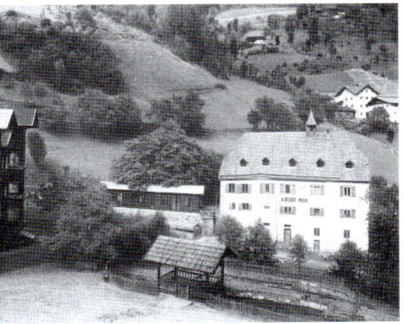 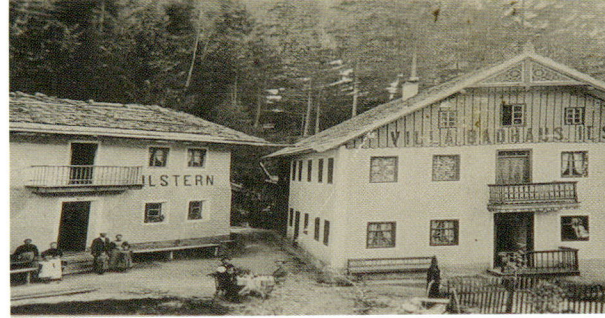

Bad Schalders um die vorige Jahrhundertwende

Bad Ilstern

Es ist nicht nur so,
dass man dich zum Leben braucht,
du bist das Leben.

Antoine de Saint-Exupéry

Phänomen Wasser

Frisches Quellwasser schmeckt anders als Leitungswasser. Auch das einer Waldquelle unterscheidet sich von jenem auf einem Berg. Die Erklärung ist einfach. Auf seiner Reise nimmt das Wasser zahllose gelöste Stoffe aus dem Erdinnern auf, Salze und Minerale wie Gips, Kalk oder Schwefel und Spurenelemente wie Eisen, Mangan oder Jod. Wasser, das vielfach durch Jahrtausende unterschiedliche Gesteinsschichten durchdringt, gewinnt auf diesem Weg seinen Geschmack, den Geruch und seine Wirkung. Genau das macht den lebendigen, einmaligen Charakter jeder Quelle aus.

Während sich die klassischen Wasseranalysen, Hydrologie (Wasserlehre) und Balneologie (Bäderkunde) hauptsächlich für diese Inhaltsstoffe, also die chemische Zusammensetzung wie auch mikrobiologischen Aspekte des Wassers interessieren und daraus seine Anwendungsgebiete ableiten, setzen neuere Fragestellungen vermehrt bei der physikalischen oder energetischen Wirksamkeit von Wasser an. Was mit dem alten „Brunnengeist" begonnen hat, fand in Radioaktivität und Radonhaltigkeit eine Fortsetzung und ist mittlerweile beim „Energieträger" Wasser angelangt.
Hier ist noch vieles im ungesicherten, spekulativen Bereich, aber zugleich entbehren diese Neuansätze von wissenschaftlichen Außenseitern nicht der Faszination.

Glaubt man beispielsweise den fotografischen Experimenten des Japaners Masaru Emoto, „leidet" auch Wasser unter Stress und wird bei schlechter Behandlung „krank".

Er hat Eiskristalle fotografiert und diese bis zur Struktur ihrer Wassermoleküle vergrößert. Dabei konnte Emoto beobachten, dass keines mit dem anderen hinsichtlich Größe und Erscheinungsbild identisch ist. Noch erstaunlicher ist aber seine Erkenntnis, dass Wasser „hört" und „versteht", indem es „Informationen" im Sinne von Botschaften oder Schwingungen aufnimmt und verarbeitet. Wasser bekommt aus diesem Blickwinkel mediale Eigenschaften – ganz ähnlich den mythischen Überlieferungen alter Kulturen. Als Masaru Emoto destilliertes Wasser mit „Dummkopf" und „Teufel" ansprach oder mit Heavymetalmusik beschallte, zeigten seine Wasserproben eine hässliche, chaotische Struktur. Dagegen erzielte er mit Wörtern wie „Liebe" und „Danke" oder einer Mozartsinfonie blumenartige, harmonische Kristalle. Nach seinen Beobachtungen ergeben auch Proben aus natürlichem Quellwasser besonders schöne, wohlgeformte und klare Kristalle.

ENERGETISCHES WASSER

Auf dieser geheimnisvollen „Leitfähigkeit" des Wassers baut auch die Homöopathie, als deren Erfinder der deutsche Arzt Samuel Hahnemann gilt, ihre Erfolge auf. Denn homöopathische Mittel werden durch Schütteln von reinem, destilliertem Wasser hergestellt. Man überträgt dabei ein Mineral oder eine organische Substanz auf das Wasser. Anschließend wird diese Lösung viele Male verdünnt und gewöhnlich in Alkohol gespeichert. Durch diese „Potenzierung" verliert die Substanz ihren nachweisbaren stofflichen Charakter und wird zur Trägersubstanz, die nicht mehr auf der körperlichen, sondern auf einer feinstofflichen Ebene wirksam ist. Weil Wasser subtile Energien aufnehmen und weitergeben kann, können homöopathische Mittel Heilung bringen.

Eine natürliche und altbewährte Methode der Wasserbelebung ist auch die Verwendung von Quarzkristallen, wie sie schon Hildegard von Bingen empfohlen hat. Dabei werden ausgesuchte Edelsteine ins Wasser gelegt oder auch in Wein angesetzt. Die Flüssigkeit nimmt ihre ordnende, heilsame Ausstrahlung auf und überträgt sie auf den Organismus. Schadstoffbelastetes Wasser kann durch diese Methode der Wasservitalisierung allerdings nicht sauber werden.

Auch die Bedeutung der „Heiligen Quellen" liegt im energetischen Bereich. Hinsichtlich ihrer chemischen Inhaltsstoffe unterscheiden sich die meisten von ihnen nicht von durchschnittlichem Quellwasser. Lourdes und Fatima, wohin alljährlich über acht Millionen Menschen pilgern, um dort zu beten und vom Wasser zu trinken, verzeichnen über 6.000 anerkannte Wunderheilungen. Man hat das Wasser untersucht und fand ein charakteristisches magnetisches Schwingungsfeld, das offensichtlich in der Lage ist, heilende Informationen zu übertragen.

Einiges davon ist sogar nachvollziehbar. Der Widerstandswert unserer Erdatmosphähre liegt bei 7,83 Hertz und wird Schuhmann-Resonanzfrequenz genannt. Wasser nimmt dieses Frequenzmuster bei seinem Lauf durch die Erde auf. Unser Organismus zeigt dasselbe Frequenzmuster wie jenes von Wassermolekülen, eben Werte zwischen 8 und 10 Hertz. Durch das Wasser teilt der Mensch damit unausgesetzt die Taktfrequenz der Erde. Das bringt es mit sich, dass ein krankheitsbedingtes Energiedefizit mit Wasser ausgeglichen und damit eine Krankheit gelindert oder sogar geheilt werden kann.
Paracelsus heilte vielleicht aus diesem Grund seine Patienten mit Wasser, das auf Körpertemperatur erwärmt worden war. Einer seiner wichtigsten Nachfolger war auf diesem Gebiet Sebastian Kneipp. Er hat mit der Kraft des Wassers, der so genannten Hydrotherapie, mittels der Reize von Wärme, Druck und Kälte den Körper dazu bewogen, sich umzustimmen und damit seine Selbstheilungskräfte zu aktivieren. Zu Lebzeiten wurde Kneipp noch belächelt, heute, gut 100 Jahre nach seinem Tod, sind seine Anwendungen selbstverständlich akzeptiert.

ZEHNTAUSEND QUELLEN

Der Umgang mit dem Lebensquell Wasser gehört zu den größten Herausforderungen unserer Zeit. Noch brauchen sich die

Südtiroler um ihr Trinkwasser keine Sorgen zu machen. Jährlich liefern uns die Niederschläge über 5 Milliarden Kubikmeter Wasser. Davon wird etwa 1 % aus rund 1700 Quellen und 100 Brunnen für die öffentliche Trinkwasserversorgung genutzt. Mit dem Überschuss könnte die Südtiroler Bevölkerung also noch um ein Vielfaches wachsen.

Auch was die Güte und Qualitätskontrolle der Trinkquellen anbelangt, brauchen diese keinen Vergleich zu scheuen. Alle Trinkwasserquellen werden landauf, landab kontinuierlich gemessen und geprüft. Diese natürlichen Trinkwasserressourcen sind nur ein Teil der über 10.000 Quellen, die im „Quellkataster von Südtirol" erfasst sind. Das so genannte „Grundbuch" der Quellen dient der Sicherstellung der Trinkwasserversorgung und der prompten Abrufbarkeit von Informationen u. a. für die Wasserwirtschaft, den Umweltschutz und Katastrophenschutz.

Quellwasser steigt infolge seiner levitanten Kräfte auch noch in Höhen von 3.000 m ans Tageslicht und kommt dabei teilweise aus tief liegenden Gesteinsschichten und Quellkavernen.

Ein wichtiger Wert für Quellwasser ist dessen Kalkgehalt, verursacht von Kalzium- und Magnesiumsalzen, der nach Härtegraden gemessen wird. Ein deutscher Härtegrad entspricht einem Gehalt von 10 mg Kalziumoxid pro Liter Wasser.

0–4: sehr weich
4–8: weich
8–12: mittelhart
12–18: hart
30 und mehr: sehr hart

WAS DRAUFSTEHT, MUSS AUCH DRIN SEIN!

Für die Anerkennung als Mineralwasser, einer amtlich aner-
kannten Qualität im Lebensmittelgesetz, braucht es eine Reihe
von Voraussetzungen. Entscheidend ist ein Mindestgehalt an
ernährungsphysiologisch wirksamen Mineralien. Mineralwasser wird direkt am Quellort abgefüllt und darf nicht verändert
werden. Hochmineralisiertes Wasser kommt vorwiegend in
den Dolomiten und in den Gebieten mit Karbonatgesteinen
vor. Diese Gesteine weisen eine relativ hohe Löslichkeit auf
und können dem Wasser eine erhöhte Menge an Inhaltsstoffen geben. Nicht nur Kalzium und Magnesium, sondern auch
das in den Bauernbadln so geschätzte Sulfat ist in diesem Wasser vorhanden. Dagegen kommen in Regionen mit Graniten,
Gneisen, Glimmerschiefer, Quarzporphyr und Quarzphyllit
vorwiegend niedrig mineralisierte Wässer vor. Besonders in
diesen Gebieten ist radioaktives Wasser zu finden.
Trifft das Wasser auf seinem unterirdischen Weg auf Erze, so
kann es auch aus diesen Inhaltsstoffe aufnehmen. Nicht nur
Kupfer, Chrom und Zink, sondern auch Silber und Gold sind
dann im Wasser enthalten.

Seine exakte Bezeichnung erhält Mineralwasser je nach der
Menge an enthaltenen Anionen und Kationen. Man unterscheidet z. B. Chloridwasser, Hydrogencarbonatwasser oder Sulfatwasser. Zum Nachweis über die Intensität oder Schwere eines
Mineralwassers gibt nachstehende Einteilung Auskunft:

• Mit sehr geringem Gehalt an Mineralien:
  Der als fester Rückstand berechnete Mineralsalzgehalt beträgt nicht mehr als 50 mg/l.

• Mit geringem Gehalt an Mineralien:
  Der als fester Rückstand berechnete Mineralsalzgehalt beträgt nicht mehr als 500 mg/l.

• Mit hohem Gehalt an Mineralien:
  Der als fester Rückstand berechnete Mineralsalzgehalt beträgt mehr als 1.500 mg/l.

- Beträgt der Anteil eines Inhaltsstoffes mehr als 20 Prozent gegenüber den anderen, wird er in die Benennung des Wassers aufgenommen. Bei der Bezeichnung „Kalziumsulfathaltige Quelle" kann man beispielsweise sicher sein, dass Kalzium und Gips mindestens einen Anteil von 20 Prozent im Verhältnis zu den anderen Stoffen aufweisen.

Es gilt folgendes Schema zur genauen Bestimmung eines Mineralwassers:

Eisenhaltig:
Der Gehalt an zweiwertigem Eisen beträgt mehr als 1 mg/l

Säuerling:
Der Gehalt an freiem Kohlendioxid beträgt mehr als 250 mg/l

Natriumhaltig:
Der Natriumgehalt beträgt mehr als 200 mg/l

Bicarbonathaltig:
Der Bicarbonatgehalt beträgt mehr als 600 mg/l

Sulfathaltig:
Der Sulfatgehalt beträgt mehr als 200 mg/l

Chloridhaltig:
Der Chloridgehalt beträgt mehr als 200 mg/l

Kalziumhaltig:
Der Kalziumgehalt beträgt mehr als 150 mg/l

Magnesiumhaltig:
Der Magnesiumgehalt beträgt mehr als 50 mg/l

Fluoridhaltig:
Der Fluoridgehalt beträgt mehr als 1 mg/l

Die im vorliegenden Text häufig vorkommende Bezeichnung „Oligomineralisches Wasser" bescheinigt der Quelle einen nur geringen Mineralstoffgehalt, nämlich einen Trockenrückstand von unter 500 mg/l.

Radonhaltiges Wasser: Das Edelgas Radon wird auf Grund seiner Lipophilie bevorzugt in den Organen und Strukturen des zentralen Nervensystems eingelagert. Darauf beruht seine stimulierende wie schmerzlindernde Wirkung. Sie wird durch den ionisierenden Effekt der Alphastrahlung verursacht.

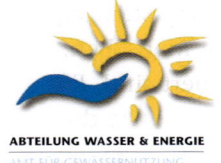

ABTEILUNG WASSER & ENERGIE
AMT FÜR GEWÄSSERNUTZUNG

In Südtirol sind 31 Quellen offiziell als Mineralwasser anerkannt. Sie sind hier mit dem Logo der Landesabteilung Wasser und Energie gekennzeichnet.

Die Heilkraft des Wassers

Seine spezifische Zusammensetzung von Mineralien und Spurenelementen macht Heilwasser für ganz bestimmte Anwendungsgebiete wirksam:

Verdauungsbeschwerden: Bewegungs- und Flüssigkeitsmangel sowie ballaststoffarme Ernährung sind oft die Ursache von Verstopfung. Mild abführende Heilwässer mit Sulfat helfen auf natürliche Weise. Sulfatwasser stammt aus gipshaltigen Böden. Es enthält viel Schwefel, der als Sulfat (SO_4) angegeben wird. SO_4 wird nicht vom Organismus aufgenommen und erst im Darm aktiv, wo es die Verdauung anregt. Kalt getrunken bleibt das Wasser länger im Magen und erhöht die Resorption der enthaltenen Wirkstoffe und Mineralien. Warm

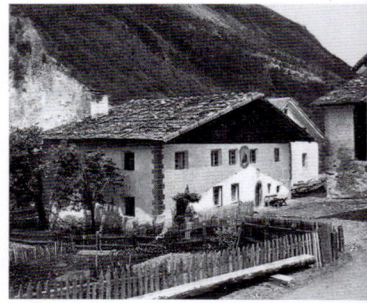

Bad Salt – ehemaliges Bauernbad im Martelltal

getrunken geht das Wasser schneller in den Magen und die Gedärme und wirkt damit umgehend.

Häufig wird irgendein Mineralwasser verwendet, um sich vermeintlich „etwas Gutes" zu tun, ohne über dessen Inhaltsstoffe genauer Bescheid zu wissen. Es ist daher angebracht, die Klassifizierung der gewählten Marke genauer anzuschauen und nachzuforschen, ob sie der eigenen Befindlichkeit zuträglich ist oder nicht.

Magenbeschwerden: Hydrogencarbonat-Wasser bindet Säuren und wirkt schleimlösend. Deshalb sind Trinkkuren bei chronischen Magenschleimhautentzündungen und zu viel Magensäure empfehlenswert. Ein Glas Heilwasser vor dem Essen hilft gegen Sodbrennen. Hydrogencarbonatwasser (HCO_3) stammt aus kalkhaltigen Gesteinen und ist gut geeignet für Menschen, die Sport treiben oder ernährungsbedingt übersäuert sind. Es neutralisiert die im Muskel anfallende Milchsäure sowie die über Lebensmittel und Getränke aufgenommenen säurebildenden Stoffe. Die meisten Mineralwässer gehören zu dieser Gruppe.

Nieren- und Harnwegsprobleme: Hydrogencarbonatwasser mit einer hohen Konzentration an Magnesium und Kalium wirkt entzündungshemmend und kann der Steinbildung vorbeugen.

Stoffwechselerkrankungen: Bei Diabetes mellitus verbessert Heilwasser mit Natriumhydrogencarbonat die Insulinwirkung und Kohlehydratverträglichkeit. Wer unter Gicht leidet, kann ebenfalls auf dieses Wasser zurückgreifen, da die Harnsäureausscheidung gesteigert wird.

Mineralstoffmangel: Kalziumreiches Wasser beugt Osteoporose vor. Bei koronaren Herzerkrankungen und einem geschwächten Nervensystem wirkt Magnesium unterstützend.

Thermalbäder beruhigen, lindern Schmerzen und wirken ausgleichend auf die Hormonproduktion.

Schwefelbäder unterstützen die Heilung chronischer rheumatischer Erkrankungen, vor allem von Gelenksentzündungen. Einst wurde das so genannte Krätzenbad bei Akne, Schuppen oder Ekzemen aufgesucht, das meist auch den Stoffwechsel insgesamt angeregt hat.

Solebäder sind für das Allgemeinbefinden gut. Das Immunsystem wird gestärkt und die Bäder werden bei vielen rheumatischen Erkrankungen eingesetzt.

Jodhaltige Bäder empfehlen sich bei Kreislaufproblemen, gegen Gefäßverkalkung und bei bestimmten Augenerkrankungen.

Unzulässige Vergleiche

In diesem Buch wurde auf die Wiedergabe von Analysen bewusst verzichtet, da ältere Darstellungen in keiner Weise den heutigen Standards entsprechen und sich damit einem Vergleich entziehen. Auch kann Wasser im Laufe der Zeit seine Eigenschaften ändern und so manche einst gerühmte Heilquelle genügt den heutigen Bestimmungen nicht mehr. Die unter „Heilanzeigen" angeführten Angaben beziehen sich vorwiegend auf ehemalige Anwendungen und basieren nicht auf wissenschaftlichen Erkenntnissen. Angaben zu ehemaligen Anwendungen sind nicht als heutige Heilanzeigen zu verstehen. Deshalb ist dieses Buch auch kein Gesundheitsführer, sondern eine kulturhistorische Darstellung.

Andererseits waren Leichtgläubigkeit und Geschäftstüchtigkeit auch schon früheren Generationen als verborgene Triebfeder für den Erfolg so mancher Heilbäder durchaus bewusst.

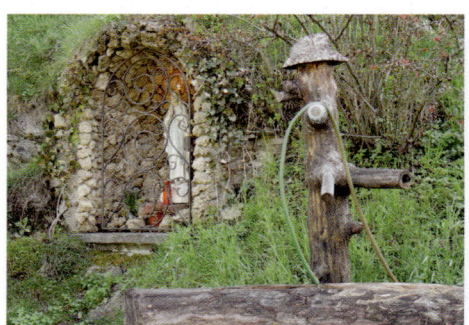 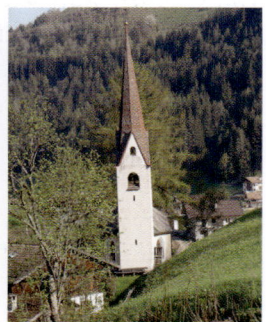

Lourdes-Grotte mit Nikolausbrunnen und Nikolauskirche in Lüsen

Schon 1872 heißt es satirisch in einem Quellen-Baedeker: „Wo irgendein Wässerchen zu Tage tritt, das irgendeinen ausnahmsweisen Erde- oder Eisenbeigeschmack oder sonstige besondere Güte hat, da wird es als Heilquelle betrachtet. Man erbaut ein Badehaus oder Wirtshaus daneben, und so sehr der Tiroler sonst das Wasser zum äußeren und inneren Gebrauch vermeidet und scheut, so ist ihm doch ein Stück von der abergläubischen, blinden Verehrung solcher angeblichen Heilquellen geblieben."

Heilige Quellen

Wasser wurde von allen Völkern, Kulturen und Religionen als himmlischer Segen betrachtet. Da die fruchtbare wie auch vernichtende Macht des Wassers an der Quelle entspringt, suchte man dort diese Kraft auf, um zu beten, zu bitten oder zu beschwichtigen. Man holte von den heiligen Quellen Wasser und brachte jenem als Gottheit verehrten Wesen Opfergaben dar. Quellen galten von jeher als Kraftplätze und wurden als Fruchtbarkeitsorte verehrt. Auch nach der Christianisierung pilgerten wallfahrende Frauen um Kindersegen flehend zu den nicht selten direkt über einer Quelle entstandenen Kapellen und Gotteshäusern wie in Hinterlüsen und Haselried im Pustertal.

Neben den Mineralquellen behaupten also auch solche Wasser ihren Platz, auch wenn ihre Beschaffenheit rätselhaft ist. In diesem Zusammenhang sind die unspezifischen Wirkungen von Quellen wahrscheinlich ebenso wichtig wie ihre mechanischen und chemischen. Auch diesen so genannten Akratopegen werden heilende, lindernde oder krankheitsverhütende Eigenschaften zuerkannt, obwohl sie keine Mineral- oder Thermalquellen sind.

Radiästheten spüren an solchen Stellen besonders starke Schwingungen, und vor allem Quellen mit rechtsdrehendem Wasser sind starke Energieträger. Von der Wissenschaft wird die Bezeichnung rechts- oder linksdrehendes Wasser als Humbug abgetan. Tatsache ist, dass Wasser, welches nicht den strengen Bestimmungen eines Heilwassers unterliegt, dennoch heilkräftige Wirkung zeigen kann.

Interessant ist, dass in den so genannten heiligen Flüssen oder Heilquellen Bakterien sich kaum vermehren. Des Rätsels Lösung liegt darin, dass viele Heilwasser energetisch rechtspolarisiert sind, d. h., die Drehrichtung der Moleküle läuft im Uhrzeigersinn. Rechtspolarisation ist lebensfördernd.

Im Gegensatz dazu ist unser herkömmliches Leitungswasser linkspolarisiert. Rechtsdrehend meint in diesem Zusammenhang „zuführende Energie", während linksdrehend den Gegenpol „abladend" bezeichnet. Wer dieses Heilwasser heimtransportiert, sollte auf die Lagerung in einer nicht-abladenden Zone achten. Die Güte des Wassers ist auch an seiner Haltbarkeit feststellbar. Heilwasser ist fast unbeschränkt haltbar.

Indem Wasser unser wichtigster Informationsträger ist, werden auch so genannte Biophotonen, Lichtenergie gespeichert und abgegeben. Zyklisch reagiert das Wasser auch auf die jeweiligen Mondphasen. Nicht nur die Gezeiten sind ein anschauliches Beispiel dafür, auch das Quellwasser ändert seinen Schwingungszustand je nach Mondstellung.

Solche bioenergetischen Wirkungsprinzipe sind zwar unsichtbar, aber dennoch spür- und erlebbar. Ihre Energie wird in Bovis-Einheiten gemessen, aber als Kraftplätze sind sie seit Jahrtausenden bekannt. Zu den bekanntesten „Heiligen Quellen" zählen die nachstehend angeführten:

DIE DREI HEILIGEN JUNGFRAUEN VON MERANSEN

In der Kirche zu Meransen werden seit uralter Zeit drei heilige Jungfrauen verehrt, welche die seltsamen Namen Gewerpet, Ampet und Gaupet tragen, in alten Urkunden aber auch

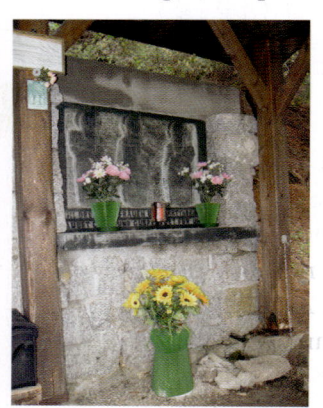

Cubet, Aubet und Guerre (Ambet, Borbet und Wilbet) genannt werden. Die Jungfrauen sollen einer Legende nach, deren es mehrere gibt, drei fremde Königstöchter aus dem Heer der elftausend Jungfrauen der heiligen Ursula gewesen sein, die sich zur Zeit der Völkerwanderung vor Attilas Hunnen nach Rätien geflüchtet haben.

Zunächst wollten sich die drei Jungfrauen in Latzfons ansiedeln, mussten aber dort vor den Nachstellungen der noch heidnischen Bewohner in einer Felsenhöhle Zuflucht nehmen.

Später wanderten sie weiter und erfuhren schon auf dem Wege den auffallenden Schutz Gottes, der ihnen kühlenden Schatten gegen Sonnenglut spendete, auf ihr Gebet zur Erfrischung eine Quelle entspringen und einen Kirschbaum mit reifen

Früchten wachsen ließ. Noch zeigt man auf dem steilen Weg von Mühlbach nach Meransen die Stätte dieser wunderbaren Begebenheiten und nennt sie „Jungfrauenrast".

Beim Rastplatz „an der Linde" fließt die heilkräftige Quelle heute noch. Über der Andachtsstätte wurde eine Holzüberdachung angebracht und beim alten Räterweg von Mühlbach aus ein Besinnungsweg angelegt.

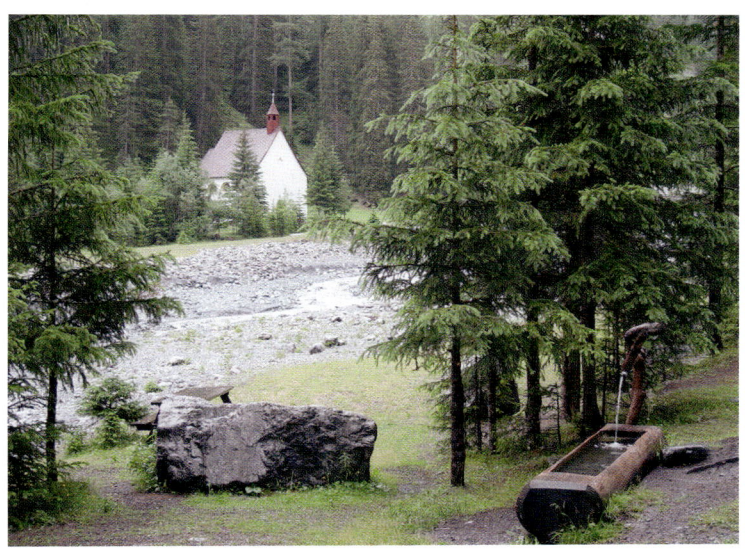

DIE HEILIGEN DREI BRUNNEN BEI TRAFOI

Oberhalb von Trafoi, am Fuß des Ortlers, steht ein uraltes Wallfahrtskirchlein, das den Namen „Zu den Heiligen Drei Brunnen" trägt. Das Gnadenbild Mariä wurde früher jeden Winter in die Kirche von Trafoi hinabgetragen und nur über den Sommer dem Wallfahrtskirchlein zurückgestellt. Als nun einst die Bewohner von Trafoi das Bildnis gerne für immer behalten hätten und die Übertragung zu Sommerbeginn unterließen, rückte der Suldenferner in solch bedrohlichem Maße gegen das Tal vor, dass die geängstigten Bauern nun ohne Säumen das Marienbild wieder in die Wallfahrtskirche am Berghang zurücktrugen. Daraufhin hörte das Fortschreiten des Gletschers sogleich auf.

Zur Erinnerung an diese Begebenheit trägt das Kirchlein die Inschrift:

„Der Elemente Macht und Wut
Mariä Schutz einschränken tut."

Neben der Wallfahrtskirche von 1701 gibt es eine kleine Kapelle von 1645 und ein hölzernes Brunnenhaus.

Von den ursprünglichen drei Quellen wurde eine gefasst und in drei Brunnenröhren aufgeteilt. Das Wasser soll bei Frauenkrankheiten, Augenleiden, aber auch gegen Unwetter helfen

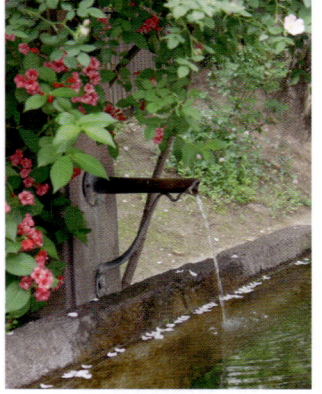

und nur wirksam sein, wenn man aus allen drei Brunnen trinkt.

GERTRAUDBRUNNEN IN BOZEN

Im Süden der Stadt Bozen, im St.-Gertraud-Weg, plätschert das Wasser des Gertraudbrunnens hinter dem Pfarrzentrum. An die Heilige erinnert eine Kupferplatte auf dem Brunnenrohr. Oberhalb davon steht eine alte, zum Brunnen gehörende Kapelle aus dem Jahre 1275. Angeblich soll das rechtsdrehende Wasser von alters her gegen „Fieber", wie die Malaria früher genannt wurde, wirksam gewesen sein.

ANTONIBRUNNEN IN GASTEIG

In der kleinen Außertaler Kapelle in Richtung Jaufenpass sprudelt das rechtsdrehende Heilwasser aus der Seitenwunde Christi in ein marmornes Muschelbecken. Erwähnt wurde die Kapelle, damals ein Holzbau, bereits 1682, der heutige Bau stammt aus dem Jahre 1716.

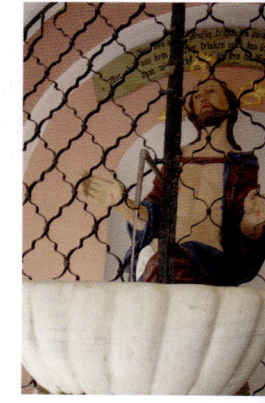

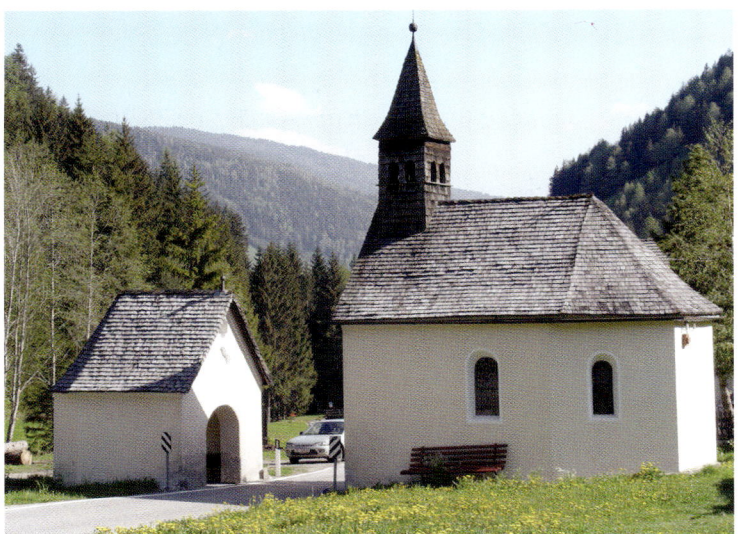

Die Außertaler Kapelle mit dem Antonibrunnen

NIKOLAUSBRUNNEN IN LÜSEN

Drei Quellen mit rechtsdrehendem Wasser und einer kleinen Lourdesgrotte gibt es bei der Nikolauskirche in Petschied, Richtung Hinterlüsen. Die Nikolausquelle soll bei Augenerkrankungen und Gelenksproblemen geholfen haben und galt als „Frauenquelle".

VLEISBRUNNEN IN MARLING

In der Wallfahrtskirche St. Felix füllt sich eine Vertiefung immer wieder mit Sickerwasser, das besonders gegen Kopfschmerzen wirksam sein soll. Es wird nicht getrunken, sondern äußerlich im Kopfbereich angewandt. Angeblich gab es früher eine Kiste mit hölzernen Köpfen, die ein an Kopfschmerzen Leidender dreimal um den Altar herumzutragen hatte, was den Heilungsprozess beschleunigen helfen sollte.

Hansebücher

Bereits im ausgehenden 17. Jahrhundert existierten in Maistatt und Schalders so genannte Hansebücher. Das zweite Hansebuch von Maistatt, 1712 begonnen, gibt einen guten Einblick in die damaligen Bräuche der Hansegesellschaft. Eine Zeremonie begleitete die Aufnahme neuer Mitglieder, die einen finanziellen Tribut in Form eines Eintrittsgeldes leisten und sich einer formellen Sitzung unterziehen mussten. Das Eintrittsgeld wurde für den Kauf von Wein, aber auch für gemeinnützige Zwecke verwendet, beispielsweise für einen Kapellenbau. In Maistatt wurde 1714 ein Kodex ausgearbeitet, dessen Übertretung mit einer Geldstrafe geahndet wurde. Das Maistätter Badgesetz forderte von den Gästen anständiges Benehmen,

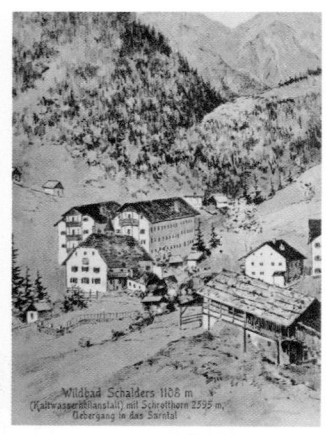

Bad Schalders

das Abhalten von frommen Gesprächen, das tägliche Lesen der heiligen Messe durch einen Priester usw. Es verbot unverschämtes Reden, verschwenderische Spiele genauso wie Fluch- und Schimpfwörter. Diese Badgesetze wurden bis 1825 angewendet und scheinen dann nicht mehr auf. Das jährlich neu gewählte Hanse- oder Badgericht, bestehend aus einem Kommissär, einem Fiskal (Kläger), einem Aktuar (Schriftführer) und einem Pedell (Gerichtsdiener), wachte über den Ablauf der Aufnahmesitzung, welche nicht ohne Jux ablief. Als Aufnahmebrauch galt in Maistatt beispielsweise, dass der Gast in Eisenketten

gelegt und mit Bratwürsten geschlagen wurde. Von derartigen Ansinnen konnte man sich auch durch Spenden freikaufen.

Durch die Eintragungen ergibt sich nicht nur ein kulturhistorisches Bild, auch die gesellschaftlichen Stände einer Hanse-Gesellschaft sind überliefert. Im 18. Jahrhundert waren unter den in- und ausländischen Gästen viele Adelige, aber auch Bürgerliche. Bauern oder untere soziale Schichten fehlten, obwohl solche das Bad zur damaligen Zeit sehr wohl besucht haben. Man wollte offensichtlich unter sich bleiben. Im 19. Jahrhundert hat sich das Führen der Hansebücher verloren.

Latschenkiefer

Uraltes Hausmittel

Im Sarntal nahe Bozen existiert heute noch das einzige Latschenkieferbad Südtirols. Seit Jahrhunderten wird hier die Latschenkiefer als Hausmittel eingesetzt. In der Latschenbrennerei werden seit nunmehr 30 Jahren die zerkleinerten Zweige der Latsche sechs bis sieben Stunden im Dampf destilliert, um Latschenkiefernöl zu gewinnen.

Neben der Latschenöl-Erzeugung werden im Sarntal Ganzkörperpackungen mit Latschenkiefer angeboten. Die Pressrückstände nach der Destillation werden seit zehn Jahren nicht mehr entsorgt, sondern wirken im Dienste der Gesundheit mit 42 Grad Wärme auf Körper und Geist.

Nach einer halben Stunde Entspannung folgt ein kalter Guss, danach sollte man sich eine Ruhephase gönnen. Das gesundheitsfördernde Resultat hält angeblich mehrere Wochen an.

Die Inhaltsstoffe der Latschenkiefer sind geschätzte Heilmittel. In mehreren Tiroler Ortschaften gab es Brennereien. Allerdings war die Gewinnung früher sehr aufwändig; der beliebte Badezusatz wurde aus Latschen gebrannt, aber auch als Absud verwendet.

Heubad

Ein aromatisch duftendes Heubad belebt nicht nur Körper und Geist, es ist ein Erlebnis für sich. „Die grüne Sauna" hat zwar nur sekundär mit Wasser und Quellen zu tun, gehört aber mit zur Bäderkultur des Landes.

Entstanden ist das Heubad aus der Bergheumahd der Bauern, die ihre Nachtruhe während der harten tage- oder wochenlangen Arbeit auf dem frisch gemähten Heu fanden. Das verfehlte nicht seine Wirkung. Die entstehende Wärme (Fermentation des Heues bei 40–60 Grad) durch das Gären der Gräser und Kräuter wirkte durchblutungsfördernd und entschlackend und deren heilkräftige Inhaltsstoffe übertrugen sich auf die Bauern.

Die Heubäder wurden gewöhnlich im August genommen. Man lag entweder Nächte hindurch auf frisch gemähtem Gras oder vergrub sich darin mehrere Stunden lang bis zum Hals. Die Schwitzkur dauerte bis zu drei Wochen, aber nur selten vereinigte man das Heubad mit einer anderen Badekur.

Die Heilwirkung wurde wissenschaftlich bestätigt. Man fand, dass nur Gras, das auf über 1.500 Metern Höhe und zudem auf ungedüngtem Boden wächst und die Formenvielfalt der Südalpen (Etschbecken 2.693, Nordtirol 1.854 Arten) aufweist, für ein richtiges Heubad geeignet ist. Das in der Zeit von Mitte Juli bis Anfang September gemähte Gras hilft bei Arthrose, Ischias, Muskel- und Gelenksrheuma, Fettleibigkeit, Hexenschuss, Schlafstörungen und nervösen Störungen, Verdauungsstörungen, seelischen und körperlichen Erschöpfungszuständen sowie als Anregung des Stoffwechsels, Stärkung des Immunsystems und zur Grippe-Vorbeugung. Abzuraten ist das Heubad bei Herzerkrankungen, Allergien und Arteriosklerose.

Das Heubad Jochgrimm in Aldein auf 1.997 Metern Seehöhe stammt aus dem Jahre 1870 und wird bereits in der dritten Generation betrieben. Täglich wird das benötigte Gras gemäht, für die Kräutersauna im Winter sammelt der Besitzer selbst die Pflanzen.

Das Heubad Völs am Schlern auf 908 Metern Seehöhe hat 1880 in einem Stadel begonnen, um 1920 erfolgte ein Ausbau in Zusammenarbeit mit dem Gemeindearzt. Heute ist an den Gasthof „Heubad Völs" ein sanitär bestens ausgestattetes Badhaus angegliedert, das durch die genaue Beachtung aller Hygieneregeln bekannt ist.

Im neu errichteten Heubad Sarighela wirkt die Qualität des Almgrases von über 2.000 Metern Seehöhe. Hier können seit dem Jahr 2001 acht Personen gleichzeitig in ca. 50 Zentimeter hoch aufgeschichtetem Heu Gesundheit tanken.

Auch im Vigiler Heubad in Seis am Schlern wird das Lebenselixier Heubad nach alter Tradition angeboten.

Heublumenbad: Zwei Hand voll Heublumen mit zwei Liter Wasser kurz aufkochen. Dann 15 Minuten ziehen lassen. Den

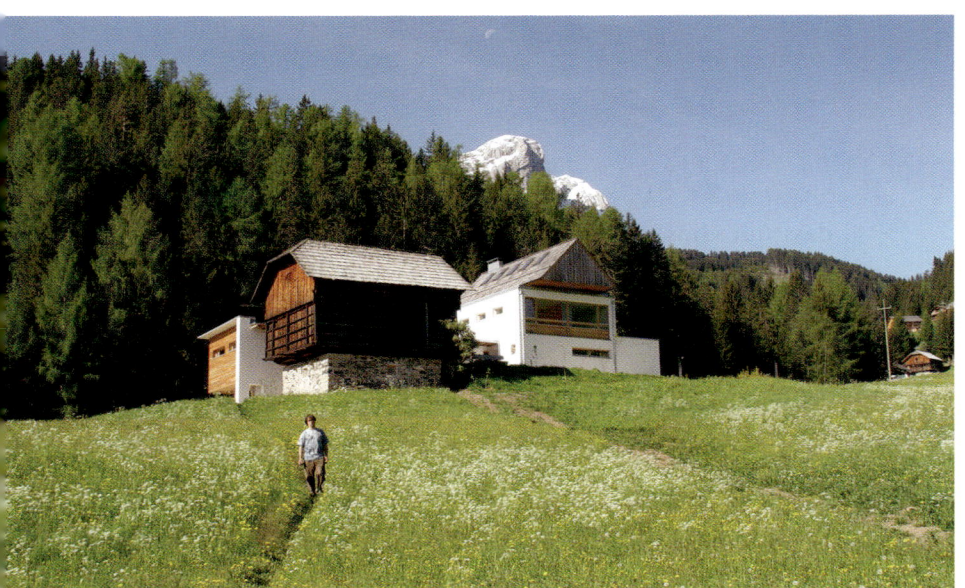

Das neu errichete Heubad Sarighela in St. Matin in Thurn

Absud ins Badewasser gießen und 20 Minuten bei 37 Grad baden.

Birkenrinde: Eine Hand voll Rinde zehn Minuten in zwei Liter Wasser aufkochen. Dann ins Badewasser schütten. Bei ansteigender Temperatur 20 Minuten im Wasser bleiben (mit 37 Grad beginnen und Heißwasser zufügen, bis 42 Grad erreicht sind). Drei Mal wöchentlich. Anschließend gleich ins Bett gehen. Nachruhen ist bei dieser und ähnlichen Methoden enorm wichtig. Wirksam gegen Rheuma, darf nicht bei Kreislauf- oder Venenproblemen durchgeführt werden.

Fichtennadeln: Ein Bad aus Fichtennadeln kann ebenfalls rheumatische Beschwerden lindern. Drei Hand voll Nadeln in zwei Liter Wasser geben. Eine Viertelstunde kochen, dann 15 Minuten ziehen lassen. Dem Badewasser beigeben und 20 Minuten bei 37 Grad darin baden. Dieses Bad sollte nur zwei Mal pro Woche angewandt werden. Fichtennadeln enthalten Terpentin, das bei übermäßigem Gebrauch die Haut reizen kann.

Badstuben

Vom Schwitzen in den Brechelstuben

Es scheint tatsächlich kaum etwas zu geben, was nicht schon einmal da war. Und wer eine Heimsauna hat, denkt wohl kaum daran, das diese einmal ganz selbstverständlich zu jedem Bauernhaus gehört hat. Es waren die Badstuben oder Brechelhütten, welche aus unserem Landschaftsbild (mit wenigen Ausnahmen) verschwunden sind. Da heute kein Flachs mehr angebaut wird, haben sie ihre Funktion verloren und zugleich ihre Bestimmung als Badstube.

Charakteristisch für eine Bad- oder Brechelstube war das weit ausladende Vordach, unter dem man im Notfall auch bei Regenwetter brecheln konnte. (Brecheln heißt, den Flachs so zu behandeln, dass man ihn zu Garn spinnen konnte.) Der von außen beheizbare Blockbau war die „Trockenstube" des Flachses und in seiner zweiten Funktion ein eigentlicher Vorläufer unserer Sauna.

Wie bei einem Aufguss goss man in der Stube auf die von außen aufgeheizten Steine Wasser und erzeugte dadurch Dampf. In solchen Badstuben nahm man nach uralter Sitte Dampf- und Schwitzbäder: „... wenn man gehitzte Ziegel oder Kißlingstein einträgt und mit abgesottenem Wasser von wohlriechenden Kräutern begeust, daruß die Wärme und der Dampf räucht, dadurch die Haut eröffnet und der Schweiß allgemach heraus geführt, wie auch die Unreinigkeit durch das Reiben abgetrieben wirdt."

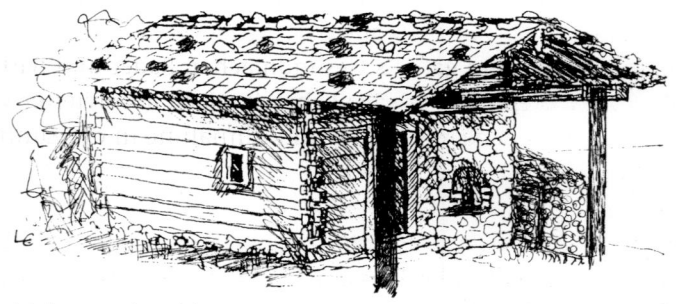

Brechelstuben wurden nicht nur zum Dörren von Flachs, sondern auch als bäuerliche „Heimsauna" und zum Brotbacken verwendet.

Der Holzverbrauch war enorm und außerdem bestand eine ständige Feuergefahr durch die oft überhitzten und unbeaufsichtigt gelassenen Gebäude. Deshalb wurden im 17. Jahrhundert die vielen privaten auf wenige öffentliche Badstuben reduziert. Eigenes Brecheln wurde verboten.

Die nachfolgenden öffentlichen Badhäuser bargen jedoch ebenfalls Gefahren. Zum einen waren sie ein Herd ansteckender Krankheiten durch mangelnde Hygiene, zum anderen gab es unterschiedliche Moralvorstellungen. Weltliche und geistliche Obrigkeit wetteiferten infolgedessen in der Bekämpfung des Bade(un)wesens. Unter dem Einfluss der Gegenreformation im 17. Jahrhundert verschwanden die Badhäuser immer mehr. Dafür kommen die seit dem 15. Jahrhundert beliebten natürlichen Bäder, die meist abgelegenen und so der Behörde entzogenen „Mineralbäder", vermehrt zu Ehren. Die „Bauernbadln" begruben die „Badstubn". Mitunter erinnern noch Flur- oder Hausnamen an die einstige Funktion einer Örtlichkeit als Badstube.

WUNDARZT UND BADER

Mit der Einführung von öffentlichen Badeanstalten entstand ein neuer Berufszweig, der Bader. Die Bader, Wundärzte oder Chirurgen, waren in der medizinischen Versorgung des Landes wichtig. Sie betreuten nicht nur die Bäder, sondern behandelten Wunden, stellten Salben her, operierten und es stand ihnen auch „das Stechen des Stars am Auge" zu. Beim Bader ließ man sich die Haare schneiden und rasieren. Auch der Aderlass fiel in sein Fach: Die Blutabnahme mit gläsernen Schröpfköpfen oder Blutegeln galt als Gesundmacher. Bader und Barbiere absolvierten eine dreijährige Lehrzeit. Nach absolvierter Wander- und Gesellenzeit durfte er um Aufnahme in die Zunft ansuchen. Als Meisterstück waren innerhalb von vier Wochen zweierlei Pflaster und zwei Arten von Salben herzustellen. Der frisch gebackene Meister konnte nun sein Geschäftsschild aushängen, das Symbol seines Standes, ein messingenes Becken, die Aderlass-Schale. Es wird berichtet, dass Bader häufig ihren Wirkungsplatz änderten. Um 1600 erfolgte eine Spezialisierung: Neben den Badern und Barbieren entstand der Beruf des Wund- oder Schnittarztes, etwa mit dem heutigen Chirurgen vergleichbar. In der Praxis blieb es aber meistens so, dass die Bader und Barbiere als Wundärzte tätig waren. Erst 1773 trennten gesetzliche Bestimmungen durch die Ausbildung endgültig Bader von Wundärzten. Letztere mussten an der Innsbrucker Universität eine Prüfung ablegen, die Bader durften nur mehr Bart scheren, Badstuben halten und unter Leitung eines Wundarztes Schröpfköpfe ansetzen. Das Badergewerbe verlagerte sich immer mehr auf die Tätigkeit des Barbiers, des heutigen Friseurs.

Südtiroler Badewesen

Kurze Geschichte der Südtiroler Badekultur

Der Glaube an die heilenden Kräfte des Wassers begleitet die Menschen durch alle Zeitalter. Bei den Germanen standen die Bäder in hohem Ansehen. So wurde das In-Brand-Stecken einer Badstube ebenso streng bestraft wie das eines Schweine- oder Schafstalles. Die Römer brachten ihre anspruchsvolle Badekultur in den Alpenraum und die nördlichen Provinzen und erbauten in Landvillen, aber auch für Militärlager luxuriöse Badehäuser in Stein- und Ziegelbauweise. Römische Münzen wurden bei Bad Innichen, Bad Bergfall und beim Brennerbad gefunden.

Im Zuge der Christianisierung konnte der Klerus das Badewesen der einfachen Bevölkerung nur zur unerlässlichen Körperreinigung und im Zusammenhang mit religiösen Riten gutheißen. Eine Ausnahme bildeten hier die Benediktiner, die in all ihren Klöstern Badstuben einrichteten, der Adel und das wohlhabende Bürgertum. Dies änderte sich ab dem 12. Jahrhundert, zur Zeit der Kreuzzüge. Die aus dem Orient heimkehrenden Ritter und Kaufleute brachten neben Waren und Eindrücken auch die hoch entwickelte Badekultur nach Europa. Wurde zuerst nur vor hohen kirchlichen Feiertagen oder Hochzeiten gebadet, so geschah dies nun weit öfter.

Auch wurde einem Gast des Mittelalters nach einer längeren Reise bei seiner Einkehr in ein Bürgerhaus oder eine Herberge Gelegenheit zum Waschen oder Baden geboten.

Im Mittelalter liebte man es zu baden. Schwimmen galt sogar als ritterliche Pflicht und gehörte zu den sieben ritterlichen Künsten. Allerdings waren „künstliche Bäder" beliebter als Fluss- oder Seebäder. Namentlich Schwitzbäder erfreuten sich regen Zuspruchs. So wurde der Entzug des Bades sogar als Strafe gesehen.

Es begann die große Zeit der öffentlichen Badstuben – meist Schwitz- und Dampfbäder, die in jedem größeren Ort vorhanden waren: denn die Bäder dienten nicht nur der Reinigung und der Gesundheit, sondern insbesondere auch der Geselligkeit und Unterhaltung.

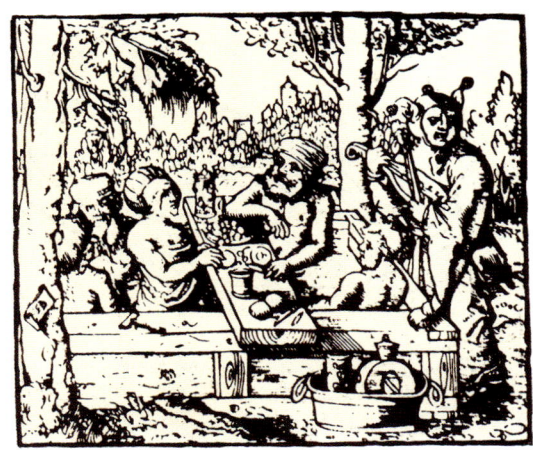

Fröhliches Bad im Freien des Schlossherrn im Kreise der Seinen

1242 wird in Bozen eine Badstube am Oberen Tor, am Ende der Lauben erwähnt. 1313 finden sich Badstubeneinbauten in Gries bei Bozen und um 1330 am Brenner.

Im 15. Jahrhundert – beschrieben 1463 – gab es in Bozen ein unteres und ein oberes Bad am Bozner Obstplatz. Bader, Barbiere und Wundärzte aus dem heutigen Deutschland kamen nach Bozen, denn Badstuben brachten einen guten Ertrag; um die Genehmigungen bewarben sich sowohl kirchliche wie weltliche Gemeinschaften.

Eine der beiden Badstuben von Bozen erwarb 1594 Georg Gugler, genannt „pader im mittleren pad", dessen Familie bis vor dem Zweiten Weltkrieg eine Badeanstalt in Bozen führte, die 1865 als erste Bozner Schwimmanstalt an der Talfer errichet wurde.

Zu jener Zeit wurde von den Gläubigen gefordert, dass sie an Samstagen, vor jedem hohen Festtag und vor dem Sakramentenempfang ein Bad nehmen. Auch vor dem Ritterschlag wurde gebadet.

In Bruneck standen bereits im 14. Jahrhundert zwei öffentliche städtische Bäder. Als Folge der Pestjahre gab es dort so genannte „Seelenbäder". Dank hochherziger Spenden konnten hier Arme unentgeltlich baden und wurden zur Ader gelassen. Um 1600 war es üblich, im Sinne des heutigen „Trinkgeldes" einen Badelohn zu entrichten. So erhielten nach der Beendigung des Kirchenbaues zu Girlan der Baumeister samt seinen Gesellen vom Kirchenpropst nach einem Festmahl einen Geldbetrag, um es sich im Bad wohl sein zu lassen. Dem Baden kam eine hohe Wertigkeit zu. So wurde als Buße für etwaiges Zuschulden-kommen-Lassen oft ein Badeverbot erlassen, welches als strenge Strafe galt, da es auch gesellschaftliche Folgen hatte.

Zu den Diensten der Badknechte und Baddirnen gehörte es, „mit den Fingernägeln zu kratzen, zu reiben, zu kneten, „zwahren und zu schrepfen wie auch mit Reisigbüscheln für eine gute Durchblutung zu sorgen". Für die höheren Dienste war jedoch der Bader zuständig, meist auch Eigentümer der Anstalt.

Seit dem 13. Jahrhundert wird der Bader und Barbier als Berufsstand in Südtirol erwähnt, als er noch im Hörigkeitsverhältnis zum jeweiligen Gebietsherrn stand. Ab dem 14. Jahrhundert erreicht er Zunftstatus, wobei sich ein Bader erst nach drei Lehrjahren und vier Jahren als Geselle Meister nennen durfte. Ein damaliger Lehrling gab Bares, Wachs oder Wein ab, um überhaupt aufgenommen zu werden, und ein Badknecht hatte seine Ausrüstung mit Ausnahme von Waschgefäßen und Badetüchern selbst mitzubringen. Die Gesellen und Lehrlinge wurden vom Meister verköstigt und erhielten fünf Mahlzeiten am Tag. Die so genannte Marend wurde an arbeitsfreien Tagen, üblicherweise dreimal pro Woche, gestrichen. Es war demnach nicht jeder Tag zugleich Badetag. Außerdem waren sie einem strikten Reglement unterworfen, darunter auch der Preisge-

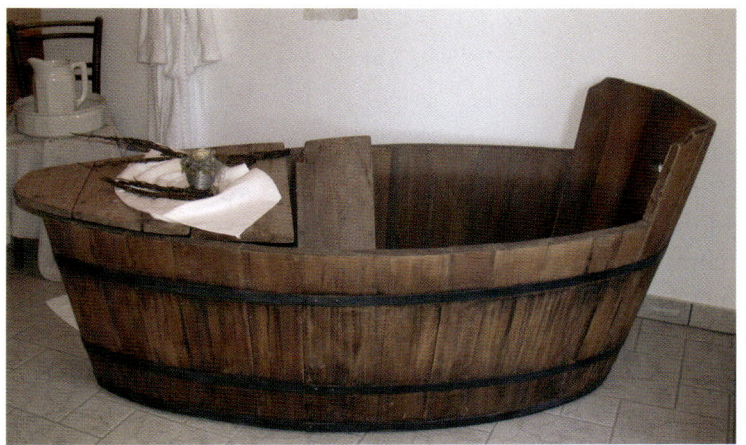

Alte Holzwanne im Bad Bergfall in Olang

barung. So wurden die Barbiere von Bozen 1738 nach einer willkürlichen Tariferhöhung vor den Rat zitiert. Die Preise waren landesfürstlich geregelt, es wurde zwischen Fremden und Einheimischen unterschieden. Allerdings sollen manche Bader aus Gewinnsucht in so übertriebenem Maße geschröpft, zur Ader gelassen und Fontanellen gesetzt haben, dass dies „viele Menschen mit dem Leben bezahlen mussten".

Mehrere der Bäder waren mit einem Gasthaus verbunden und in etlichen waren so genannte „Unterhaltungsdamen" tätig. Naturgemäß stand es mit den hygienischen Verhältnissen nicht immer zum Besten, die Ansteckungsgefahr bei Krankheiten war groß und das Gegenteil des eigentlich Gewollten wurde erreicht. So leitete das Jahre 1534, als Südtirol von der Pest bedroht wurde, gleichzeitig das Ende der Badstuben ein. Dann, ab dem 17. Jahrhundert, wurden die Badstuben – öffentliche wie private – im Zuge der Gegenreformation wegen mangelnder Hygiene, aufgrund sittlicher Zustände, der ständigen Feuergefahr und des enormen Holzverbrauchs aufgelassen. Etwas länger hielten sich die dörflichen Badstuben, wo auch eine wundärztliche Behandlung durch den Bader möglich war.

Als Alternative bot sich nun eine bewährte Einrichtung als natürliches Refugium abseits von Alltag und Obrigkeit an. Denn

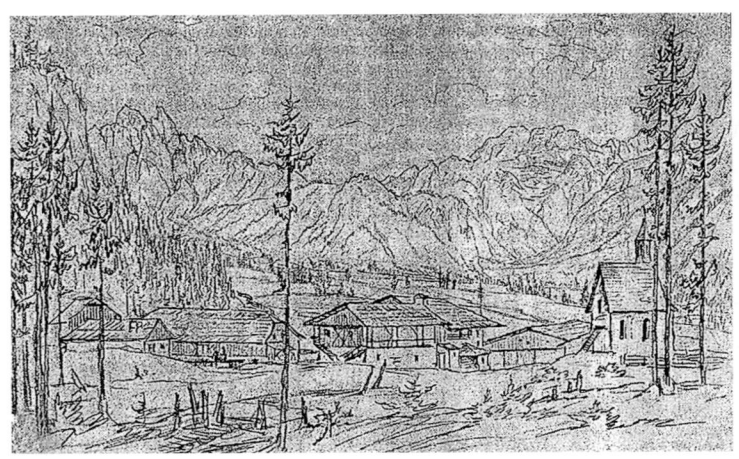

Bad Altprags auf einer Zeichnung von 1860

parallel zu den städtischen Badeeinrichtungen wurden schon immer heilende Quellen aufgesucht, die eine Linderung verschiedenster Beschwerden versprachen. Zunächst bestand deren Fassung meist nur aus einem Stück Baumrinde, später entstanden Brunnenkästen und Tröge aus Holz und Stein, bis der Röhrenbrunnen eingeführt wurde. Mitunter wurde die Quelle, sofern sie nicht im Badhäusl Platz fand, auch überdacht. Bald entstanden um die Badquelle auch einfache Unterkünfte. Schriftliche Belege für Badeeinrichtungen an verschiedenen Heilquellen finden sich in Südtirol ab dem 13. Jahrhundert. Zu den ältesten zählen Altprags, Maistatt, Bergfall, Brennerbad und Valdander.

Schon im Mittelalter waren im Tiroler Raum an die 30 Heilquellen bekannt und die Regenten bemühten sich um deren Entwicklung. Margarethe Maultasch, die Herzöge Friedrich IV. mit der leeren Tasche, Sigismund, die 1500 ausgestorbene Görzer Linie der Tiroler Grafen, Kaiser Max I., Erzherzog Maximilian der Deutschmeister, Erzherzog Ferdinand und Erzherzogin Claudia von Medici frönten dem nassen Element. Sie erblickten in den Tiroler Heilbadln „einen pfleglichen Schatz gleich den Silberbergwerken und Jagdgründen" (Kanzler Biener). So entstand unter Erzherzog Maximilian dem Deutschmeister (1602–1618) allgemeiner Aufschwung, dass sogar eine Kommission 1608 eingesetzt wurde, um die Heilwässer und ihre Anwendung zu beschreiben und darüber „volkstümliche Belehrungsschriften" zu verfassen.

Aber man verließ sich nicht nur auf die mehr oder minder heilbringende Wirkung der Quellen.

Zu fast allen Badln gehörte eine Kapelle, in der Mönche oder Priester für das seelische Wohl der Patienten sorgten. Als Dank für seine Heilung ließ so mancher Patient die nicht mehr notwendigen Krücken oder Gehhilfen zurück. Die Kirche scheint aber auch den Badbesuch von Klosterbrüdern und -schwestern beobachtet und kontrolliert zu haben. 1696 bat die Äbtissin von Sonnenburg um eine Badeerlaubnis für zwei Mitschwestern im „Pragser Baad zur Erholung ihrer Gesundheit" beim Brixner Konsistorium. Die Erlaubnis wurde erteilt, Voraussetzung waren aber ein dem klösterlichen Leben entsprechendes Verhalten und ein abgesonderter Zuber.

Auffällig ist, dass niemandem, gleich welchen Standes oder Vermögens, ein Badeaufenthalt verwehrt werden sollte. Sogar die bäuerlichen Dienstboten hatten das meist verbriefte Recht, einmal im Jahr einen Badeaufenthalt zu beanspruchen.

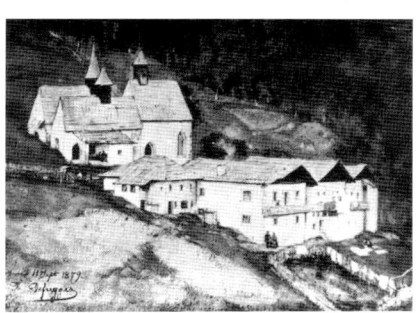

Daneben erlaubte es ein gewisser Wohlstand manchen Familien, sich die Bequemlichkeit einer Sommerfrische und Badekur zu verschaffen. Der Genuss der Sommerfrische, der „frescura", wie der italienischsprechende Tiroler es nannte.

Bad Dreikirchen,
gemalt von Defregger, 1879

Aus der Gewohnheit wurde zunehmend ein Bedürfnis. Neben dem Hofadel scheint auch der Landadel schon im 17. Jahrhundert den Brauch, in die Sommerfrische zu gehen, gekannt zu haben. Marx Sittich von Wolkenstein schreibt über die zahlreichen Sommerhäuser der Adeligen auf dem Ritten zu seiner Zeit, es hätten „die hern von Pozen vile schone sumberhoflen und heyser zu jirer frisch" besessen. Das Bad Kuppelwies, seit 1565 ein Jagdsitz, wird um

1600 von Marx Sittich von Wolkenstein als Sommerfrische der Grafen Trapp erwähnt, und das Bad von Maistatt im Pustertal wurde ebenso von den einheimischen Adelsfamilien Wolkenstein, Trapp und Sarnthein besucht. Als klassische Sommerfrischen galten der Ritten, der Kohlerer Berg über Bozen, das Mittelgebirge in Völs, Sankt Konstantin und Seis unterm Schlern, das Vigiljoch über Meran und Dreikirchen. Jeder der genannten Orte hatte sein angestammtes Publikum, unter dem sich nicht selten eine gewisse „Rivalität" breit machte, die auch äußerlich bekundet wurde: „Der Völser Sommerfrischler hat einen dunkelgrünen Lodenmantel, denn der Rittner Sommerfrischler hat einen in Weiß mit roter Borte."

Im Verlauf der Bädergeschichte war das Jahr 1784 insofern markant, als Kaiser Josef II. unangesagt die Heilanstalten, deren es zu diesem Zeitpunkt tirolweit über 60 gab, visitieren ließ und Verfälschungen streng zu bestrafen wusste. Insgesamt betrachtet waren die Bäder dem wechselvollen Auf und Ab der allgemeinen wirtschaftlichen Lage ausgesetzt, ihr Schicksal hing aber vor allem von den jeweiligen Eigentümern ab. Während schon im 17. und 18. Jahrhundert manche der Heilstätten aufgelassen wurden, kam es in der ersten Hälfte des 19. Jahrhunderts zur Erschließung einer ganzen Reihe von Sauerbrunnen, Schwefel-, Eisen- und Warmbädern. Die Gästezahlen stiegen im Zuge des erwachenden Fremdenverkehrs, die Ausstattung der Badhäuser und Unterkünfte wurde weiter verbessert. Immer mehr gut situierte, auch ausländische Gäste gaben sich an traditionellen Badeorten wie Altprags, Brennerbad, Innichen, Maistatt und Meran ein Stelldichein. Aber es war nach wie vor ein demokratisches Badevergnügen: Was den Reichen ihre Sommerfrische, das war vielen Bürgern und Bauern nach wie vor ein meist kürzerer Aufenthalt in einem der vielen, über das ganze Land verstreuten Badln.

Die Ausstattung eines typischen Tiroler Bauernbadls war sehr einfach: Im Badhäusl, zumeist einem hüttenartigen Holzbau, standen in der Badstube reihenweise die Wannen aus Holz, eine Reihe für die Männer, die andere für die Frauen. Abgetrennt waren sie durch Vorhänge oder Zwischenwände. Ursprünglich reichten die Badewannen gerade bis in Bauchhöhe und konnten mit Brettern zugedeckt werden. Die botticharigen, tieferen Badewannen kamen erst in der Mitte des 19. Jahrhunderts mehr und mehr auf. Zum Zubehör gehörten die „Fleckenbretter" zum Warmhalten des Wassers, Schaffeln und Bottiche und Leintücher zum Abtrocknen.

Es gab Gemeinschaftsquartiere oder einfache Zimmer, die ebenfalls nur mit dem Nötigsten, mit Bettstatt und Strohsack, Kastl und Fußbank, ausgestattet waren. Badknechte und Baddirnen wuschen und schrubbten ihre Kurgäste auf mitunter sehr energische Weise und versorgten sie darüber hinaus mit allem Nötigen. Häufig bereiteten sich die weniger begüterten Badegäste in der gemeinsamen Küche ihre Mahlzeiten selbst. Wer das nicht wollte oder konnte, den verköstigte der Wirt und gewöhnlich auch Besitzer des Bades in einer Person.

Das muntere Badevergnügen konnte stundenlang andauern. Nach ärztlicher Anschauung sollte man so lange baden oder eine Trinkkur durchführen, wie es die Krankheit erforderte oder bis eine Reaktion in Form eines gelinden Hautausschlages auftrat. Mancherorts war man der Überzeugung, dass nur an ungeraden Tagen gebadet werden dürfte, was den Kurverlauf zusätzlich in die Länge zog.

Allerlei Ablenkung war daher den Kurgästen unentbehrlich. Beliebt waren Kegelspiel und Kartenspiel, „Watschelen" (Boccia-Spiel) und andere einfache Spiele sowie Spaziergänge und Ausflüge. Eine Hauptbeschäftigung aber bildete das Essen, und das in meist reichlichem Ausmaß. In den ärztlichen Badeanleitungen wird daher immer wieder auf die Notwendigkeit des Maßhaltens hingewiesen. Neben den Hauptmahlzeiten gab es die so genannten Marenden, also Jausengerichte, um die verlorenen Kräfte zu ersetzen. Man unterschied Vormarenden und Nachmarenden, dann kleine und große Marenden. Naturgemäß erzeugt stundenlanges Baden Durst, der gestillt sein will. Dazu wurde gewürzter Wein auf die über die Wannen gelegten Brettchen gestellt.

Bei all diesen leiblichen Freuden haben die Badenden selten auf ihren Herrgott vergessen. Weil auf den „Brunnengeist" allein kein Verlass war, sorgten regelmäßige Betstunden für weiteren Beistand. In allen Tiroler Badeorten streng eingehalten wurden von jeher die Fest- und Fasttage. In besseren Badln pflegte stets ein geistlicher Herr, zumeist ein Ordensgeistlicher, Franziskaner oder Kapuziner, anwesend zu sein, um als Gast des Wirtes dafür in der Badkapelle täglich Messe zu lesen. In Intervallen von zwei bis drei Wochen lösten die Patres einander ab. Trotz allen „Gesundbetens" legten sich die Besucher aber wenig Zwang in ihren weltlichen Fröhlichkeiten auf. So hatte jedes Badl seine Eigenheiten, besser gesagt Gepflogenheiten; der Rechtsstatus erfolgte erst 1870 und 1892, als eine einheitliche Regelung des Heilbäderwesens angeordnet wurde.

Eine erste Auflistung der Bäder seiner Zeit stammt von Marx Sittich Freiherr von Wolkenstein (1563–1620) mit elf Heilbädern, danach verzeichnete man eine kontinuierliche Zunahme: 1737 soll es 23, 1772 schon 39 und 1775 bereits 60 Badeorte in Tirol gegeben haben. 1839 kurten rund 10.000 Gäste in den 50 Badln allein in Südtirol. Im Jahr 1847 zählte man rund 80 Bade- und Brunnenanstalten in Gesamttirol. Wenig später, 1870, waren es fast ebenso viele: 74 Bäder in Südtirol, davon 28 im Pustertal. Die Gästezahlen der vergangenen Jahrhunderte sind wohlweislich mit einer gewissen Skepsis zu betrachten, da die jeweiligen Betreiber eines Bades, um ihr Renommee bemüht, diese nach oben zu dividieren trachteten.
Der Einzug des Fremdenverkehrs Mitte des 19. Jahrhunderts hatte auch das Badewesen nachhaltig belebt, international hochstehendes Publikum fand den Weg zur „Wellness in den Alpen". Die Zeit der Grand Hotels brach an, Altprags, Brennerbad, Waldbrunn und natürlich Innichen machten sich einen Namen. Behäbige, eingebettet in eine reizvolle Landschaft und für das Auge des Betrachters gefällige Bauwerke entstanden. Im Vergleich dazu bewahrten viele der Badln ihr Aussehen wie ihren Besucherkreis durch die Jahrhunderte.
Die beiden Weltkriege brachten ein jähes Ende der florierenden Badekultur. Forderte der Erste Weltkrieg bereits seinen Tribut, brachte das Jahr 1931 mit der Weltwirtschaftskrise einen erneuten Einbruch, sodass sich Luxusausgaben wie Bäderbesuche

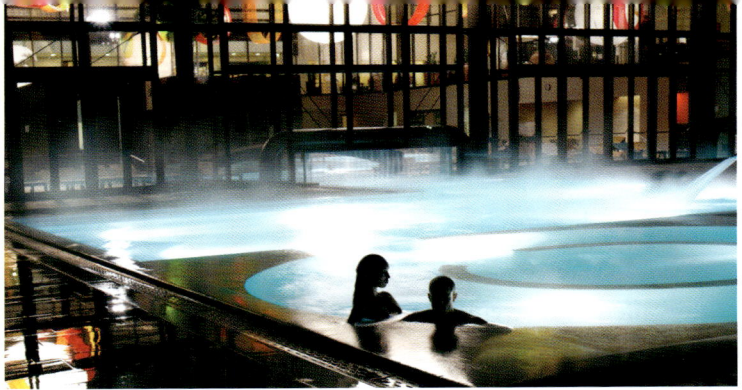

Spa – Wohlbefinden in den Meraner Thermen

die wenigsten leisten konnten. Nach dem Zweiten Weltkrieg wurde im Zuge des wirtschaftlichen Aufschwungs und der sozialen Fortschritte im Gesundheitswesen eine Kur auch breiteren Bevölkerungsschichten zugänglich. Mit der „Gesundheit auf Krankenschein" in der Nachkriegszeit kam der endgültige Niedergang für die alteingesessenen Badln. Dem langwierigen, aber auch ganzheitlichen Heilungsprozess von ehedem wurde die Gesundheit aus der Pillenschachtel vorgezogen. Zudem machten Auflagen und Reglements vielen Betrieben eine Weiterführung schwierig bis unmöglich. Von den vielen einstigen Bauernbadln haben nur wenige bis in die Gegenwart überlebt. Viele gerieten in Vergessenheit, einige behielten ihre Namen und wurden als Gasthäuser weitergeführt. Bürokratische Hürden und empfindliche Auflagen verhinderten einen Neustart. Um ein Heilbad zu führen braucht es einen eigenen Kurarzt und fachspezifisch ausgebildetes Personal. Da dadurch viele Betreiber von vornherein abgeschreckt werden, bildete sich die neue Definition der „Erholungsbäder". So kommen im momentanen Wellness-, Fitness- und Bio-Boom auch Kneipp und Paracelsus wieder zu Ehren. Kaum ein Hotel der gehobenen Klasse will mehr ohne Hallenbad und Wellness-Bereich auskommen. Die heutige Wohlstandsgeneration trimmt sich im Erlebnisbad fit. Spa – nach dem belgischen Kurort Spa, und nicht wie oft fälschlicherweise angegeben ist als Abkürzung von salus per aqua –, heißt das Motto für die aktuell gültige Lebensart. Fraglich bleibt, ob der technisierte Komfort von heute um so vieles heilsamer ist als der alte Gesundbrunnen.

MINERALWASSER

- **72** **Meraner Mineralwasser** / Quellen am Vigiljoch
- **73** **St.-Zacharias-Quelle** / Brenner
- **74** **Mineralwasser Plose** / Brixen
- **75** **Kaiserwasser – Lavaredo** / Innichen

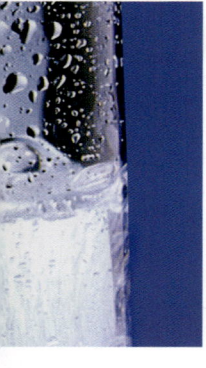

EINSTMALIGE BÄDER – GASTBETRIEB

- **14** **Bad Salt** / Martell
- **15** **Bad Kochenmoos** / Naturns
- **16** **Bad Egart** / Töll/Partschins
- **17** **Bad Verdins** / Schenna
- **18** **Bad Fallenbach** / St. Leonhard/Passeier
- **19** **Bad Sand** / Moos/Passeier
- **20** **Bad Gfrill** / Tisens
- **21** **Bad Zu Wasser** / St. Pankraz
- **22** **Bad Kuppelwies** / St. Walburg
- **23** **St. Isidor – Kampenner Bad** / Kampen/Bozen

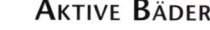

AKTIVE BÄDER

- **1** **Kurort Meran** / Meran
- **2** **Völlaner Bad** / Völlan
- **3** **Bad Schörgau** / Sarntal
- **4** **Bad Siess** /Ritten
- **5** **Weißlahnbad** / St. Zyprian/Tiers
- **6** **Brennerbad** / Brenner
- **7** **Kurhaus Dr. von Guggenberg** / Brixen
- **8** **Bad Riesen** / St. Lorenzen
- **9** **Bad Bergfall** / Olang
- **10** **Bad Salomonsbrunn** / Rasen-Antholz
- **11** **Bad Valdander** / St. Martin in Thurn
- **12** **Aqua Bad Cortina** / St. Vigil
- **13** **Bad Moos** / Sexten

- **24** **Bad Rungg** / Sarntal
- **25** **Thurmbach** / Eppan
- **26** **Bad Ratzes** / Kastelruth
- **27** **Bad Dreikirchen** / Barbian
- **28** **Bad Schloss Neuhaus** / Gais
- **29** **Bad Mühlbach** / Gais
- **30** **Bad Winkel** / Sand in Taufers
- **31** **Bad Schartl** / Olang
- **32** **Wallbrunn, Waldbrunn oder Welsberger Bad** / Welsberg
- **33** **Weiher- oder Kohlerbad** / Niederdorf
- **34** **Bad Gsies** / Gsies
- **35** **Bad Rumestluns** / Wengen

EINSTMALIGE BÄDER – THERAPIEZENTRUM/FERIENKOLONIE

36 **Josefsberg** / Algund
37 **Bad Froy** / Gufidaun
38 **Bad Bachgart** / Rodeneck
39 **Bad Maistatt** / Niederdorf
40 **Bad Neuprags – Erlachbad** / Prags

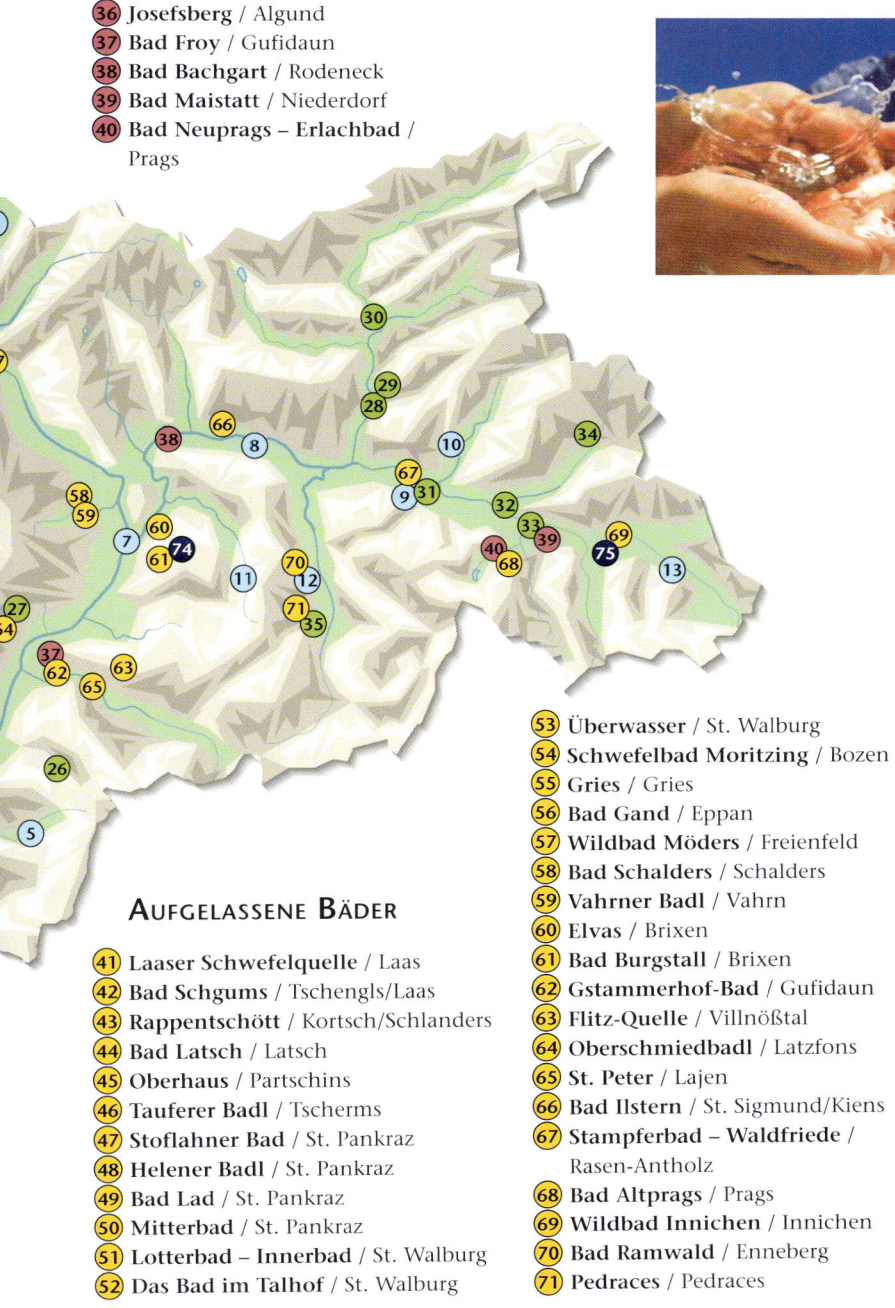

AUFGELASSENE BÄDER

41 **Laaser Schwefelquelle** / Laas
42 **Bad Schgums** / Tschengls/Laas
43 **Rappentschött** / Kortsch/Schlanders
44 **Bad Latsch** / Latsch
45 **Oberhaus** / Partschins
46 **Tauferer Badl** / Tscherms
47 **Stoflahner Bad** / St. Pankraz
48 **Helener Badl** / St. Pankraz
49 **Bad Lad** / St. Pankraz
50 **Mitterbad** / St. Pankraz
51 **Lotterbad – Innerbad** / St. Walburg
52 **Das Bad im Talhof** / St. Walburg

53 **Überwasser** / St. Walburg
54 **Schwefelbad Moritzing** / Bozen
55 **Gries** / Gries
56 **Bad Gand** / Eppan
57 **Wildbad Möders** / Freienfeld
58 **Bad Schalders** / Schalders
59 **Vahrner Badl** / Vahrn
60 **Elvas** / Brixen
61 **Bad Burgstall** / Brixen
62 **Gstammerhof-Bad** / Gufidaun
63 **Flitz-Quelle** / Villnößtal
64 **Oberschmiedbadl** / Latzfons
65 **St. Peter** / Lajen
66 **Bad Ilstern** / St. Sigmund/Kiens
67 **Stampferbad – Waldfriede** / Rasen-Antholz
68 **Bad Altprags** / Prags
69 **Wildbad Innichen** / Innichen
70 **Bad Ramwald** / Enneberg
71 **Pedraces** / Pedraces

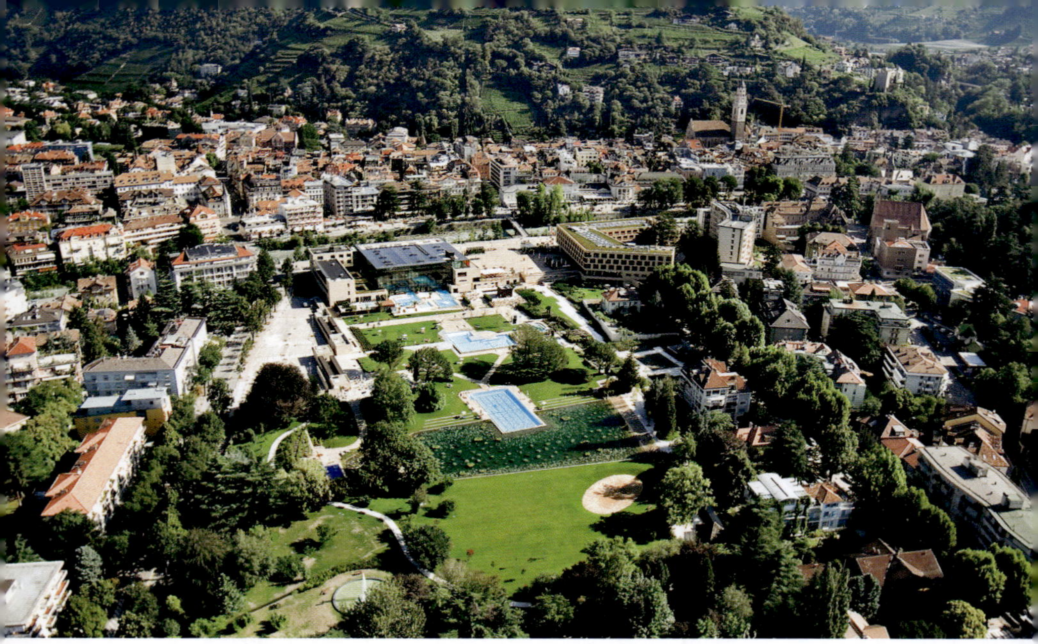

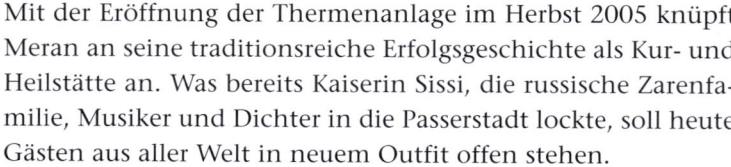

Meran blickt auf eine zweihundertjährige Vergangenheit als prominenter Kurort zurück.

MERAN, 324 M

Kurort Meran (1)

WELLNESS MIT WEITBLICK

Mit der Eröffnung der Thermenanlage im Herbst 2005 knüpft Meran an seine traditionsreiche Erfolgsgeschichte als Kur- und Heilstätte an. Was bereits Kaiserin Sissi, die russische Zarenfamilie, Musiker und Dichter in die Passerstadt lockte, soll heute Gästen aus aller Welt in neuem Outfit offen stehen.

Geschätzte 350.000 Besucher jährlich (ab dem dritten Betriebsjahr) sollen hier ein Wohlfühl-Programm der Extra-Klasse erleben. Dafür wurde eine Therme mit 7.650 Quadratmetern Wasseroberfläche und dazugehörendem Vier-Sterne-Hotelkomplex inmitten eines fünf Hektar großen Parks errichtet. Eine Wasserwelt mit 25 Wasserbecken, 13 Pools im Innen- und 12 im Außenbereich mit insgesamt 2.000 Quadratmetern, garantieren zusammen mit acht verschiedenen

Saunen samt Fitness-Center für Vitalität und Entspannung. Der auf den Grundfesten der ehemaligen Kuranstalt erbaute Wellness-Tempel wirbt mit Produkten aus der heimischen Region: Apfelaroma-Bad, Traubenkern-Peeling, Molke-, Schafwoll- und Bergheubad. Die Äpfel stammen von der Obstgenossenschaften der Gegend, die Molke vom nahe gelegenen Milchhof, die Trauben von den Rebbergen der Laimburg und die Wolle von Schafzüchtern aus dem Ultental.

Aber auch Kräuter, Wein, Löwenzahn, Sahne, Honig und andere Nahrungsmittel des Alltags werden hier zum Exklusivstatus unter dem Motto „Eingepackt in Südtirols Natur" erhoben.

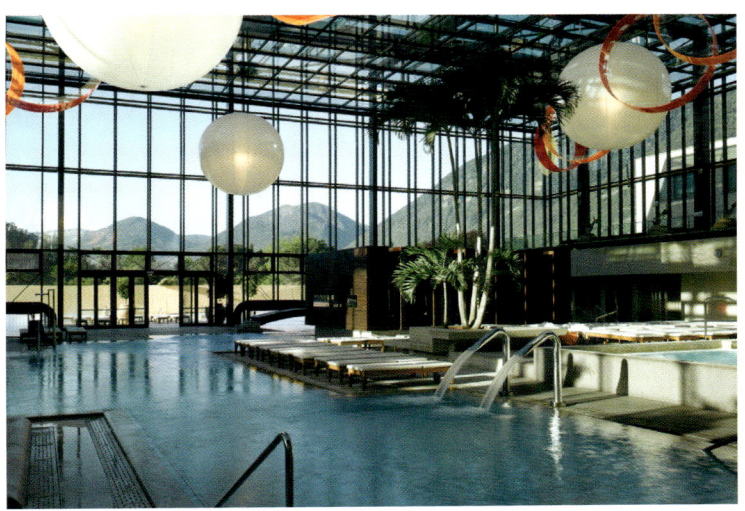

Eine großzügige Badelandschaft verspricht Entspannung und Erholung pur.

Die Bohrung zum Aufschluss von mineralreichem Thermalwasser wurde aus Überlegungen geologischer Natur in Sinich, südlich von Meran, niedergebracht. An dieser Stelle kreuzt die periadriatische Naht die plattentektonische Grenzlinie zwischen Nord- und Südalpen, die Völlaner Linie. Ein höherer geothermischer Gradient, sprich eine größere Temperaturzunahme innerhalb des Erdmantels, und dichtere Wasserwegigkeiten innerhalb dieser tektonischen Zerrüttungszone, waren die Beweggründe für die Standortwahl dieser außerordentlichen

Tiefbohrung, die hochgradigst mineralisiertes Wasser aus einer Tiefe von 2300 m unter Gelände fördert. Das Wasser entstammt dem kontaktmetamorphen südalpinen Quarzphyllit im unmittelbarem Bereich des Kreuzberggranites. Das im Verzeichnis der Mineralwässer der autonomen Provinz Bozen an 31. Stelle angeführte Mineralwasser ist als „reich an Sulfat, Chlorid, Kalzium, Fluorid, Eisen und Natrium sowie Bor, Brom, Jod und Arsen" angeführt und weist im Ursprung eine Temperatur von 95 °C auf sowie einen Trockenrückstand von 24.000 mg/l. Die elektrische Leitfähigkeit beträgt 31.000 µS/cm bei 20 °C. Damit ist es das weitaus am stärksten mineralisierte Wasser Südtirols. Die Anerkennung für Heilzwecke läuft zuzeit noch (Stand März 2007).

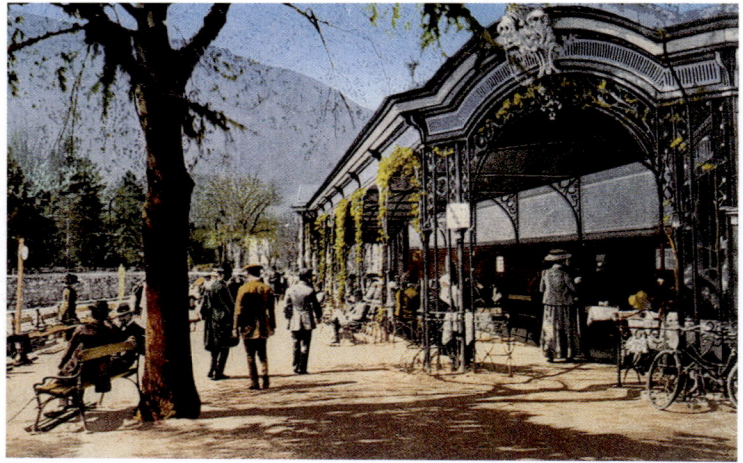

Treffpunkt der Prominenz: die Meraner Kurpromenade

Meran, das um 1870 Kaiserin Sissi zum beliebtesten Kurort südlich der Alpen adelte, setzt im 21. Jahrhundert neue Maßstäbe in Sachen Gesundheit & Wellness-Kultur vor dem Hintergrund seiner ruhmreichen Vergangenheit ...
Bereits um 1830 erlebte Meran eine allmähliche Entwicklung zum Ferien- und Kurort. Den eigentlichen Grundstein als Kurstadt aber legte Meran 1874 mit der Einweihung eines Kurhauses, welches schon zehn Jahre später den Anforderungen nicht

mehr genügte und erweitert und erneuert werden musste. Die Kombination als Thermal- und Luftkurort mit Promenaden und illustren Gästen – man wollte schließlich sehen und gesehen werden – bescherte Meran jahrzehntelang einen hervorragenden Ruf.

Die Gästezahlen verdeutlichen dies eindrucksvoll: Waren es 1860 noch 766 Gäste jährlich, so zählte man im Jahr 1914 40.100 Besucher. In den Jahren 1921 bis 1966 schwankte deren Zahl von 19.500 bis 132.000.

Aber zurück zum Gestern: 1907 leitete die Eröffnung des Kurmittelhauses eine neue Ära für Meran ein. Nun gab es ein separates, vierstöckiges Gebäude mit einer großen Dachterrasse für die Luft-, Licht- und Sonnenbäder, mit Badesälen, einem großen Schwimmbecken, mit Gelegenheit für elektrische und radioaktive Bäder, Dampfbädern und einigem mehr. Meran erfreute sich der Gunst des Publikums und entsprach den gehobenen Ansprüchen weiterhin. Das 1914 fertig gestellte Kurhaus im Stil der Wiener Sezession, ein Schmuckstück sondergleichen, war das erste Gebäude der Stadt, das mit elektrischem Licht versorgt wurde.

Die Zeit vor der Jahrhundertwende bis zum Ersten Weltkrieg wurde als die Glanzperiode Merans bezeichnet. Dann kam der Krieg und setzte diesem Aufschwung ein vorläufiges Ende. Danach

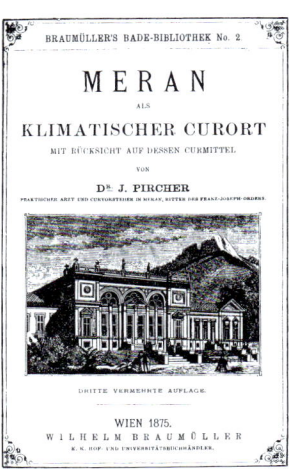

Dokument aus der Blütezeit Merans um 1910

wurden etliche Anstrengungen unternommen, den einstigen Status zurückzuholen, der Zweite Weltkrieg unterbrach jäh dieses Bemühen. Danach begann ein erneutes Aufblühen als Zentrum des Tourismus in Südtirol.

THERME MERAN – THERMENPLATZ 9 – 39012 MERAN
TEL. 0039 0473 25 20 00 – FAX 0039 0473 25 20 22
info@thermemeran.it – www.thermemeran.it

1

AKTIVE BÄDER Burggrafenamt

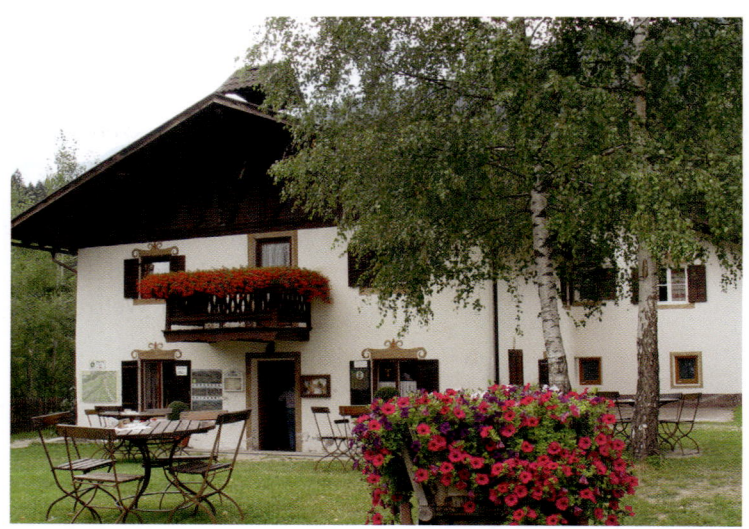

Das traditionsreiche Badgasthaus sorgt für das Wohlbefinden seiner Gäste in reizvoller Umgebung.

VÖLLAN – TISENS, 832 M

Völlaner Badl (2)

BADEWONNE WIE EH UND JE

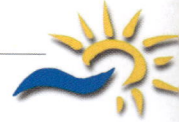

Mittelmineralisches Calcium-Magnesium-Sulfat-Hydrogencarbonat-Wasser

Heilanzeige: Hüft- und Gliederschmerzen, Kreislaufbeschwerden, Harn- und Nierenleiden, Rheuma

Das als Badgasthaus betriebene Anwesen befindet sich etwas abgelegen, oberhalb von Völlan. Vorbei an mächtigen Kastanienbäumen, gelangt man in zirka 40 Minuten zum Völlaner Badl. Wie anno dazumal ist es hier möglich, eine traditionelle Badekur zu genießen und sich der Worte des Meraner Dichters Josef Wenter aus dem Jahr 1934 zu erinnern: „Auch ich bin im letzten Sommer dort gewesen, in der Sommerfrische des hohen Adels, aber glaubt ja nicht, ich hätte mir deswegen meinen ehrwürdigen Salonrock zu einem Smoking zurechtstutzen lassen und die Ausläufer meines Gehwerkzeuges in auflackierte Glanzschuhe gezwängt. Oh nein! sondern: Lasst's mir mein grüan Lodenrock, und meine Nagelschuh! Denn in dieser hochadeligen Sommerfrische braucht man beides, die Nagelschuhe zum Hinaufkommen und den Lodenrock zum Drobenbleiben. Bedauerlicherweise dürfte es sogar Weltreisende ohne Kenntnis über die geographische Lage dieses Kurortes geben, obwohl es dort Schwefel und Eisen in wässeriger, zum Badegebrauch aufgewärmter Lösung gibt, obwohl dort für solch zehrenden Kurgebrauch geeignete Nährpillen fabriziert werden, und zwar in Knödelform, und obwohl dort noch eine sehr kräftigende rote Medizin verabreicht wird, ganz ohne die lästige Vorschrift ..."

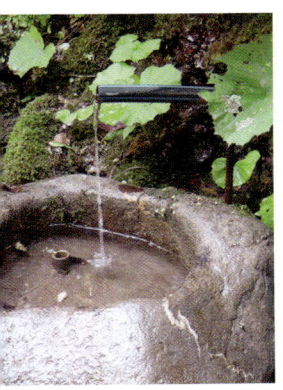 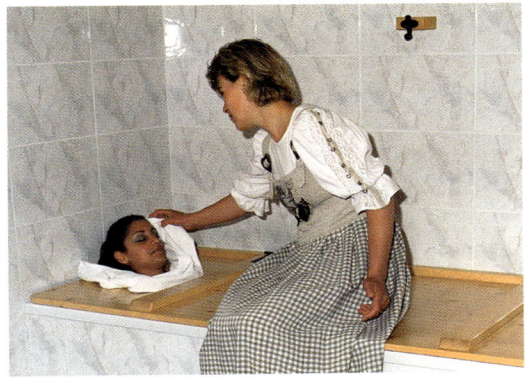

Ein kurzer Fußmarsch führt zum „Augenbrünnl",
danach ab in die Badezelle.

Die Badquelle von Völlan wurde erst 1815 vom Arzt Josef Oedl aus Meran entdeckt. Aufgrund einer Analyse äußerte sich Oedl gleich schwärmerisch: „... dieses Wasser ist ein wahrer Heilquell gegen Gliedersucht Rheuma, Hüftweh, Steifheit der Glieder, Podagra, Hautkrankheiten, Lähmungen, Verstopfung, Bleichsucht, ... auch innerlich vorsichtig gebracht hilft es gegen Verstopfung der Eingeweide und Drüsen." Die wirtschaftliche Seite ließ nicht lange auf sich warten, es wurde eine einfache Badehütte errichtet. Die noch 1828 als einsam und düster beschriebene Örtlichkeit mit einem „Haus in ziemlich roher Form, ohne Bequemlichkeit" wurde dessen ungeachtet rege besucht.

Die Anlage wurde mehrmals erweitert und um 1856 bestand das Völlaner Badl bereits aus einem aus Stein gebauten Badgasthaus mit 19 Zimmern und einem hölzernen Nebenhaus.

In dieser Zeit fanden sich bis zu 350 Gäste, vorwiegend Bauern und Bürger aus dem Burggrafenamt und Meran, ein, die sich einen Kuraufenthalt von durchschnittlich zwei bis drei Wochen gönnten, um ihre Gliederschmerzen oder Kreislaufbeschwerden zu kurieren.

Eine sehenswerte Hauskapelle gleich neben dem Gastraum sorgte für den entsprechenden Segen von oben und eine heute noch bestehende Kegelbahn für die weltliche Unterhaltung.

Wie früher besteht eine Kureinheit üblicherweise aus fünf bis sieben Anwendungen mit einem täglichen Bad und anschließender halbstündiger Ruhephase.

Eine Rohrleitung führt das einige hundert Meter entfernte Heilwasser zum Bad. Es enthält eine große Anzahl verschiedener Elemente, weshalb es für Bäder empfohlen wird. Der hohe Schwefelanteil stärkt die Herz- und Kreislauftätigkeit und das hohe Eisenvorkommen dient der Blutbildung, fördert das Immunsystem, das Nervensystem und sorgt für die Entgiftung und Entschlackung von Leber und Nieren. Diese Arznei aus dem Reich der Natur wirkt bei Ausschlägen sowie Knochenbrüchen, Erkältungen, Hexenschuss und ist wohltuend bei Muskelkater nach einer langen Wanderung.

Der Restaurantbetrieb „Gasthaus Restaurant Völlaner Badl" hat das Ambiente des sommerlichen Bauernbadls bewahrt. Auf Wunsch werden die wohltuenden Bäder nicht nur für die Hausgäste, sondern auch auf Anmeldung verabreicht.

GASTHAUS VÖLLANER BADL – FAMILIE GRUBER – 39011 VÖLLAN
TEL. 0039 0473 56 80 59 – voellanerbadl@rolmail.net

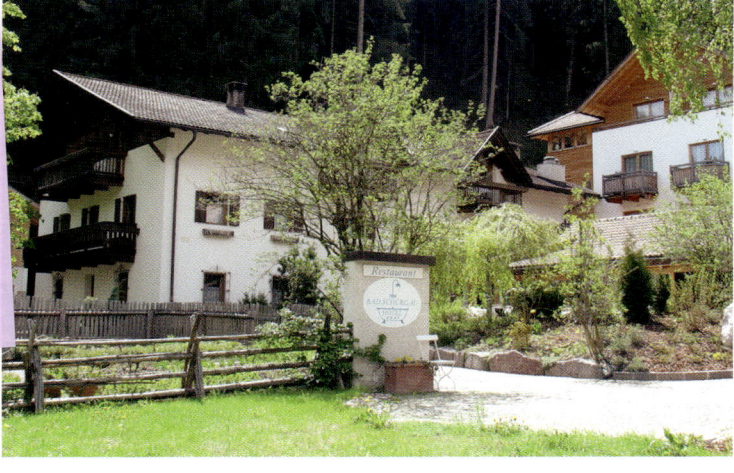

Tradition und Moderne verbindet der Begriff Bad Schörgau heute.

Bad Schörgau (3)

Mᴇʜʀᴍᴀʟs ᴠᴇʀᴍᴜʀᴛ

Oligomineralisches Wasser, eisen- und schwefelhaltig

Heilanzeigen: Nervenleiden, Bleichsucht, Hautausschläge,
Magen- und Darmstörungen, Frauenleiden, Rheuma

Im Wildbad von Schörgau waren die 17 Badewannen nachweislich bereits 1624 eine Attraktion für Bauern aus dem Sarntal, vom Ritten und von Jenesien. Gern besucht wurde das Badl auch von Weinbauern aus dem Unterland. Der Sage nach soll hier ein Scherge gewohnt haben, wie der Henker im Volksmund genannt wurde, daher vielleicht auch der Name Schörgau. Über die Entstehung der Quelle wird Folgendes berichtet: Drei Männer sollten hingerichtet werden. Einer davon, ein Hirte, versuchte seine Unschuld zu beweisen. Zum Zeichen dafür solle aus dem Felsen eine Quelle entspringen, „heilsam für viele Menschen". Tatsächlich sprudelte daraufhin eine Quelle hervor und auch die Heilkraft stellte sich ein. Nervenleiden,

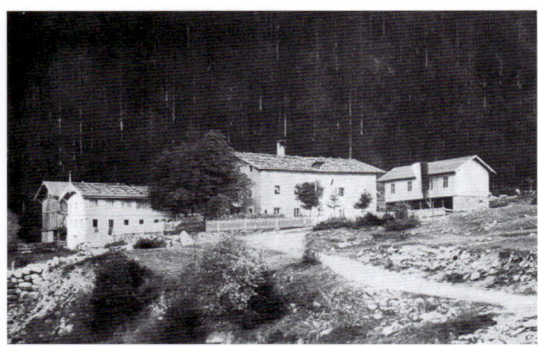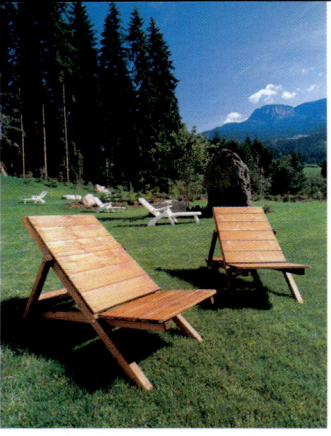

Trotz schwerer Schicksalsschläge blieb Bad Schörgau über Jahrhunderte hinweg eine beliebte Kurstätte im Sarntal.

Bleichsucht, Rheuma, Hautausschläge, Darmstörungen und Frauenleiden heilte der wundertätige Bronn.

Die Quellen, deren es mehrere gibt, entspringen an einer geologischen Bruchlinie aus Phyllit und Prophyr und enthalten Kalziumoxyd, Magnesium und Radon.

Die Geschichte des Bades selbst ist eine wechselvolle:

Um 1705 wurde das vormals hölzerne von einem neu gemauerten „großen Padhöfl" abgelöst, in dem sich bereits 20 Wannen befanden. Im Jahr 1713 entstand eine Kapelle zu Maria Hilf, die auch den Heiligen Sebastian und Rochus geweiht war. Man ist bestrebt, die gänzlich verfallene Kapelle wieder neu aufzubauen. Die Sarner waren eifrige Badegäste und schon 1738 bestand die Anlage aus einem einstöckigen Badhaus mit drei Baderäumen, einer kleinen Stube, vier Kammern, der Kapelle, einem Stall und einem Stadel. Der Besuch mit durchschnittlich einhundert Personen wurde als gut bezeichnet, doch offenbar war der Standort nicht gerade glücklich gewählt, denn bei Hochwasser der Talfer waren immer wieder Beschädigungen aufgetreten und so mancher blieb dem Bad fern.

Um 1826 war eine neue Herberge gebaut worden, doch 1846 geschah die Katastrophe. Der gegenüber dem Bad Schörgau in die Talfer mündende Steeter Bach verwandelte sich nach heftigen Regengüssen in eine große Mure und riss bis auf ein paar Mauerreste die gesamte Badeanlage mit sich. Aber man war weit davon entfernt, sich entmutigen zu lassen. Nur zwei

Jahre später entstand ein neues Bad, das jedoch nach wenigen Jahren bei einer weiteren Überschwemmung 1897 erneut verschwand. Davon unbeirrt, wurde der Wiederaufbau in Angriff genommen und weiterhin fleißig gebadet.

Bis 1904 wurde für den Badebetrieb die sich unterhalb des Bades am Talgrund befindliche Quelle genutzt, die nach 1951 unter der Wasseroberfläche eines Stausees verschwand. Um 1902 entdeckte man eine neue, ergiebige Quelle ungefähr 800 Meter vom Bad entfernt, die fast dasselbe Wasser aufwies wie die frühere und nun zugeleitet und für Heilbäder erwärmt wurde. 1925 wurden die alten Holzbadewannen durch emaillierte Metallwannen ersetzt. Nach dem Ersten Weltkrieg schrumpfte die Besucherzahl und die Bauarbeiten für den Stausee 1948 bis 1951 bewirkten, dass sich fast niemand mehr nach Schörgau verirrte. In den 50ern des vorigen Jahrhunderts wurde der Badebetrieb eingestellt, ein in Südtirol weit verbreitetes Phänomen, da der italienische Staat einen sehr hohen Wasserzins einforderte. Nach 1970 wurde das mittlerweile stark verwahrloste Stammhaus Bad Schörgau restauriert. Seit einem gelungenen Zubau von Hoteltrakt und Badhaus im Jahre 2003, welcher liebevoll die alte Tradition mit dem Zeitgeist verbindet, wird im romantischen Sarntal das Heilwasser wieder verwendet. Unter Zusätzen von Sarner Latschenkiefer, Heu, Kräutern und Milch entfalten die Wasserbäder ihre wohltuende Wirkung für die Hausgäste.

GENIESSERHOTEL BAD SCHÖRGAU – FAMILIE WENTER – 39058 SARNTHEIN
TEL. 0039 0471 62 30 48 – FAX 0039 0471 62 24 42
info@bad-schoergau.com – www.bad-schoergau.com

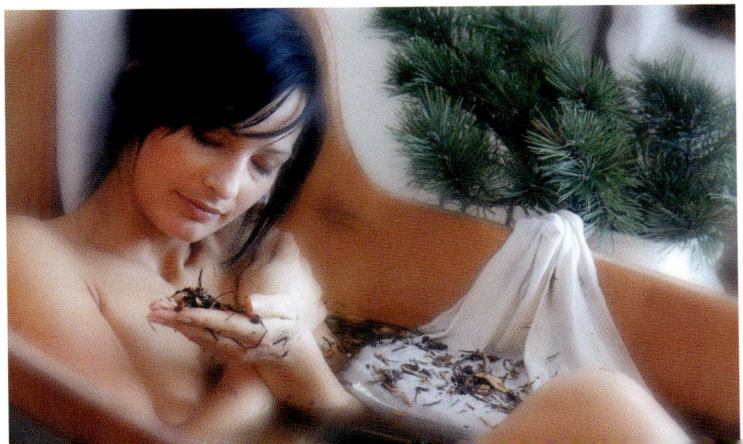

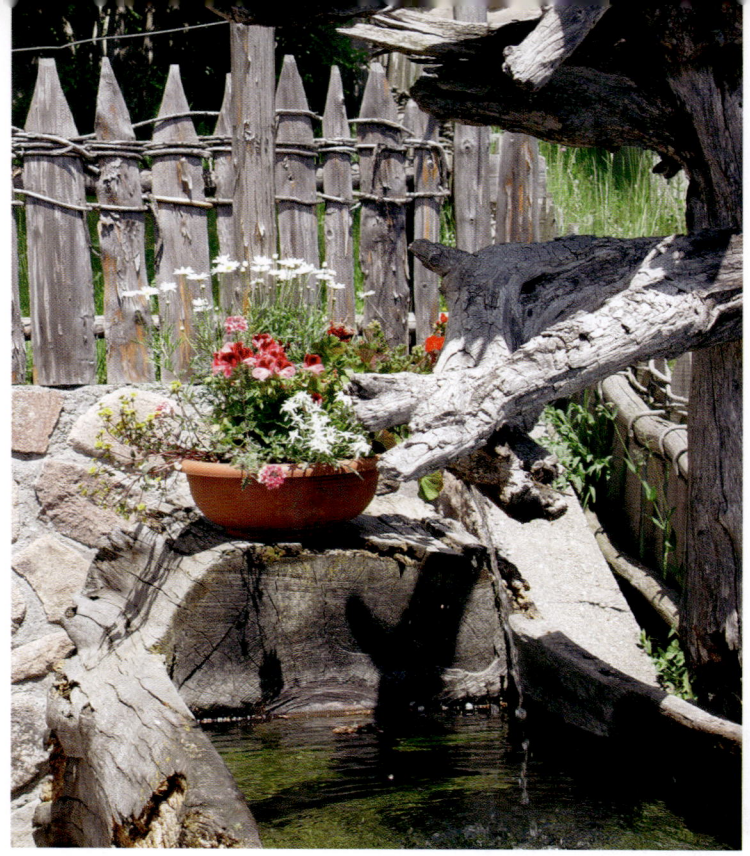

Das „süße" Nass des legendären Heilbades ist für jedermann zugänglich.

RITTEN, 1450 M

Bad Siess (4)

TRINKKUREN UND KRÄUTERBÄDER

Oligomineralisches Wasser

Heilanzeigen: Rheuma, Frauenleiden, Altersbeschwerden

Außen Wasser, innen Wein, drum lasst uns alle fröhlich sein – diese Worte könnten in Verbindung mit dem alten Bad Siess am Ritten stehen. War es doch nicht allein der Quell, der die Bevölkerung von Bozen ein Stockwerk höher steigen ließ. Das ruhige Plätzchen, die prächtige Fernsicht, einladende Spazierwege, verknüpft mit geselliger Gastfreundschaft, schufen jene klassische Sommerfrische, die in der heißen Jahreszeit Erholung, Kurzweil und eine Rundumerneuerung versprach.

Obwohl das süßlich schmeckende Wasser, nach dem das Bad seinen Namen erhalten hat, schon seit mehreren Jahrhunderten bekannt sein soll, wurde die Quelle um das Jahr 1867 quasi „wiederentdeckt" und anstelle einer einfachen Baracke das Gebäude in seiner heutigen Gestalt errichtet: Neben Gehöft und Scheune entstand ein wohl bestücktes, zweistöckiges Badgasthaus mit einem Heizraum, drei Baderäumen mit je zwei oder drei hölzernen Wannen, zwei Dampfkästen für die Schwitzbäder, einem Nachschwitzraum, Wirtschaftsräumen und einfachen Schlafzimmern für die Badegäste. Auch für eine Kegelbahn, die heute noch zu bewunden ist, fand sich

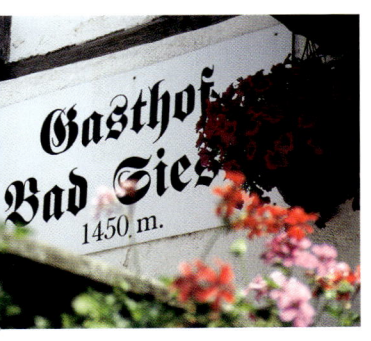

Platz. Sie bildet zusammen mit Wirtschaftsgebäude, Badhaus und einer aus derselben Zeit stammenden Kapelle mit ihrem holzgedeckten Dach und einem Türmchen ein geradezu malerisches Ensemble.

Bis heute hat sich dabei wenig geändert, im baulichen Bereich zumindest. Das nunmehr als Reiterhof geführte Wirtshaus lässt seine Gäste teilhaben an der Beschaulichkeit des einstigen Bauernbadls und am Lebenselixier, das aus einem großen Brunnen beim Schankgarten quillt. Zum Trinken, Kochen und für Bäder wird ausschließlich das Wasser der Heilquelle verwendet. (Bäder für die Hausgäste gab es jeden zweiten Tag.) Das Wasser entspringt in stets gleich bleibender Intensität und mit konstanter Temperatur von 6,7 Grad zirka einen Kilometer oberhalb der Gaststätte aus dem Quarzporphyr. Der Wirt rühmt gleich mehrere Besonderheiten: Selbst im Dürresommer von 2003 büßte der Quell nicht an Ergiebigkeit ein. Allerdings soll seine Wirkung in heißen, trockenen Sommern stärker sein, auch bei Regenfällen gebe es keine Trübung. Der geringe Gehalt an Mineralsalzen erweckt beim Trinken den Eindruck, das Wasser sei „dünnflüssig", es trinkt sich also sehr leicht und schmeckt dabei auch etwas süßlich. Das Wasser sei absolut neutral, reagiere also weder sauer noch basisch und weist durch seine alkalischen Salze eine auffällige adstringierende, das heißt zusammenziehende Wirkung auf die Schleimhäute der Mundhöhle auf. Es sei appetitanregend und wurde früher sowohl für Trinkkuren als auch Kräuterbäder gleichermaßen von den Weinbauern der Umgebung gerne besucht. Gegen Ende des 19. Jahrhunderts entdeckten auch Gäste aus der Stadt und dem Ausland den idyllischen Platz. Auch sie zog es in das Paradies bei Klobenstein, um vor allem ihr Rheuma zu kurieren. Bis ins Jahr 1992 war hier eine öffentliche Badeanstalt, danach gab es jeden zweiten Tag Bäder für die Hausgäste.

Das seit mehr als 100 Jahren in Familienbesitz befindliche Bad Siess (derzeit verpachtet) soll ganz im Charakter des alten Bauernbadls aktiviert werden: mit nostalgischen Holzbadewannen und dem ursprünglichen Flair aus den Anfängen der Badekultur.

GASTHAUS BAD SIESS – MITTELBERG 57 – 39054 RITTEN
TEL. + FAX 0039 0471 35 64 92

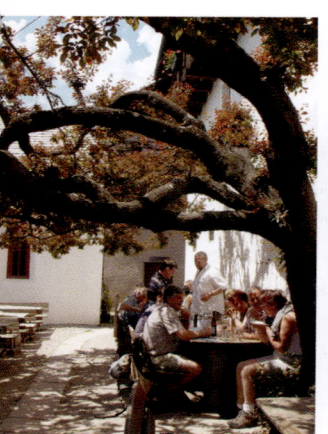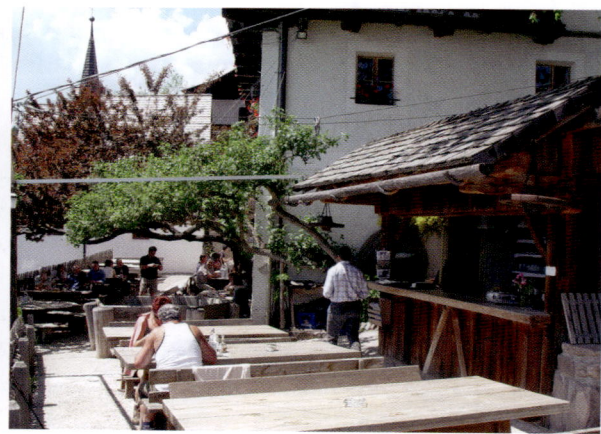

Eine einladende Raststätte mit Weitblick – nicht nur auf die umliegende Bergwelt

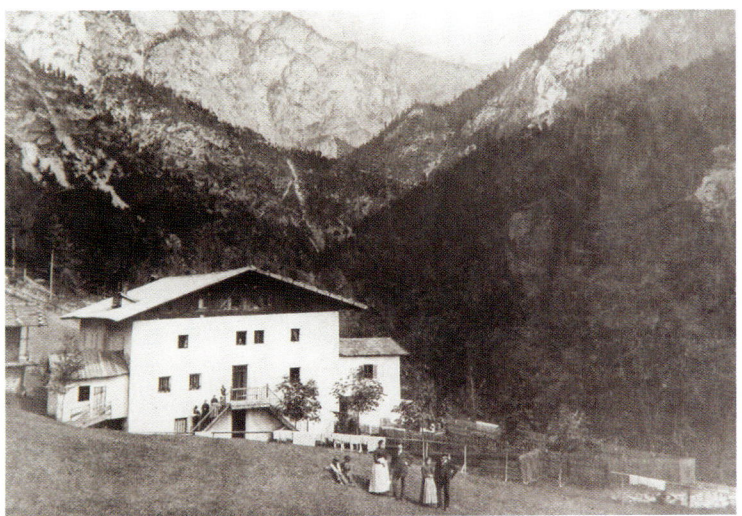

Das Badegasthaus um 1880

St. Zyprian – Tiers, 1179 m

Weißlahnbad (5)

Eine Fortsetzung alten Kulturgutes

Calcium-Magnesium-Hydrogencarbonat-Sulfat-Wasser

„Nicht ein einziges Tal sämtlicher Kalkalpen ist gleich schön und wild", rühmte Heinrich Noë 1880 das Tschamintal, an dessen Eingang Weißlahnbad von Nadelwald und Wiesen umrahmt wird. Um den „Geheimtipp für Insider" zu erreichen, wählt man entweder die rund 25 Kilometer lange Strecke von Bozen über Blumau oder die reizvolle Route durch das Eggental. Wie auch immer, der Blick auf König Laurins Rosengarten lässt das Herz jedes Naturfreundes höher schlagen.

Weißlahnbad wurde aufgrund seiner Lage und Heilerfolge bereits 1828 in den Schriften gerühmt. Das leicht salzig-alkalische Wasser besitzt einen starken Kalk- und Magnesiumgehalt.

Das Heilwasser entspringt aus den Werfener Schichten zirka 350 Meter oberhalb des heutigen Hotels Weißlahnbad. Ursprünglich, im 18. Jahrhundert (1779 erstmals im Urbar Meinhards II. genannt), nahm eine direkt an der Quelle gelegene, schwer zugängliche Holzhütte die Badewilligen auf. Diese Einrichtung war nur mit einfachen Wannen ausgestattet und das benötigte heiße Wasser wurde an einem Holzfeuer unter freiem Himmel erhitzt, was nicht selten zu Unfällen führte. Jahre später, 1811, errichtete ein ansässiger Bauer bereits an heutiger Stelle einen Steinbau mit 13 Zimmern und führte ein „Badegasthaus" für Leute mit bescheidenen Ansprüchen. Das geringe Entgelt dafür sorgte für einen regen Zustrom an Badegästen. Die einheimischen Bauern wurden deshalb aufgefordert, bereits um fünf Uhr morgens zu kommen und die Bäder vor allem gegen Saisonanfang oder -ende zu nehmen. Sie hatten die Möglichkeit, auf einem Gemeinschaftsherd zu kochen, für die Verpflegung und sogar das Holz mussten sie jedoch selber sorgen.

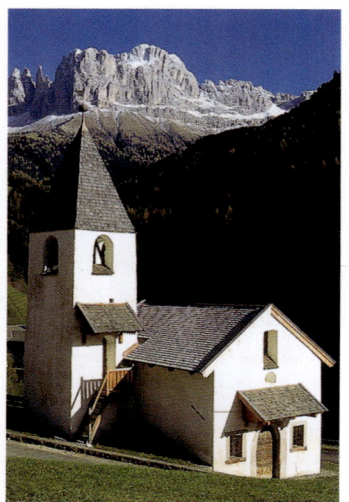

St. Zyprian mit dem Rosengarten im Hintergrund

Im Laufe des 19. Jahrhunderts geriet das „Bad am Schlern" in verschiedene Hände, auch kamen etwas ungewöhnliche Besitzverhältnisse zustande. In Krisenzeiten, während der zwanziger bis vierziger Jahre des 19. Jahrhunderts und nach dem Ersten Weltkrieg, kam es an die Gemeinde Tiers, die es verpachtete.

Der Ende des 19. Jahrhunderts aufkeimende Fremdenverkehr sollte aber auch an Weißlahnbad nicht spurlos vorübergehen, und so ging man daran zu modernisieren und zu investieren. Zusammen mit einer neu gebauten Dependance bot nun das Tierser Badl, wie es früher auch genannt wurde, für rund einhundert Personen Unterkunft. An den Badegepflogenheiten dürfte sich jedoch nichts Wesentliches geändert haben. Gibt doch eine um 1900 verlautbarte Pressemeldung einen Eindruck der aktuellen Verhältnisse: „An den

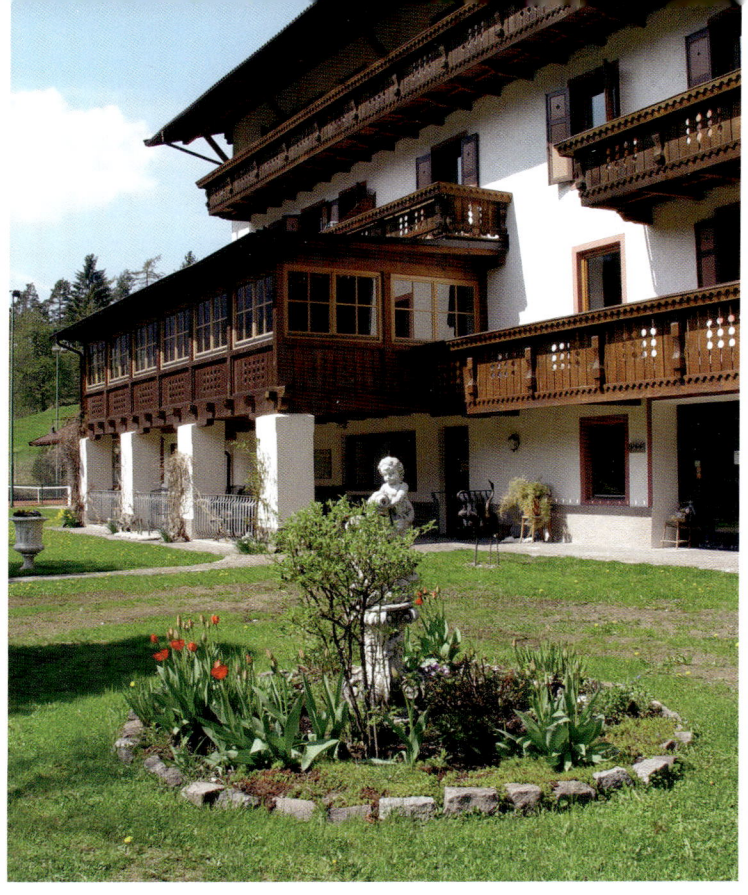

Ein Refugium der Geruhsamkeit abseits der Touristenströme

Tiroler Badeln flutet der Strom der Zeitgeschichte achtlos vorüber. Ostende und Aix-les Baines, Karlsbad und Franzensbad haben ihre Homere; von Weißlahnbad und anderen Badeln meldet kein Lied, kein Heldenbuch, und doch haben sie eine Jahrhunderte alte, ruhmreiche Vergangenheit. Hier kann man noch die eigentümlich geformten Holzwannen treffen, die nur für Kopf und Arme Öffnungen frei lassen. Höchst selten erscheint ein Badegast allein. Gewöhnlich hat er einen Begleiter mit, der auf der Badewanne Platz nimmt. Einige Viertel Wein und ein Kartenspiel helfen über die Langeweile des Badegeschäfts hinweg. Die Bäder wirken gegen Gicht und Rheuma – aber nur wenn sie in ungerader Zahl verschrieben werden."

In jenen Tagen, im Jahre 1906, quartiere sich auch ein prominenter Gast, Friedrich August König von Sachsen, ein. Neben den ausländischen Gästen waren es jedoch immer noch Erholungssuchende aus der Bozner Umgebung, die die Vorzüge von Weißlahnbad zu schätzen wussten. Während in den Kriegswirren des Ersten und Zweiten Weltkrieges viele Badeanstalten gezwungen waren zu schließen, konnte in Weißlahnbad bis in die Mitte der 70er Jahre des 20. Jahrhunderts wie anno dazumal gebadet werden. Wegen der sanitären Anforderungen musste der Betrieb zwischenzeitlich eingestellt werden, seit 2001 aber wird die bewährte Tradition des Badens in der Wellness-Abteilung fortgeführt.

Im Jahre 2011 feiert das traditionsreiche 70-Betten-Hotel mit dem Flair vergangener Zeiten sein zweihundertjähriges Bestehen.

DOLOMITENHOTEL WEISSLAHNBAD
FAMILIE PSENNER UND FAMILIE SCHROFFENEGGER
ST.-ZYPRIAN-STR. 78 – 39050 TIERS
TEL. 0039 0471 64 21 26 – FAX 0039 0471 64 20 33
info@weisslahnbad.com – www.weisslahnbad.com

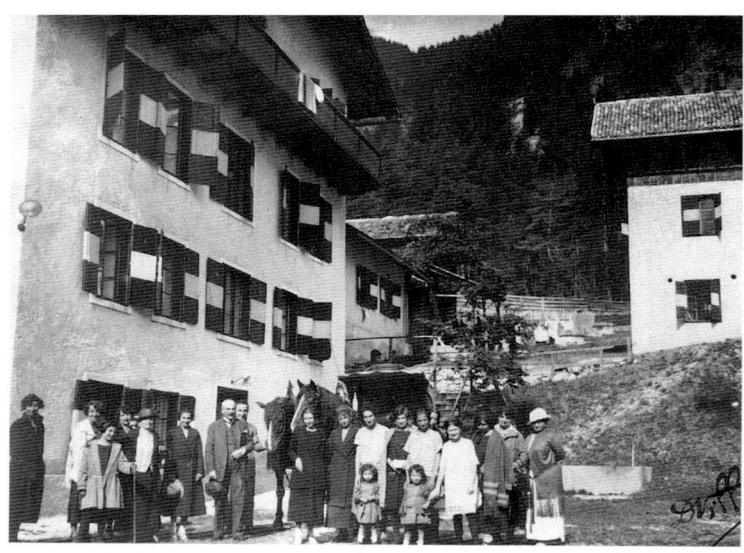

Abreise im Jahre 1923

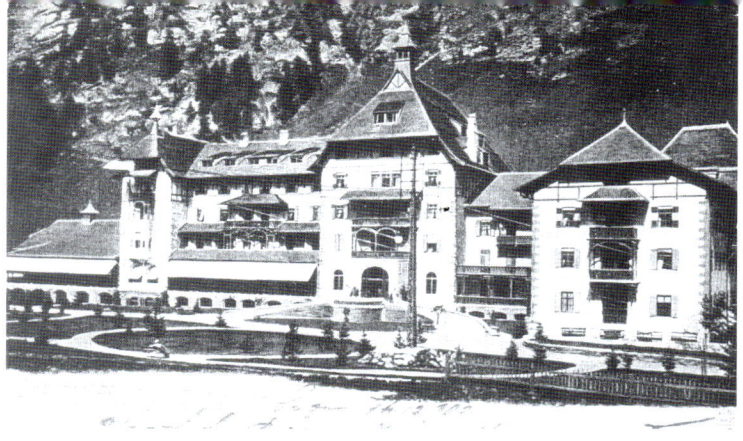

Das Grand Hotel am Brenner um 1900

BRENNER, 1326 M

Brennerbad (6)

GESPEIST VON DER ST.-ZACHARIAS-QUELLE

Mittelmineralische Calcium-Magnesium-Hydrogencarbonat-Sulfat-Therme

Heilanzeige: Bäder gegen Rheuma, Gicht, Hautkrankheiten, Magen-, Darm- und Frauenleiden. Trinkkuren bei Nieren- und Darmstörungen

Als Mineralwasser „Sanct Zacharias" im Handel erhältlich

Das Brenner-Thermalbad ist von der Autonomen Provinz Bozen mit Gen. Nr. 323/23.6 vom 8. Mai 2002 und vom römischen Gesundheitsministerium akkreditiert. Medizinisch zeichnet Dr. Alberto Giudiceandrea verantwortlich. Die Quellen des Brennerbades sind mit einer durchschnittlichen Temperatur von 21,9 bis 22,9 Grad ausgezeichnete thermale Wasser in Südtirol. Sie kommen aus einer Tiefe von 800–1.000 Metern und durchqueren auf ihrem Weg nach oben Kalk, Kalkschiefer, Granit, Kohlenstoffphyllit und Paragneis.

AKTIVE BÄDER
Eisacktal

Studien und klinische Untersuchungen beweisen, dass das Wasser der St.-Zacharias-Quelle von Brennerbad sich besonders zur Behandlung von Hautkrankheiten wie Psoriasis, Ekzeme, atopische Dermatitis und seborrhoische Dermatitis eignet. Die Trinkkur mit dem Wasser der St.-Zacharias-Quelle wird empfohlen zur primären Vorbeugung von Nierensteinen (Lithiasis) und arteriellem Hochdruck; im Vergleich zu anderen Wassern fördert es die Harnausscheidung stärker, weshalb es bei der Behandlung von Entzündungen der Harnwege unterstützend eingesetzt werden kann.

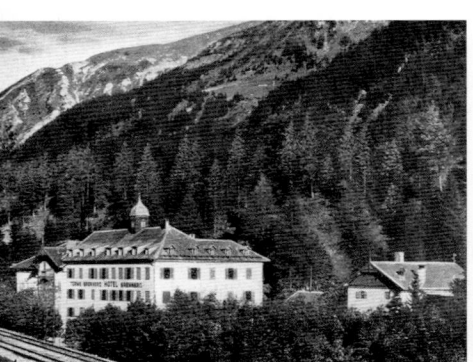 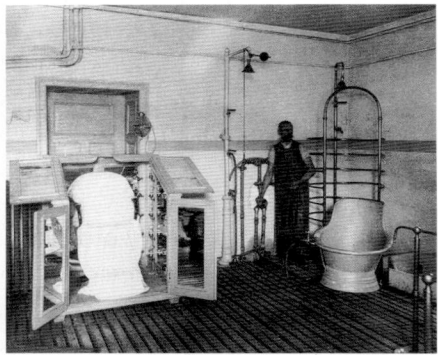

Das alte Badgasthaus (um 1867)
Rechts: Ein Raum für Wasser- und Dampfbehandlungen

Dank seiner besonderen erdkalischen Bikarbonat-Zusammensetzung ist das Wasser der St.-Zacharias-Quelle auch für Inhalationskuren ausgesprochen geeignet. Aktuelle Studien beweisen, dass es eine schleimlösende Wirkung hat und sich daher für die Aerosoltherapie zur Behandlung von Leiden wie Heuschnupfen eignet. Auch bei anderen Erkrankungen der Atemwege – wie der Entzündung der Nebenhöhlen und der Luftröhre sowie chronischer Bronchitis – sind Inhalationen wirksam.

Offensichtlich waren die thermischen Quellen am Brenner bereits den Römern bekannt. 1970 wurden zwei römische Bronzemünzen beim Bau des neuen Heizhauses nahe der Quelle gefunden. Die Geschichtsschreibung beginnt im 13. Jahrhundert,

als an der heutigen Stelle des Brennerbades ein „Prunnhof"
erwähnt wird, und eine Urkunde aus dem Jahr 1400 nennt
bereits eine Badeeinrichtung. Dieses „Pad am Brenner" wird
1460 sogar von Herzog Sigmund von Tirol und seiner Gattin
Eleonore von Schottland aufgesucht. Später wurde die Quelle
durch Lawinen und Muren verschüttet und die vorhandenen
Einrichtungen zerstört – jedoch nicht vergessen.

1606 wurde die Quelle unter Zacharias Geizkofler in einem
Stollen neu gefasst und „Sanct Zacharias Quelle" genannt.
1605 entstanden eine Kapelle und zwei Badhäuser, je eines
für reiche und für arme Gäste. Die Ausstattung der neun Zimmer für die besseren Herrschaften bestand im späteren so genannten Geizkoflerhaus zu Beginn des 17. Jahrhunderts aus je
einem Bett, Kasten, Fußbank und Strohsack. In der Badstube
standen 20 Wannen. Das untere Badhaus, auch „armen Leit
Padstuben" genannt, bestand aus einem Gemeinschaftsraum
mit einem Badzuber, 12 Decken und 12 Leintüchern sowie einer Gemeinschaftsküche.

Bemerkenswert ist, dass vom damaligen Besitzer ein Fonds
hinterlegt wurde, von dessen Zinsen die Gebäude instand
gehalten und Arme verpflegt wurden, wenn sie eine Beichte
und Kommunion nachweisen konnten. Bis zum Ausbruch des
Ersten Weltkrieges konnten dadurch auch Bedürftige – zuerst
15, später 50 bis 60 Arme, Dienstboten und Taglöhner vorwiegend aus dem Gebiet in und um Sterzing – versorgt werden.

„Unwürdige" und Bettler wurden allerdings abgewiesen. Noch heute erinnern die portalartige Pforte aus Marmor mit der Inschrift „Sanct. Zacharias" am Eingang des Stollens und
eine Gedächtnistafel von 1606 an die
großzügige Tat.

In Sachen Marketing wurde schon
1608 ein Bad-Büchlein gedruckt. Es
kamen nicht nur Besucher aus der
Umgebung, sondern aus ganz Tirol,
aus Bayern, Württemberg und aus

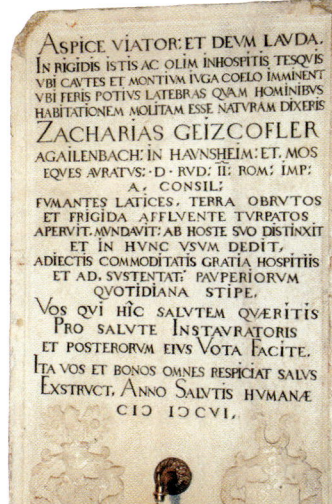

dem Raum Venedig. Infolge der strategisch günstigen Lage nahmen wohl nicht nur Kranke, sondern auch Reisende einen Aufenthalt wahr.

Mit dem Bau der Eisenbahn über den Brenner begann ab 1867 eine neue Zeit. Die Zahl der Badenden nahm zu und durch die Vergrößerung und Modernisierung fand sich auch immer vornehmere Gesellschaft ein. Zwischen 1899 und 1902 wurde die Infrastruktur des Bades grundlegend verändert. Ein vierstöckiges Grand Hotel der Extraklasse wurde errichtet und die vorhandenen Gebäude mit allem erdenklichen Luxus ausgebaut. 12 vornehme Badezimmer und 75 Badekabinen standen für Bäder und Trinkkuren zur Verfügung, es gab Hydro-, Dampf-, Heißluft- und Elektrotherapien. Ein Kurarzt und geschultes Personal sorgten für die medizinische Betreuung. Es folgte eine zweite Blütezeit des Brennerbades mit bis zu 2.000 Gästen jährlich aus dem gesamten europäischen Raum.

Durch den Ersten Weltkrieg wurde der Betrieb stark eingeschränkt und die Gebäude von der Militärverwaltung beschlagnahmt. Im Jahr 1922 zerstörte ein Großbrand das Grand Hotel völlig. 1924 hat man das Brennerbad, welches nur mehr aus dem Geizkofler- und dem Bürgerhaus bestand, mit 170 Betten wiedereröffnet. 1965 fielen die Gebäude dem Autobahnbau zum Opfer.

1980 wurde das so genannte „Mineral-Thermal-Kurbad" in der Nähe errichtet. Die heutigen Besitzer der Thermen, die Familie Giuliani aus Eppan, wagten neben dem Mineralwasservertrieb im Jahre 2001 auch einen Neubeginn in Sachen Kurangebot. Die von der Autonomen Provinz Bozen akkreditierte Kuranstalt ist der Grundstein für eine hoffnungsreiche Zukunft.

BRENNER THERMALQUELLEN – BRENNERBAD 13 – 39041 BRENNER
TEL. 0039 0472 63 11 24 – FAX 0039 0472 63 55 49
info@termedibrennero.it – www.termedibrennero.it

Informationen zum Mineralwasser St. Zacharias finden Sie in der Rubrik „Mineralwasser".

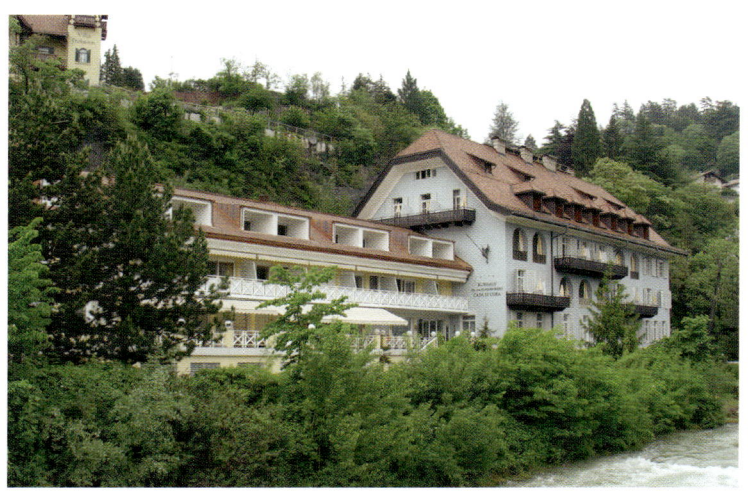

Gesundbrunnen am Ufer des Eisacks

BRIXEN, 566 M

Kurhaus Dr. von Guggenberg *(7)*

KÖRPER UND SEELE VEREINEN

Wenn es wahr ist, dass der Schöpfer die ganze Schöpfung für die Menschheit bestimmt hat, müssen wir uns vernünftig aller Dinge, die sie bietet, bedienen, sonst hätte er sie nicht erschaffen.
(Pfarrer Kneipp)

In der Brixner Privatklinik widmet sich die Familie von Guggenberg seit über 110 Jahren mit besonderer Zuwendung und Erfahrung ihren Gästen, in einem Rahmen, in dem die Tradition und Gastfreundschaft vergangener Zeiten spürbar ist.
Das heutige Kurhaus war einst Standort des so genannten „Prugghof" an der Köstlaner Brücke, auf dem das Geschlecht der Prucker

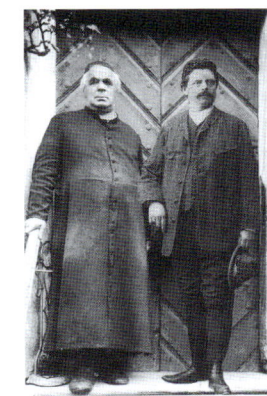

Sebastian Kneipp und Dr. Otto von Guggenberg

AKTIVE BÄDER
Eisacktal

von Stufels saß. 1887 kaufte das „Lutzengut" Dr. Otto von Guggenberg und eröffnete 1890 eine Wasserheilanstalt nach Kneippschem Vorbild. Eine sehr erfolgreiche Einrichtung, die einige Male vergrößert wurde.

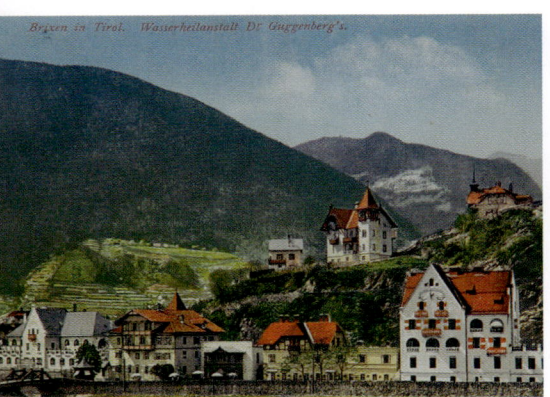

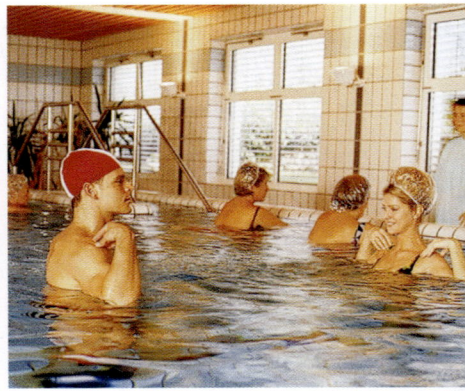

Kurhaus Dr. von Guggenberg um 1914

Eine ganzheitliche Lebensweise steht im Vordergrund des Kneippschen Gedankens.

Im Prinzip hört sich das Rezept dafür recht simpel an. Der legendäre Pfarrer Sebastian Kneipp entwickelte in der zweiten Hälfte des 18. Jahrhunderts seine Heilmethode, den Menschen als untrennbare Einheit von Körper und Seele zu sehen. Die natürlichen Reize Wasser, Luft, Sonne, der Wechsel von Bewegung und Ruhe sowie die Heilkraft der Kräuter werden dabei zu Heilzwecken genutzt. Wasser, Ernährung, Kräuter, Bewegung und Ordnung spielen eine wesentliche Rolle, um die körpereigenen Funktionen anzuregen und auszugleichen.
In diesem Sinne ist das Kurhaus von Brixen der einzige anerkannte Kneippkurbetrieb in Italien. Neben den speziellen therapeutischen Behandlungen gegen Rheuma, Herz- und Kreislaufkrankheiten, Stoffwechsel- und Verdauungsstörungen wird auch die Prophylaxe berücksichtigt. Für die Trinkkuren wird Plose-Mineralwasser verwendet.

In alter Zeit gab es auch in Brixen öffentliche Bäder. Im Haus Nummer 4 „im Gassl" war von 1394 bis 1717 eine Badstube

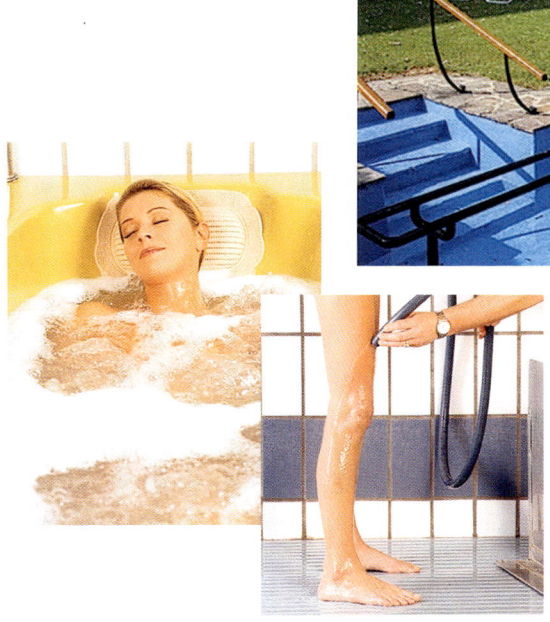

Zur Heilung und Prophylaxe: Kneippen stärkt den Organismus.

eingerichtet, die „Untere Badstube". Das schon 1496 zitierte „Oberbad" befand sich in der Altenmarktgasse und war dem Kloster Neustift grundzinspflichtig. Hier wurden die Patres mit Baden und Rasieren versorgt. Das „Mitterbad" befand sich gegenüber dem Waltherhause, heute Peter-Mayr-Platz Nummer 1, und wurde schon um 1460 gut besucht. Jede Einrichtung beschäftigte einen Bader, der als Wäscher und Heizer fungierte. Zu seinen Aufgaben gehörte es, Patienten zur Ader zu lassen, ihnen Blutegel anzusetzen und Bärte zu rasieren. Der Zuspruch war groß, die Badezeiten waren oft von üppigen Zechereien begleitet. Im Zusammenhang mit der sittenstrengen Gegenreformation wurden alle drei Bäder im 17. Jahrhundert der Reihe nach aufgelassen.

KURHAUS SANATORIUM BRIXEN DR. VON GUGGENBERG
UNTERDRITTELGASSE 17 – 39042 BRIXEN
TEL. 0039 0472 82 02 22 – FAX 0039 0472 83 55 25
info@von-guggenberg.it – www.von-guggenberg.it

7

AKTIVE BÄDER
Eisacktal

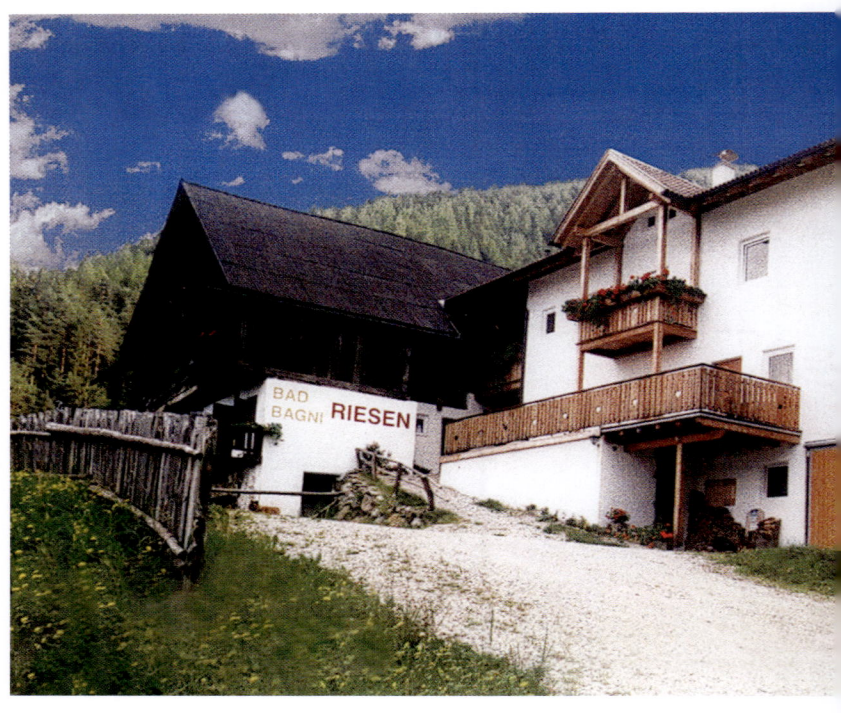

St. Lorenzen, 813 m

Bad Riesen (8)

Heu- und Wasserbad am Riesnerhof oberhalb von Montal bei St. Lorenzen

In den ersten Jahrzehnten des vorigen Jahrhunderts wirkte das „Riesner-Weibele" mit ihrem großen Wissen über die Heilkräfte der Natur mit getrockneten Kräutern, selbst erzeugten Essenzen, Tinkturen und ätherischen Ölen gegen die Leiden ihrer Zeitgenossen.

Die zahlreichen Heilkräuter auf den Steilwiesen des Riesnerhofes gaben der Urenkelin der berühmten Heilpraktikerin den Anstoß für die Errichtung des Kur- und Heubades am Riesnerhof.

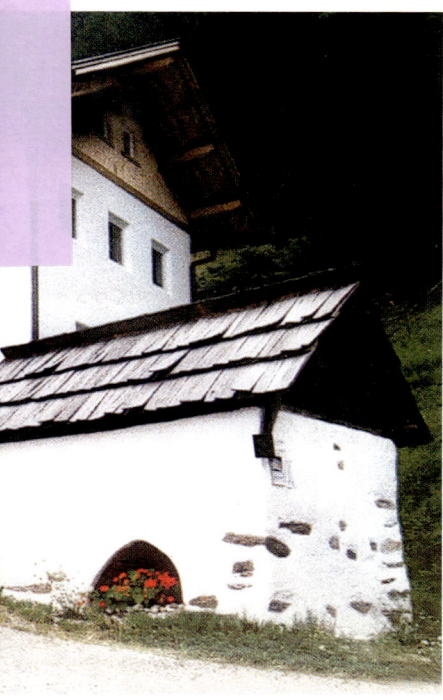
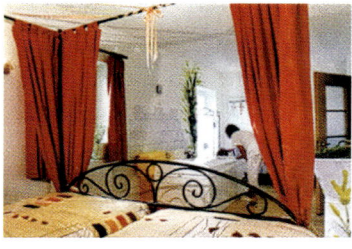
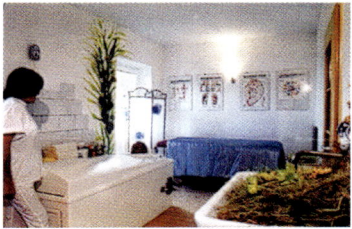

Basierend auf altem Wissen und neuesten Erkenntnissen erleben die Gäste von Bad Riesen die natürlichen Wirkstoffe der Bergwiesen „hautnah".

Mit Hilfe des alten Wissens über Heilkräuter, der Fachausbildung zur Wasser- und Heubaderin sowie der Kenntnisse von verschiedensten Massagemethoden verhilft Rosa Steger Walde ihren Gästen zu neuem Wohlbefinden.

BAD RIESEN – RELAX- UND HEUBÄDER
FRAKTION MONTAL 11 – 39030 ST. LORENZEN
TEL. + FAX 0039 0474 55 10 75 – MOBILTEL. 347 2 32 32 42
www.badriesen.it

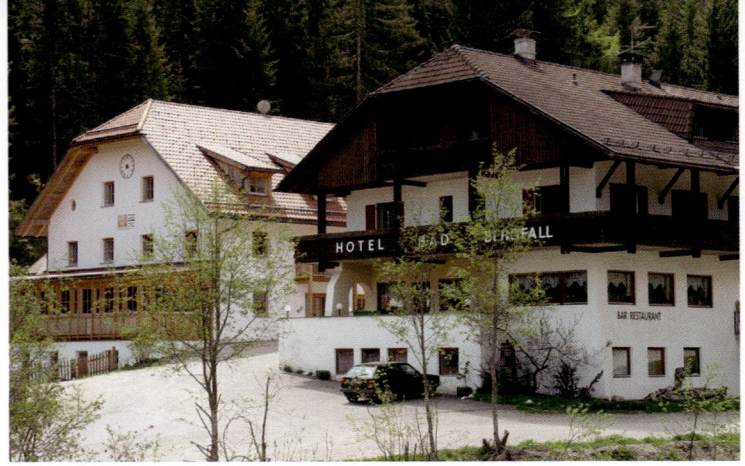

Gegen 23 Krankheiten soll das Heilwasser von Bad Bergfall Wirkung gezeigt haben.

Olang, 1331 m

Bad Bergfall (9)

Baden wie Römer, Ritter und Fürsten

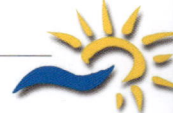

1. Schwefelquelle: Entspringt eineinhalb Kilometer vom Bad entfernt aus Bellerophon-Kalk und wird in Rohren zum Badhaus geleitet.
2. Eisenquelle: Entspringt auf halbem Weg zwischen der Schwefelquelle und dem Bad in der Furkelschlucht aus Quarzphyllit und wird zu Trinkkuren bis zum Bad geleitet.
3. Magenwasser. Entspringt oberhalb vom Bad in südlicher Richtung aus Quarzphyllit.

Vom Reich der Fanes und ihrem Schloss erzählen hier zahlreiche Legenden und Geschichten. Keineswegs Legende sind die Funde, die in der Nähe von Bad Bergfall gemacht wurden. Hunderte von Kupfernadeln und -spangen, Tonscherben und Urnenstücke römischen Ursprungs weisen auf eine prähistorische Siedlung hin und auch darauf, dass die Quellen schon zu jener Zeit genutzt wurden. Man stieß auf die Reste eines römischen Badebeckens sowie Schmuckstücke und zirka 80 Münzen aus der Zeit der Kaiser Vespasian, Domitian und Titus. Bei den Römern war es nämlich Brauch, dass die Leidenden der Quellgottheit Gaben in Form von Schmuck oder Geldstücken darbrachten. Der Sage nach soll sich zwischen dem heutigen Bad Bergfall und Olang eine römische Stadt erstreckt haben, die aber von einem Bergsturz zur Gänze zerstört wurde. Eine heute noch erkennbare gepflasterte römische Straße führte über den Furkelpass nach St. Vigil in Enneberg.

Da die Quellen von Bad Bergfall, Pervalle, Perfall und auch Perfahl genannt, von jeher aufgesucht wurden, wusste auch

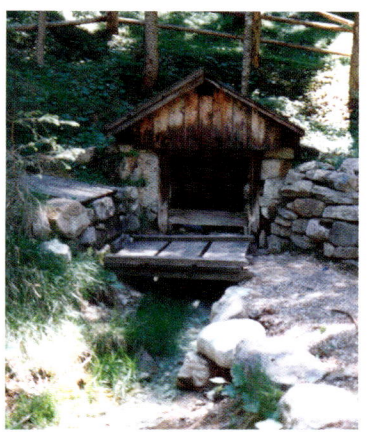 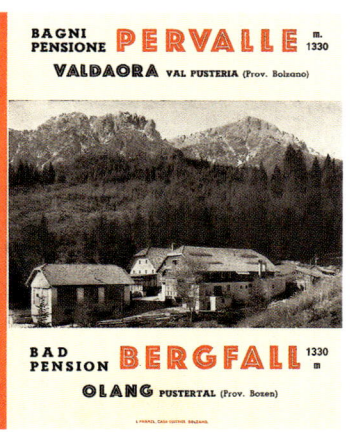

Die Quelle gehört zu den am stärksten mineralisierten Wassern Südtirols.
Rechts: Titelseite eines Werbeprospektes aus älterer Zeit

Graf Guidobald von Welsberg um die Schätze der Natur mitten im Wald. Er ließ um 1720 nahe der Quellen ein Bad und ein Wirtshaus bauen. Aber nicht nur die Obrigkeit, auch die Bauern der Umgebung erholten sich von ihrer schweren Feld- und Holzarbeit im Bad. Sie stellten das Brennholz zur Verfügung und als Gegenleistung konnten sie sich kurieren.

Im Jahre 1734 widmete der Bozner Spitalphysikus Dr. Franciscus Antonius Abmayr dem Bad Bergfall ein Buch: „Quo vadis amice? Wohinauß guter Freund? Antwort: in das Bad. A proposito? Mineral- und Gesundheitsbrunnen Perfahl im Pusterthal".

In einer zeitgleichen Empfehlung wird deutlich, dass nicht alle den entlegenen Ort aufsuchten, um etwaige Gebrechen zu lindern: „...dass sie nemblich in das Baad kommen ihre Gesundheit zu erlangen oder zu konservieren, aber nichts als Fressen, Sauffen und Wohlleben wollen, als wenn dies der Orth wäre, wo sie ihren Abgott dem Bauch opfern sollen oder als ob dies

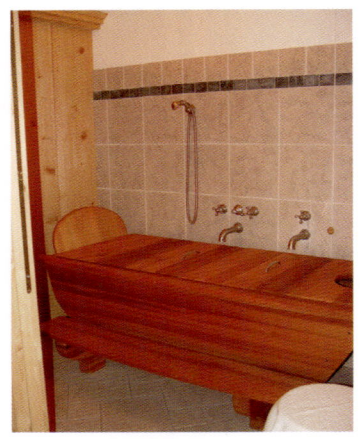

Kaiser-Vespasian-Wanne, im Vorraum noch eine alte originale Sitzbadewanne

Zihl und Endt ihres Badens, die Füllerey wäre. Der Überfluss und die schädliche unverdauliche Speise schaden jeden Gesunden.. Nach dem Speisen, wenn man einen kleinen Spaziergang vorgenommen, und hernach wie der löbliche Gebrauch aller Orthen ist, der Hl. Rosenkrantz sambt der Lauretanischen Litanei gebetet worden, verfüge sich jederman ohn Geschreey und Tumult in sein Zimmer...“

In der aus dem 18. Jahrhundert stammenden, dem Hl. Theobald geweihten Kapelle wurden regelmäßig Messen gelesen. Das Altarbild stammt aus dem Jahre 1720 und zeigt einen Engel mit dem Welsberger Wappen. In den Wolken thronen mehrere Heilige und die Krankenpatrone Sebastian und Rochus verheißen Genesung bei „Gliedersucht, Hüfftwehe, Ischiatica, Kreutz- und Seitenwehe, Vergücht, Podagra, versalzenes Geblueth, weibliche Zuständ ...“.

Nachdem eine der Quellen, die Schwefelquelle, durch einen Erdrutsch für Jahre verschüttet worden war, entdeckte sie der Trienter Domherr Tschiderer 1840 wieder. Er war ständiger Badegast in Bad Bergfall und ließ nachgraben, weil er auf einen starken Geruch aufmerksam geworden war. In diesem Jahr baute man auch ein Badhaus, welches in den Anfängen rund 150 Gäste pro Saison anlockte, zehn Jahre später waren es schon 400. Bad Bergfall dürfte davon profitiert haben, dass es in Mode kam, in die Sommerfrische zu gehen. Nach einem

Besitzwechsel wurde das Gästehaus 1901 renoviert und mit 60 Gästebetten ausgestattet. Im gegenüberliegenden Badhaus fanden sich 30, nur durch Leintücher voneinander getrennte, hölzerne Badewannen. Wie damals üblich, kochte die Landbevölkerung gemeinsam an einem großen Herd, „die Badeweibchen sitzen auf einer langen Bank und plauschen, während sich die Männer beim Kartenspiel vergnügen". Gerade das Vergnügen dürfte in Bad Bergfall nicht zu kurz gekommen sein. So überdauerte es beide Weltkriege und der Badebetrieb konnte bis in die Mitte der 50er Jahre aufrechterhalten werden.

Dass Tradition und Moderne sich nicht widersprechen, sondern ergänzen, beweist Bad Bergfall seit 2002. Jetzt werden wieder Schwefelbäder mit allem Komfort, jedoch im heimeligen alten Stil angeboten. In den vier Einzel- und einer Doppelwanne mit Abdeckung lässt sich das heilende Wasser mit allen Sinnen spüren. Das Programm reicht von Schwefelwannenbädern, Jungbrunnenwannen, Inhalationsbrunnen bis zum gemeinsamen Fitnessprogramm. Wer heute über Bad Bergfall spricht, meint Ruhe und Entspannung, gesellige Unterhaltung und ein Rundum-Wohlbefinden für Körper, Geist und Seele.

BAD BERGFALL – BAD-BERGFALL-WEG 5 – 39030 GEISELSBERG/OLANG
TEL. 0039 0474 59 20 84 – FAX 0039 0474 59 21 50
info@badbergfall.com – www.badbergfall.com

Neben einer „Eisenquelle" und einem „Magenwasser" ist die „Schwefelquelle" die Hauptquelle des Bades. Das Wasser wird als sehr mineralreich, sulfat-, kalzium- und magnesiumhaltig klassifiziert. Die triassischen Gesteinsformationen der Dolomiten bereichern es mit Sulfid, Iod und Spuren von Bor, Barium, Lithium, Selen, Zink, Beryllium, Uran, Nickel und Kobalt und machen es zu einem der am stärksten mineralisierten Mineralwässer in Südtirol. Mit einer Temperatur von 7,5 Grad tritt es aus den gipsreichen Quarzphyllit- bzw. Bellerophonschichten im Bereich des Naturparks Fanes-Sennes-Prags. Das Quellgebiet ist prähistorische Bannzone.

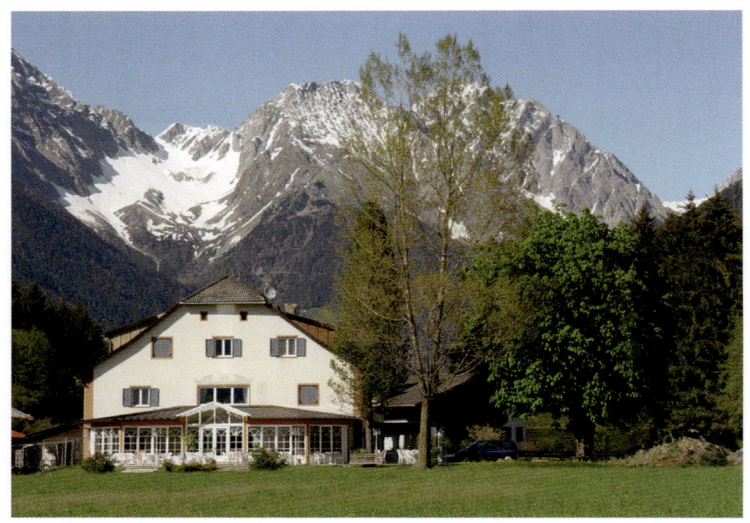

Bad Salomonsbrunn am Eingang des Antholzer Tales

RASEN-ANTHOLZ, **1098** M

Bad Salomonsbrunn (10)

VIERHUNDERTJÄHRIGE TRADITION

Leicht mineralhaltig, radioaktiv

Heilanzeige: Frauenleiden, Kreislauf- und Durchblutungsstörungen, Rheuma, Gefäß- und Stoffwechselerkrankungen

Bad Salomonsbrunn gehört zu den ältesten Bädern Südtirols und ist als eines der wenigen heute noch aktiv. Als „Salmanns-prunnen" wird der heutige Hotelbetrieb direkt an der Straße, kurz vor der Ortschaft Antholz, durch eine Grenzbeschreibung im 15. Jahrhundert beurkundet und 1559 zum ersten Mal als „Bad Antholz" erwähnt. Es gab vermutlich schon damals ei-ne Badehütte, auch wenn diese erst 1658 verzeichnet ist. Ursprünglich hieß die Quelle Salmannsbrunn, nach dem noch heute gebräuchlichen Flurnamen Salmann, was so viel wie Mittels- oder Gewährsmann bedeutet. Zu dem später erbauten Badgasthaus gehörte selbstverständlich auch eine Kapelle, die 1725 erbaute Mariahilf-Kapelle, in der auf einem Votivbild Personen in der alten Antholzer Tracht zu sehen sind. Im 18. Jahrhundert war der „Salamonsbrunnen" bei den Pustertalern beliebt und sollte insbesondere bei Unfruchtbarkeit helfen, was ihm den Namen „Frauenbad" eintrug. Damals stand das Bad näher am Berghang, zu nahe, denn das Gebäude wurde 1820 durch einen Steinschlag stark beschädigt. Ein Badegast kam dabei ums Leben. Unbeirrt davon wurde es in längerer Bauzeit, etwas entfernt, an sicherer Stelle neu errichtet und mit acht Wannenbädern zu einem zeitgemäßen Badgasthaus ausgebaut. Gleichzeitig wurde das Antholzer Badl in „Salomonsbrunnen" umbenannt und eifrig die Werbetrommel dafür gerührt. Ein Kuraufenthalt der Erzherzogin Adelgunde von Modena im Jahr 1840 kann bestätigen, dass der gute Ruf des Bades nun auch ins Ausland und in bessere Kreise gedrungen war. Die Bilanzen dürften gestimmt haben, denn eine damalige Besonderheit von Salomonsbrunn war, dass Geistliche und Studenten ihre Zeche nicht zu zahlen brauchten. Um 1880 war der Besuch des Bades infolge eines Besitzwechsels rückläufig, nur zwischen 76 und 123 Heilsuchende nahmen eine Kur in Anspruch. Danach soll es wieder aufwärts gegangen sein, 1902 wurde das Bad vergrößert und verbessert. Auch die Kriegsjahre wurden überstanden und Salomonsbrunn 1949 so ausgestattet, dass es seinen Gästen 26 Zimmer mit 52 Betten und vier Badekabinen bieten konnte.

Die Badequelle, ein hydrologisches Naturdenkmal, entspringt aus dem granitischen Orthogneis ungefähr 50 Meter vom heutigen Hotel entfernt. Mit 60 Sekundenlitern war der Quellaustritt so mächtig, dass eine Pumpe betrieben werden konnte, die das Wasser in den Heizkessel leitete, wo es auf 38 bis 39 Grad erwärmt wurde. Die Temperatur des farb- und geschmacklosen Wassers bleibt mit acht Grad nahezu konstant. Mit einer Radioaktivität von 26,6 bis 27,7 Mache-Einheiten steht der Salomonsbrunn an der Spitze der radioaktiven Quellen des Pustertales. Das im Wasser enthaltene Edelgas Radon wirkt beim Baden auf die Haut und beim Trinken durch den Darm in den Körper. Nach drei bis vier Stunden wird es wieder ausgeatmet. Es wirkt schmerzlindernd, entzündungshemmend, regenerierend und erfrischend. Der Salomonsbrunn galt seit jeher schier als Allheilmittel: Nach sieben bis 21 Bädern sollte sich ein Heilerfolg bei Frauenleiden, Kreislauf- und Durchblutungsstörungen, Rheuma, Gefäß- und Stoffwechselerkrankungen einstellen. Ein etwa halbstündiger Aufenthalt in der Wanne vertrieb Gefäß- und Stoffwechselerkrankungen, Alterserscheinungen und vieles mehr. Durch Trinkkuren wurden zudem Mundhöhlen- und urologische Leiden „ausgeschwemmt". War man so richtig eingeweicht, folgte das „Nachschwitzen" im Ruheraum, von dem man sich erst erheben sollte, wenn man völlig trocken war.

Nach kurzzeitiger Schließung der Anlage vor rund zwanzig Jahren ging man daran, das einhundert Jahre in Familienbesitz befindliche Gasthaus umzubauen und zu modernisieren. Und nun gibt es sie wieder, die wohltuenden Wannenbäder mit dem Quell aus dem Salomonsbrunn im Naturpark der Rieserfernergruppe.

HOTEL BAD SALOMONSBRUNN – FAMILIE AUCHENTALLER
NIEDERTAL 1 – 39030 ANTHOLZ – TEL. 0039 0474 49 21 99
info@badsalomonsbrunn.com – www.badsalomonsbrunn.com

Das Antholzer Tal ist reich an heilsamen Wassern. In der Nähe des Bades und an der gegenüberliegenden Talseite entspringen weitere Quellen, die alle eine hohe Radioaktivität aufweisen. Der an der alten Straße gelegene Litz(l)- oder Weiherbrunnen, auch Rappenbrunnen genannt, wurde bei Hautkrankheiten aufgesucht und weist eine Radioaktivität von 408 Bq/l auf. Daneben finden sich noch ein Gliederbad und eine Schwefelquelle, das Magenwasser und eine Quelle mit blutreinigender Wirkung.

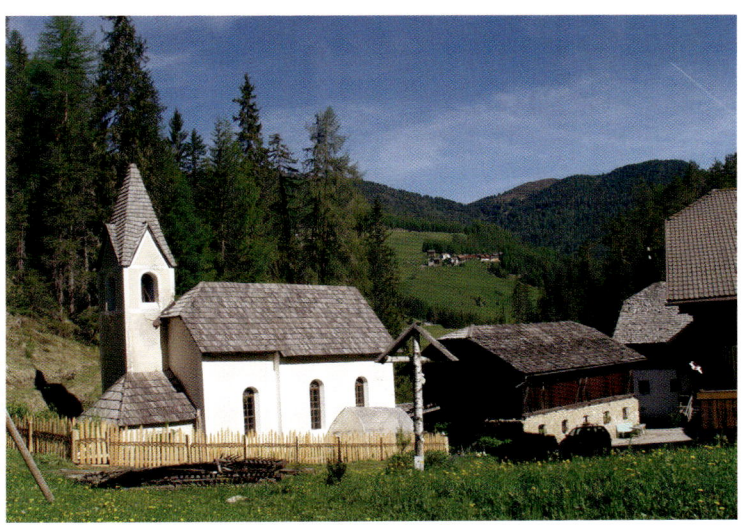

Ein idyllisches Kulturerbe im Gadertal

ST. MARTIN IN THURN – GADERTAL, 1445 M

Bad Valdander (11)

BAUERNBÄDER ZUR ENTSPANNUNG

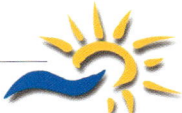

Kalzium-Sulfat-Mineralwasser, zählt zu den höchst-mineralisierten Mineralwässern Südtirols

Heilanzeige: Rheuma, Gicht, Bleichsucht, Blutarmut, Verschleimung der Atemwege, Muskel- und Nervenkrankheiten, chronische Hautausschläge und Geschwüre

Ein originelles und ursprüngliches Bad findet man im Herzen der ladinischen Dolomitenlandschaft, im Gadertal. Der Anblick, Besuch und Aufenthalt werden hier zum Erlebnis. Bad Valdander in Untermoi wird beschrieben als „nicht nur irgendein Bauernbadl", sondern als „alpenländisches Kulturdenkmal von hohem Rang".

Das alpenländische Kulturdenkmal bietet seinen Gästen wie vor Jahrhunderten Bade- und Trinkkuren. Im Hausprospekt vom Gasthof Bad Valdander wird der Badevorgang in einem der sechs Bäder wie folgt beschrieben: „Das erhitzte Wasser wird in Wannen eingelassen. Ein Brettchen wird über die Wanne gelegt, damit der ‚heilende Wassergeist' von 38 Grad nicht entweiche. Sodann erscheint der Bader und legt sorgfältig ein weißes Tuch um den Nacken, welches das Verflüchtigen der Dämpfe verhindern soll. Der Badende entspannt sich. Nach 15 Minuten füllt der Bader auf Wunsch warmes Wasser nach.

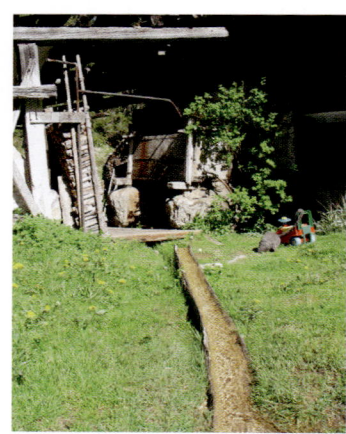 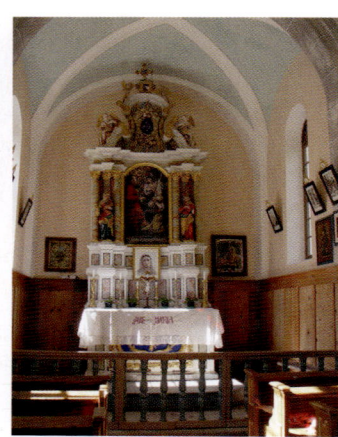

Zuleitung zum Kesselhaus
Rechts: Der himmlische Segen darf nicht fehlen.

Ist eine halbe Stunde um, wird der Gast aufgerufen, selbst das Wasser ausfließen zu lassen, und weilt noch kurz im Dampf der Zirbelholzwannen. Danach erfolgt eine halbstündige Ruhephase."
Viel anders dürfte sich das Badeleben um 1820, als Bad Valdander gegründet wurde, auch nicht abgespielt haben. Damals, als ein Bauer in einer Geländevertiefung am Fuß des Peitlerkofels vor Untermoi ein Badhaus mit Heizkessel, ein Wohn- und Gästehaus sowie eine Kapelle erbaute. Im Inneren dieser Kapelle, die vom heute heilig gesprochenen Pater Josef Freinademetz eingeweiht wurde, zeigt das Altarbild das Ehepaar Chrysan-

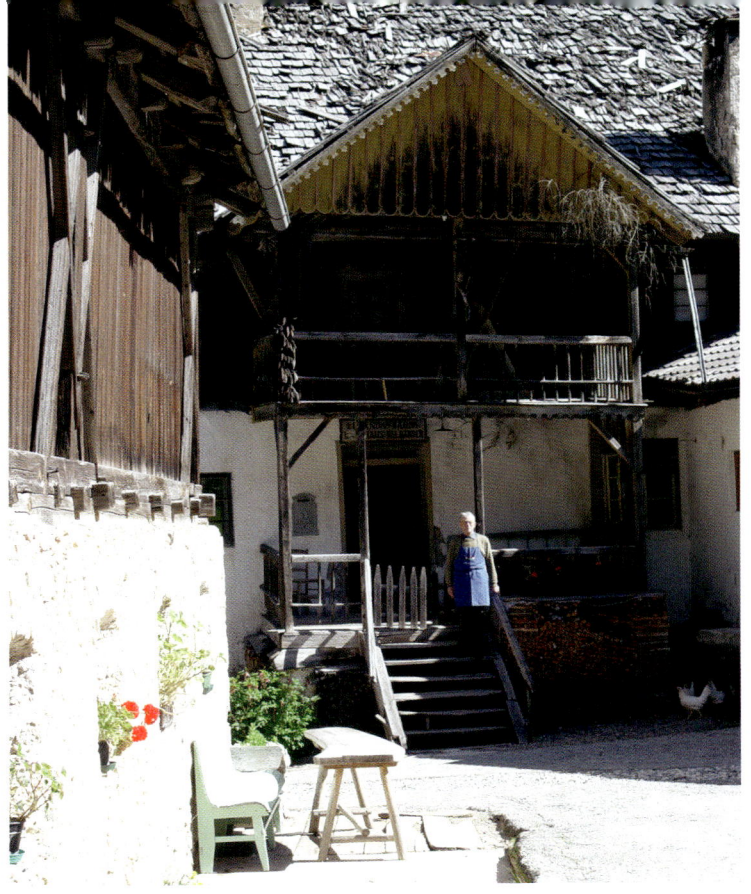
Die Beschaulichkeit von anno dazumal blieb bis heute erhalten.

thus und Daria, die wegen ihres christlichen Glaubens in einer Schlammgrube lebendig begraben wurden. Sie werden seitdem als Schutzpatrone für Heilbäder verehrt.

Die Heilkraft der Quelle wurde aber weit früher entdeckt. Seit 1507 verbindet eine geheimnisvolle Legende Bad Valdander mit der Vergangenheit. Sie erzählt, dass ein Hirtenbub die Quelle gefunden hat. Beim Kochen wurde das Wasser milchweiß und besaß einen bitter-salzigen Geschmack. Folglich war es für den Genuss gänzlich ungeeignet. Aber wegen der Reichhaltigkeit der Bestandteile fand das Wasser von Valdander langsam Verwendung zur Heilung vieler Krankheiten. Schon der Name Valdander weist auf den Ursprung hin. Er lässt sich zurückführen auf „Val d'Ander", was so viel wie Höhlental bedeutet. Hier sollen in der Felsengrotte bereits vor Jahrhunderten die Menschen Linderung ihrer Beschwerden gesucht haben und während dieser Zeit in den umliegenden Höhlen gewohnt haben. Der heilsame Bronn entspringt mit etwa fünf Grad rund einhundert Meter vom Bad entfernt aus den Bellerophonschichten einer kalkigen Tropfsteinhöhle. Es ist ein alkalisches, erdiges Wasser und wird dank seiner auflösenden und stärkenden Wirkung für Bade- und Trinkkuren verwendet. Mit seinem hohen Sulfat- und Kalziumgehalt zählt es zu den höchstmineralisierten Quellen Südtirols.

Anfangs wurde das Wasser mit Ochsen zum so genannten Colmesan-Hof geführt, bis dieser abbrannte und zu Beginn des 19. Jahrhunderts das Badhaus errichtet wurde. Damals wurde das Wasser zum Kesselhaus geleitet und dort erhitzt. Da wegen der starken Kalkablagerung eine Leitung seinerzeit nicht möglich war, brachte man es in Bottichen zu den Holzbadewannen. Heute rinnt das Wasser durch eine Rohrleitung und wird mit einer modernen Heizanlage aufgewärmt. Es stehen sechs Bäder zur Verfügung. Allmählich fanden sich zu

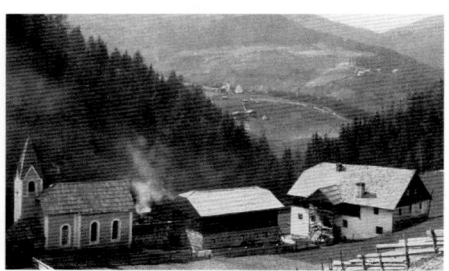

Bad Valdander – ein reizvolles Ensemble mit Kapelle, Badhaus und Wirtschaftsgebäude.

den Einheimischen landesweit Liebhaber des Badevergnügens und auch solche aus dem Ausland.

Trotz mancher Modernisierung im Jahr 1980 ist Valdander ein typisches Bauernbadl geblieben wo die Zeit stehen zu bleiben scheint. Das Bautenensemble mit Gasthof, Badhaus, Heizhaus, Kapelle, Kegelbahn und Wirtschaftsgebäuden verleiht der Heilstätte eine homogene, reizvolle Gestalt. Der Denkmalschutz versucht die Ästhetik des in charakteristischer ladinischer Bauweise gehaltenen Gefüges auch für die Nachwelt zu erhalten.

GASTHOF BAD VALDANDER – FAMILIE ELLECOSTA
ANTERMOIA 9 – 39030 ST. MARTIN IN THURN (BZ)
TEL. + FAX 0039 0474 52 00 05 – valdander@rolmail.net

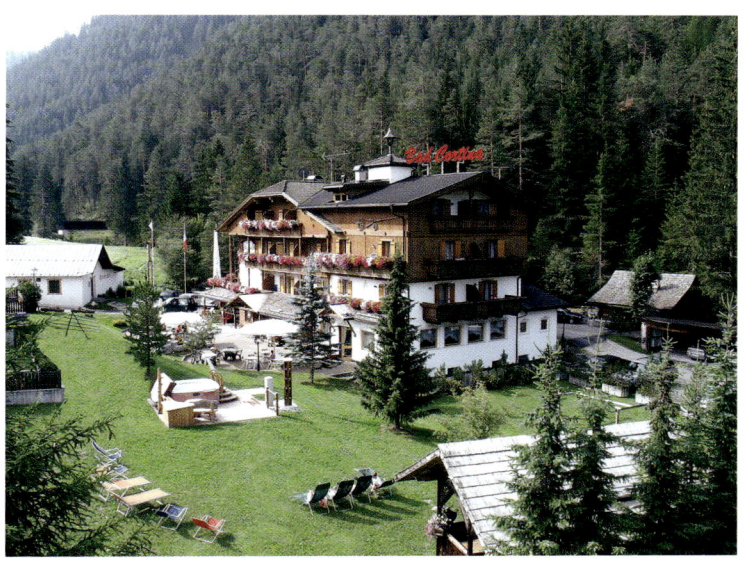

Der „Wassergeist" von Cortina wird im Aquabad erlebbar.

Aqua Bad Cortina (12)

Die Sagenwelt lässt grüssen

Mittelmineralisches Kalzium-Magnesium-Sulfat-Hydrogencarbonat-Wasser

Heilanzeige: Rheuma, Gicht und Hautkrankheiten

Im sagenumwobenen Reich der Fanes und dem Reich der Gana liegt das Aqua Bad Cortina. So ist es kaum verwunderlich, dass der „Wassergeist" des Bades am Waldrand von St. Vigil einen besonderen Namen hat und mit einer schönen Sage verbunden ist. Heute besinnt man sich wieder der alten Legenden, zumal sie mit der Heilsgeschichte des Bades verbunden sind. Neben aller Poesie gibt es auch handfeste Details. Schon vor dem 18. Jahrhundert war in St. Vigil ein Wirtshaus mit dem Namen Cortina bekannt. Es ist denkbar, dass bereits in diesem Zeitraum ein Bad bestanden hat, urkundlich erwähnt wird es im Jahre 1780 zum ersten Mal. 1806 wurde die Quelle von einer Mure zerstört. Aber schon 1830 wurde sie wiederentdeckt und ein neues Badhaus entstand. Analysiert wurde das Wasser Ende des 19. Jahrhunderts, als das Badhaus zum nahen Hotel Post in St. Vigil gehörte.

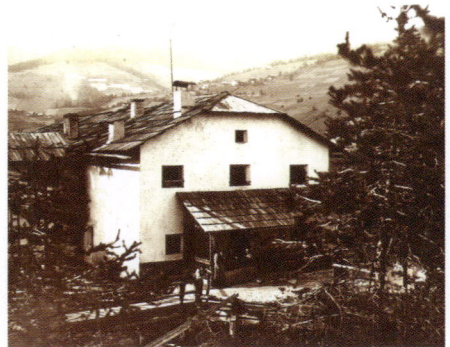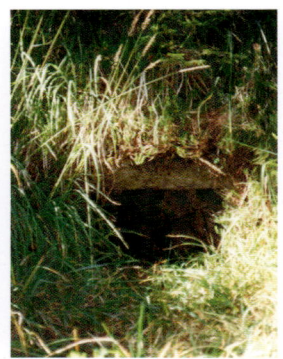

Das Bad um die Jahrhundertwende
Rechts: Die Quelle vor der Neufassung

Die Quelle von Bad Cortina entspringt aus Bellerophon- und Werfener Schichten und spendet ein farbloses und geruchloses Wasser, das zu den alkalisch-erdigen, geringe Mengen Eisen führenden Mineralwässern zählt.

Zu der anfangs ausschließlich heimischen Bevölkerung der Ladiner gesellten sich ab dem Ende des 19. Jahrhunderts – es werden um 1905 nur zwei Wannen erwähnt – auch deutsche Gäste, denen die besondere Flüssigkeit gegen Hämorrhoiden, Frauenleiden, Hypochondrie, Gicht, Podagra und Skrofulose empfohlen wurde, ebenso zur Stimulierung der Nierensekretion und zur Entleerung des Darmkanals. Zur angenehmen Pflicht des Bades kam also auch die innere Anwendung in Form von Trinkkuren.

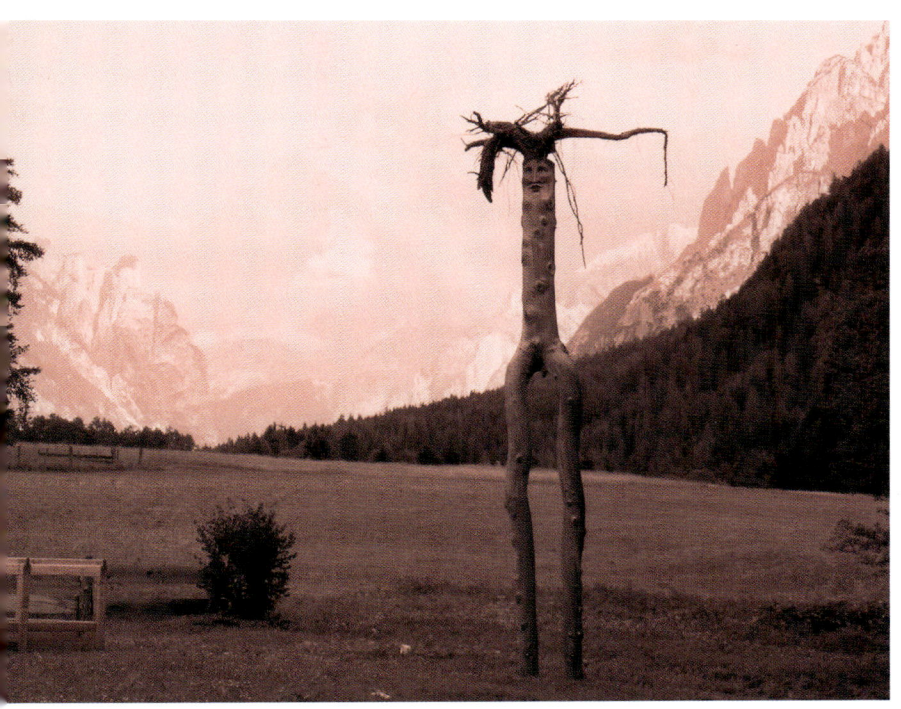

Als Besonderheit gilt, dass pro Liter Heilwasser Lithium in der gleichen Menge wie im menschlichen Blut vorhanden ist, was ideal bei Depression und Nervenkrankheiten sein soll, außerdem ist das Wasser sehr kalkreich, was wiederum dem Knochenaufbau zugute kommt.

Nach einem wirtschaftlichen Einbruch aufgrund der zwei Weltkriege wurde der Badebetrieb nicht wieder aufgenommen. Jedoch fanden sich immer wieder Einheimische und Besucher ein, um am Brunnen vor dem Gasthof Kraft zu tanken. Heute belebt ein moderner Hotelkomplex die alte Tradition und die Gäste des „Aqua Bad Cortina Oasis Hotel" werden nicht zuletzt auch mit dem „Wassergeist" aus den Bergen verwöhnt.

AQUA BAD CORTINA · STRADA FANES 40 · 39030 ST. VIGIL
TEL. 0039 0474 50 12 15
info@badcortina.it · www.badcortina.it

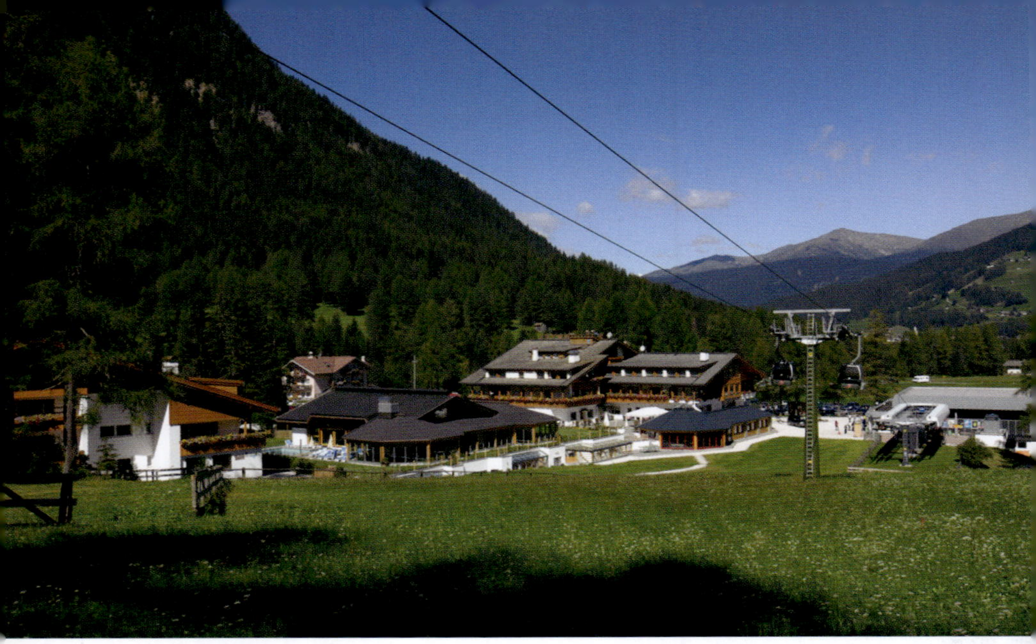

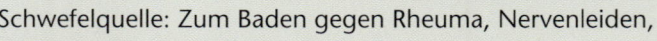

Bad Moos galt seit jeher als Anziehungspunkt für Erholungssuchende

SEXTEN, 1368 M

Bad Moos (13)

VERMÄCHTNIS DER VERGANGENHEIT

Schwefelquelle: Zum Baden gegen Rheuma, Nervenleiden, Hämorrhoiden und Hautkrankheiten

Augenwasser: Dem Namen entsprechende Verwendung

Magenwasser: Es soll Glaubersalz und Kohlensäure enthalten und wurde gegen Verdauungsstörungen getrunken

Eisenquelle

Von Sexten aus in Richtung Kreuzbergpass führt die Straße direkt ins romantische Ferienparadies von Bad Moos. Schon lange gilt der Fischleinboden, umrahmt von der Bergkulisse der Sextner Dolomiten, als Anziehungspunkt für Erholungssuchende. Hier lässt sich im Schatten von Rotwand, Elfer und

Dreischusterspitze nicht nur wandern und bergsteigen, im Viersterne-„Sport- und Kurhotel Bad Moos" werden auch so manche Beschwerden kuriert.

Spärlich sind die Angaben aus frühester Zeit, die Quellen dürften schon vor 1650 bekannt gewesen sein und wurden ab 1765 nachweislich genutzt. 1777 wird die erste Analyse des Wassers erstellt und um 1800 entsteht ein hölzernes Badhaus mit 15 Zimmern. Natürlich durfte auch eine Kapelle nicht fehlen. Anfänglich wurde das Bad hauptsächlich von Bauern aus der Um-

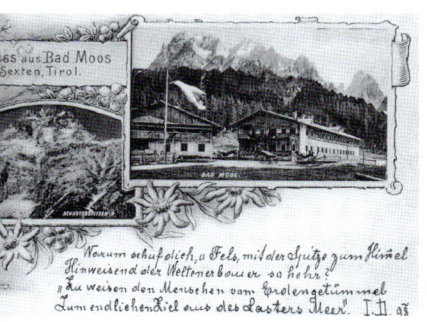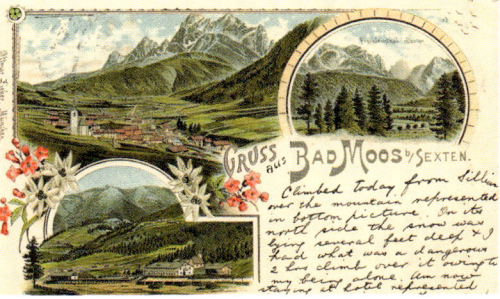

Grüße aus Bad Moos – Zeugen alter Badkultur

gebung und Gästen aus dem nahen Italien aufgesucht. Die Statistik schwankt in den Jahren 1840 bis 1855 zwischen 100 und 250 Besuchern pro Saison. Aufgrund der Beliebtheit wurde der einfache Holzbau durch einen aus Stein abgelöst und mit sechs Badekabinen und Zimmern mit Betten für 45 Personen ausgestattet. Der Aufschwung des Fremdenverkehrs am Ende des 19. Jahrhunderts und die Erstbesteigungen der Dolomitengipfel machten auch das Bad am Fischleinboden weitum bekannt und erhöhten die Nachfrage. Anfang des 20. Jahrhunderts präsentierte sich Bad Moos als stattliches Badgasthaus, welches Bade- und Trinkkuren aus drei verschiedenen Quellen anbieten konnte: Neben dem Bad befand sich ein Brunnen mit drei Röhren: eine für das geruchsintensive Schwefelwasser, die anderen für das so genannte Augenwasser und das Magenwasser. Letzteres wurde erst 1833 entdeckt. Rheuma, Verdauungsstörungen,

AKTIVE BÄDER
Hochpustertal

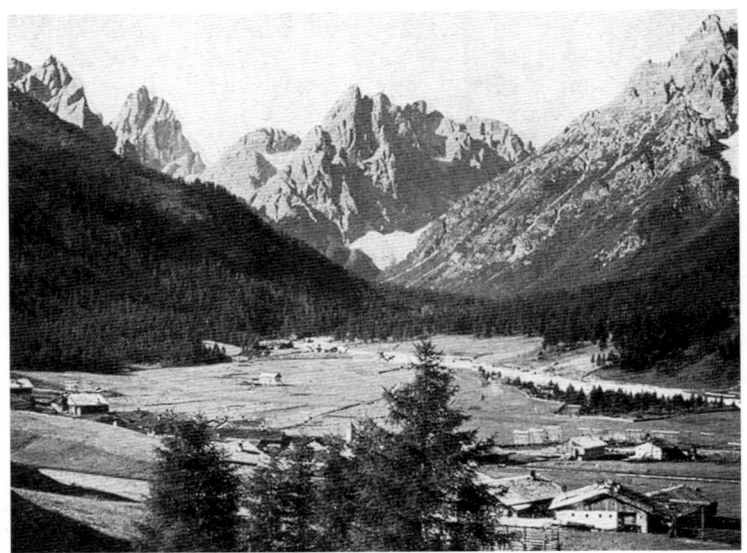

Blick ins Fischleintal

Schlaffheit, Anämie, chronische Hautausschläge und veraltete Geschwüre konnten so behandelt werden. Aber auch bei Kinderlosigkeit wurde Bad Moos gerne aufgesucht und erwarb sich einen speziellen Ruf als „Frauenbadl".

Bei der Schwefelquelle handelt es sich um ein sehr mineralreiches, fluorid-, sulfat-, kalzium- und magnesiumhaltiges Wasser. Es enthält Spuren von Lithium und gehört zu den am höchsten mineralisierten Mineralwasserquellen in Südtirol. Die Mineralstoffe nimmt das Wasser auf seinem unterirdischen Weg durch die mergelig-kalkigen und tonigen Sedimente der Werfen Schichten und die kalkigen, gipsführenden Bellerophonschichten auf.

Die Kriegswirren gingen auch an Bad Moos nicht spurlos vorüber und der Badebetrieb wurde 1930 eingestellt. 1979 wurde er im Rahmen des neuen Sport- und Kurhotels wieder aufgenommen. Heute besteht ein Kurpaket beispielsweise aus einem Bad im traditionellen Holzzuber mit Schwefelwasser und anschließender Schwefelroll-Arnikamassage. Zur Entgiftung und

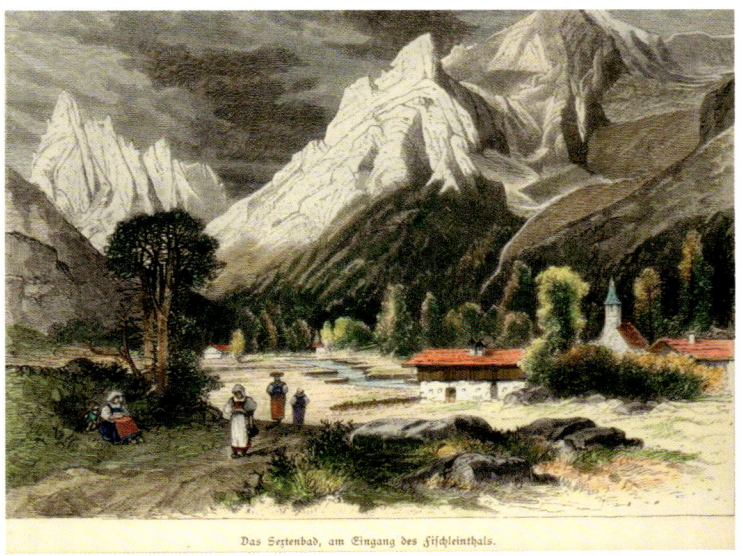

Das Serrenbad, am Eingang des Fischleinthals.

gleichzeitig zur Entspannung wird noch ein Leberwickel gemacht. Der Dampf in der Schwefelgrotte „Sulfurea" wirkt bei Ekzemen und Allergien und hilft bei Bronchial- und Atembeschwerden.

BAD MOOS – FISCHLEINTALSTR. 27 SEXTEN-MOOS
TEL. 0039 0474 71 31 00 info@badmoos.it – www.badmoos.it

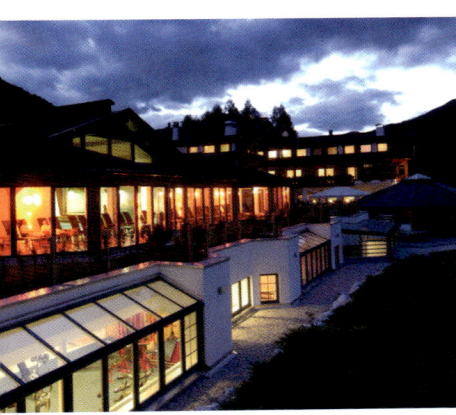
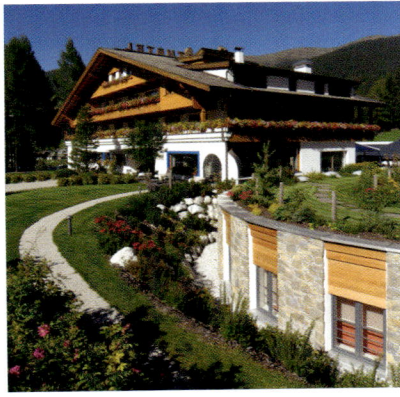

Bad Moos präsentiert sich heute als modernes Sport- und Kurhotel.

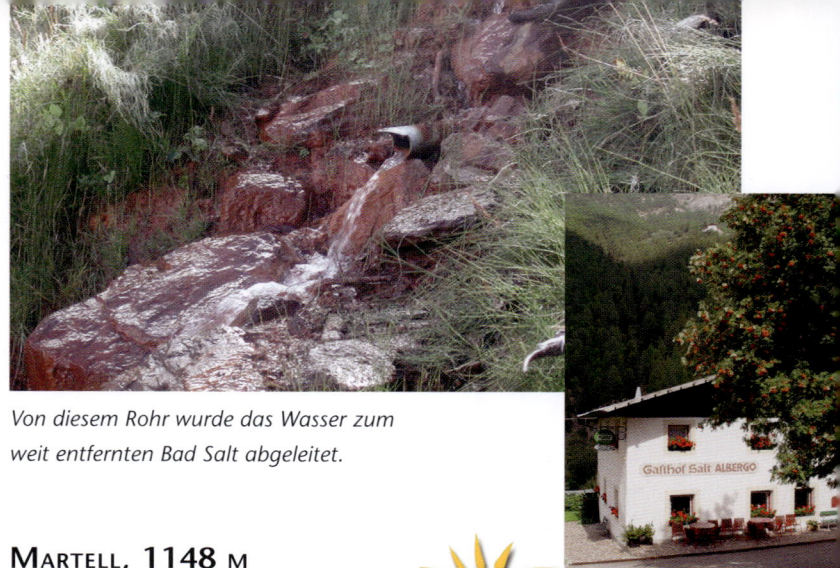

Von diesem Rohr wurde das Wasser zum weit entfernten Bad Salt abgeleitet.

MARTELL, 1148 M

Bad Salt (14)
MIT HOLZLEITUNGEN ZU TAL

Leicht mineralhaltiges, eisenhaltiges Wasser, mit Mangan und Spuren von Arsen, Barium, Jod, Lithium und Zink, Radioaktivität 170,1 Bq/l

Heilanzeige: Trink- als auch Badekuren gegen Rheuma, Gicht, Frauenleiden und Blutarmut

Bad Salt war ein Bauernbadl im vorderen Martelltal direkt an der Straße, ungefähr vier Kilometer nach Morter. Das Wasser von Bad Salt tritt hoch über dem heutigen Gasthaus, gleich unter dem Bergkamm in einer Höhe von 1730 m aus Gneisphyllit hervor und ist in einem zirka zweistündigen Fußmarsch erreichbar. Auffallend sind die alten Holzleitungen, die das Heilwasser zu Tal beförderten. Jedes Jahr zu Beginn der Badesaison wurden sie mühsam instand gesetzt, ausgebessert und gesäubert. Dazu gab es kleine hölzerne Kontrollschächte, wo die Rohre auf Verstopfungen überprüft wurden. Mit Holzplättchen, welche mit einem Nagel auf dem Holzstamm befestigt wurden, konnte man die Löcher im Stamm verschließen. Diese Holzleitungen sind zum Teil heute noch erhalten und auf dem Weg zur Quelle im Wald sichtbar. Es handelt sich um eine Eisenvitriolquelle, die mineralischen Bestandteile sind eher gering. Das Wasser diente sowohl zu Trink- als auch zu Badekuren. Die einheimische Bevölkerung schöpfte mit dem Wasser auch die Hoffnung, sämtliche Beschwerden wie Rheuma, Gicht, Frauenleiden oder Blutarmut loszuwerden.

Die Geschichte von Bad Salt nahm einen etwas unruhigen Verlauf: Im Jahre 1778 wurde die Erlaubnis erteilt, neben dem Außerfasalt-Hof ein neues Bad zu errichten und die eben entdeckte Quelle vom Saltgraben dafür zuzuleiten. Ein neues Bad deshalb, weil ein mindestens einhundert Jahre älteres Badl an der linken Flussuferseite 1772 einer Überschwemmung zum Opfer fiel. Auch die damalige Quelle wurde dabei verschüttet und konnte nicht mehr aufgefunden werden. Aus diesem Grunde entschloss man sich 1780 zum Bau eines Badhauses beim Außerfasalt-Hof. Unter dem Schutz der Heiligen Drei Könige, denen die angeschlossene Kapelle geweiht war, konnte man um geringes Entgelt weiterhin das Badevergnügen genießen. Einer Beschreibung aus dem Jahr 1828 zufolge, befand es sich in gutem Zustand, doch bereits zwanzig Jahre später wurde bemängelt, dass es „viel zu wünschen übrig lasse" ... Dennoch wurde erst zu Beginn des 20. Jahrhunderts ein neues Badgasthaus mit 35 Betten errichtet. Gebadet wurde nach wie vor im alten Badhaus mit den vier Badekabinen. Bis zum Ersten Weltkrieg florierte das Badeleben in Bad Salt und es verteilte sich auf einen ansehnlichen Häuserkomplex: Ein Gasthof namens „Neues Bad", das eigentliche Badhaus „Altes Bad" sowie einige Nebenhäuser luden auch entferntere Gäste zu einem Kuraufenthalt ein. Der Ausbruch des Zweiten Weltkrieges bedeutete jedoch das Ende der Badtradition. Bis 1957 wurden noch in vier Schaffeln Bäder angeboten, heute allerdings besteht nur noch das Gasthaus mit demselben Namen. Das Quellwasser aus den Bergen des Stilfser-Joch-Nationalparks nimmt indes seinen ungestörten Lauf.

Gasthof Bad Salt – Mathilde Senn – Salt 189 – 39020 Martell
Tel. 0039 0473 74 45 10 – badsalt@akfree.it

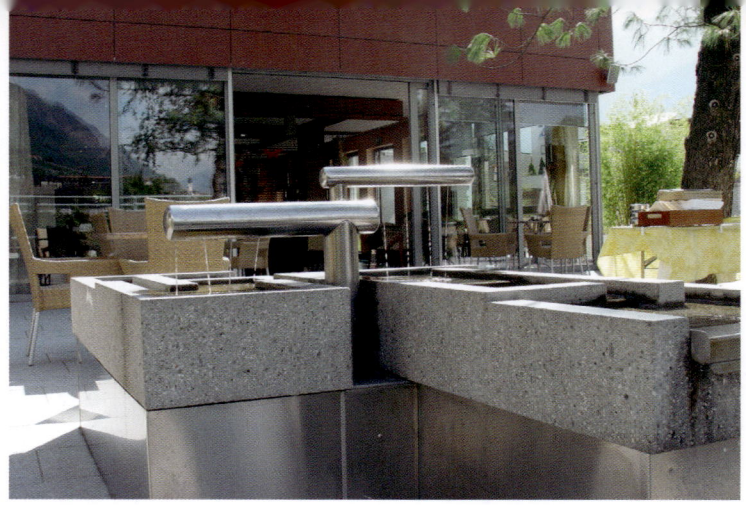

Einen Neubeginn wagte Bad Kochenmoos.

NATURNS, 460 M

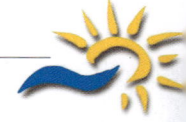

Bad Kochenmoos (15)

FRÜHER BAD KOCHENMOOS – HEUTE „K"

Mittelmineralisches Calcium-Magnesium-Hydrogencarbonat-Sulfat-Wasser

Heilanzeige: Bäder und Trinkkuren bei Rheuma, Hautausschlägen, Unterleibserkrankungen und Kreislaufstörungen

Ehemalige Badegäste würden heute staunen. Das Ambiente des 2003 als „K" eröffneten Bad Kochenmoos hat mit futuristischem Stil das Brav-Biedere von einst abgelöst und dem Bauernbadl bei Naturns, am Fuß des Sonnenberges unterhalb von Schloss Juval, neue Perspektiven verliehen.

Ob es einem Badl gut oder schlecht erging, war nicht zuletzt vom jeweiligen Betreiber und dessen Vermögenslage abhängig. Besonders anschaulich kann dies beim ehemaligen Bad Kochenmoos nachvollzogen werden. Exemplarisch einige Splitter aus der Chronik:

Der Name Kochenmoos wurde zum ersten Mal erwähnt, als 1498 das Gut „Kochelmoß" durch den Pfarrer zu Tschars gekauft wurde.

1559 schrieb der Kundschafter Stoffel Scheit, er habe zu „Khuchinmos" gehaust.

1591 ist Oswald Pinggera Wirt zu „Kochlmos" (Tabland).

Seit 1695 ist ein Badhaus mit fünf Wannen bekannt, als Peter Niedermayrs Kinder das „Kochlmosgueth" samt Padhaus innehatten und die Befugnis bekamen, ihre Gäste auch zu bewirten.

1779 besitzt ein gewisser Peter Tscholl eine Behausung, „Kochenmoos" genannt, samt Stadel und Stallung, nächst darunter eine Stöcklbehausung, das Badhäusl betitelt, grundzinsbar dem Spital Meran.

Demnach bestand im 18. Jahrhundert Kochenmoos aus einem Wirtshaus, einer Landwirtschaft und einem kleinen Badhaus,

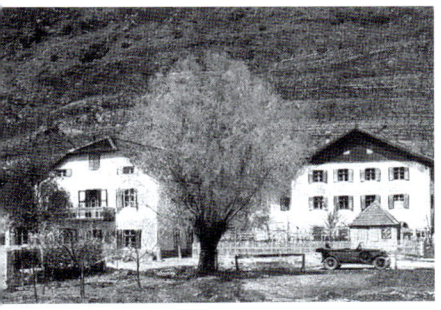

Bad Kochenmoos Anfang des 20. Jahrhunderts

welches damals auf der gegenüberliegenden Straßenseite lag. In der ersten Hälfte des 19. Jahrhunderts soll es in einem so erbärmlichen und verrufenen Zustand gewesen sein, dass man bei seinem bloßen Anblick von einem Besuch Abstand genommen hätte. Nach 1860 wurde neben dem Bauernhaus ein neuer, ganzjährig geführter Badebetrieb eingerichtet. Die Zahl der Gäste nahm zu. Sie kamen aus der näheren Umgebung, aber auch aus Meran, Bozen und dem Ultental, um hier ihre Kreislaufstörungen, Rheuma-, Unterleibs- und Harnleiden zu kurieren. Auch gegen Stoffwechselkrankheiten, Mattigkeit und Magenleiden war die um 1892 als äußerst heilkräftig bezeichnete Schwefelquelle berühmt, sodass die Anlage erweitert werden musste. Die Besucher erwartete nun ein Bad mit 30 Betten und acht bis zehn Badekabinen.

1905 erschütterte ein brutaler Raubmord Kochenmoos. Die Wirtsleute Köllemann wurden im Schlafzimmer mit einem

Handbeil erschlagen. Anschließend schnitt man ihnen die Kehle durch. Die Mordwaffe blieb am Tatort zurück. Sogar die Einstiegsleiter blieb am offenen Fenster stehen. Die Köllemanns waren kinderlos, Kellnerin und Hausmeister mussten das verwaiste Haus verlassen. Die Wirtsleute wurden im Ortsfriedhof zu Tschars zur letzten Ruhe gebettet. Die Hinterlassenschaft wechselte wieder den Besitzer. Valentin Pircher aus Naturns führte die Geschäfte weiter.

In der Folge entwickelte sich das Kochenmoos zum beliebten Ausflugsziel für Einheimische und Durchzugstouristen und tüchtige Wirtsleute machten das Haus weit über die Talgrenze bekannt. Die Schwefel-, Eisen- und Arsenheilbäder, unterstützt von Trinkkuren, erfreuten sich nach wie vor großer Beliebtheit. (Der ehemaligen Kellnerin Philomena bekam das Wasser besonders gut. Sie überlebte drei weitere Besitzer, bevor sie nach über 50 Jahren treuer Pflichterfüllung das Kochenmoos verließ.)

Bis in die sechziger Jahre des vorigen Jahrhunderts hatte sich äußerlich wenig verändert. Unterhalb der Landstraße bei Staben stand das Badhaus samt drei Badewannen, gegenüber immer noch das Bauernhaus samt Stadel. 1969 kaufte die Familie Spornberger den Gasthof und modernisierte ihn. Bis ins Jahr 1984 wurde ein immer bescheidender werdender Badebetrieb aufrechterhalten.

Um die Jahrtausendwende erwarb Alwin Ratschiller Bad Kochenmoos und setzte neue Akzente. Als Hommage an die Tradition wurde auch die Quelle gefasst. Ein Brunnen auf der Terrasse lädt zum direkten Verkosten des konstant mit 13,3 Grad temperierten Wassers, das aus einer Tiefe von 565 Metern der Paragneise und Augengneise der ostalpinen Altkristallinschichten emporsprudelt. Es besitzt einen hohen Schwefelanteil – was auch der Geruch, besonders bei schlechtem Wetter verrät – eine Radioaktivität von 3,3 Mache-Einheiten und enthält Jod und Spuren von Brom, Arsen, Bor, Lithium, Barium, Uran und Molybdän.

RESTAURANT BAD KOCHENMOOS – STABEN 3 – 39020 STABEN/NATURNS
TEL. 0039 0473 66 63 00 – FAX 0039 0473 66 46 35
info@kochenmoos.com – www.kochenmoos.com

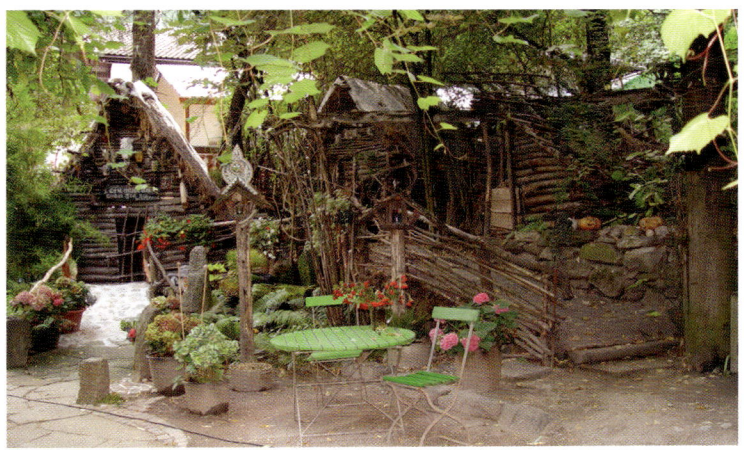

Durch Einfallsreichtum und außergewöhnliches Ambiente besticht Onkel Taas Gaststätte.

Töll – Partschins, 506 m

Bad Egart *(16)*

Historische Gaststätte

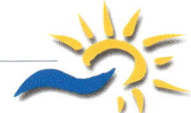

Mittelmineralisches Calcium-Natrium-Hydrogencarbonat-Wasser

Heilanzeige: Rheuma, Gicht, Ausschläge (29 Krankheiten)

Seit 1430 bekannt, ist das ehemalige Bad am rechten Etschufer bei der Töll heute ein Feinschmeckertreff für alle, die das Besondere lieben. Eine eigene Schneckenzucht setzt ebenso ungewöhnliche Akzente auf der Speisekarte wie verschiedene nach Großmutters Rezepten gekochte Gerichte. Das Restaurant Onkel Taa – Bad Egart wartet allerdings nicht nur mit kulinarischen Spezialitäten auf, das museale Ambiente allein ist einen Besuch wert.

Angeblich kannten schon die Römer die Quellen von Bad Egart, deren es mehrere gibt. Ein nahe liegender Schluss, da die um 46 n. Chr. erbaute Römerstraße – Via Claudia Augusta – in der Nähe vorbeiführte und auf der Töll die römische Zollstation war.

Der Name Egart dürfte von der römischen Nymphe Egeria (Helferin bei Frauenleiden) oder vom mittelhochdeutschen egerte bzw. egerde abzuleiten sein, was so viel wie Brachland bedeutet – auf jeden Fall deutliche Hinweise auf das hohe Alter der Badeeinrichtung. Schriftliches findet sich anhand eines belegten Neubaus aus dem Jahre 1728.

Bad Egart hat eine eigene Kapelle, die wohl im späten 14. Jahrhundert entstanden ist. Sie wurde vollständig renoviert und gilt heute als Pilgerkapelle.

Nachdem der Meraner Stadtphysikus Dr. Franz Feyrtag de Festis die Quellen von Bad Egart als heilsam für 29 Krankheiten gelobt hatte, setzte ein regelrechter Besucherstrom ein, sodass eine Herberge errichtet wurde, die sich durch schöne Zimmer mit Tisch, Stuhl und einer Bettstatt mit frisch gefüllten Strohsäcken auszeichnete. Alles Übrige musste der Gast – wie früher allgemein üblich – selbst mitbringen, auch die Bettwäsche. Es fällt auf, dass sich Bad Egart seit seines Bestehens durch eine gewisse Vornehmheit hervorhob. Danach büßte das Haus allmählich an Beliebtheit ein, bis man sich an einen Neubeginn wagte.

Um 1824 wurde das ehemalige Badhaus wiederhergestellt und für weniger vermögende Gäste eingerichtet. Daneben entstand ein Komplex „in einer bisher im Vaterlande nie gesehen Ausdehnung und Schönheit. Die Baulichkeit übertrifft durch ihre Einrichtung alle Bäder des Landes. Die Hauptstiege und das Portal sind aus weißem Marmor gefertigt." Das zweistöckige Badhaus, welches zur Gänze aus Stein bestand, hatte 36 geräumige und gut möblierte Zimmer, im Erdgeschoss waren mehrere Badezimmer und ein Speisesaal untergebracht. Gegen Rheuma und Gicht halfen Tropf- und Dampfbäder. Es gab Promenaden, die sogar mit Kutschen befahren werden konnten. Es mutet seltsam an, aber trotz seiner luxuriösen Ausstattung erlangte Bad Egart keine größere Bedeutung. In der Mitte des 19. Jahrhunderts waren es höchstens 230 Kurgäste jährlich, die sich aus der näheren Umgebung einfanden.

In baulicher Hinsicht hat sich seit damals nicht viel verändert. Die Nachfrage ließ nach dem Ersten Weltkrieg nach und um 1930 zählte man im Erdgeschoss nur mehr vier Badezimmer mit je zwei durch eine Holzwand getrennten Wannen, eine aus Holz, die andere aus emailliertem Eisen, wovon die Einheimischen die hölzernen bevorzugten. Im ersten Stock befand sich die Gastwirtschaft, und nur mehr elf Zimmer mit je zwei Betten wurden für die Kurgäste bereitgestellt.

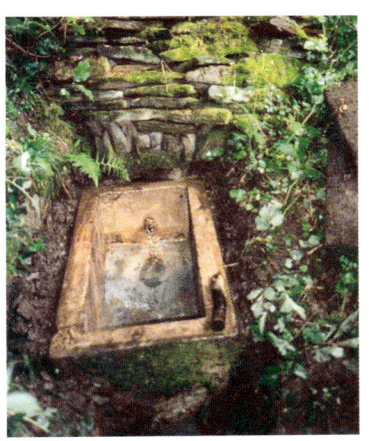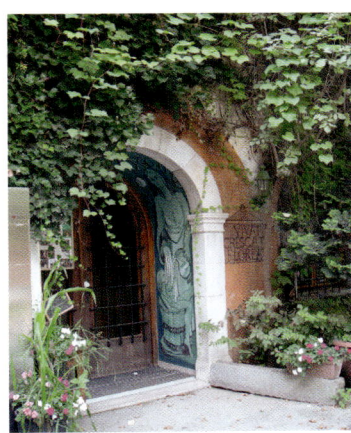

Ehemalige Quellfassung des Mineralwassers, genannt „Birkenwasser"
Rechts: Romantik pur findet sich überall in Bad Egart.

Das Badewesen hatte allgemein an Attraktivität verloren, während die Quellen nach wie vor gesund und heilsam unentwegt hervorströmen. Das direkt im Haus mit 12 Grad austretende Schwefelwasser – es versiegt jährlich im September und kommt erst im Juni wieder – wurde vorwiegend für Bäder verwendet. Innerhalb von zwei bis drei Wochen sollten Beschwerden der Verdauung, Rheuma, Gicht und Ausschläge eine Linderung erfahren. Beim Neubau von 1824 stieß man an der Hintermauer des großen Badhauses auf mehrere sehr ergiebige Schwefelquellen. Diese wurden für die Bäder verwendet, während das so genannte Eisenwasser zu Trinkkuren benutzt wurde.
Bei einem Erdbeben am 17. Juli 2001 entsprangen gleich mehrere Adern der Schwefelquelle hinter dem Haus, wodurch das

Quellwasser nun ganzjährig fließt. In dieser Quelle, die direkt im Hause entspringt, der sogenannten Quellgrotte, leben Fluss-krebse unter den besten Bedingungen, welche für die Gäste des Restaurants zur kulinarischen Köstlichkeit zubereitet werden. Die Quellgrotte kann von den Gästen besichtigt und das Wasser verkostet werden.

Die „Birkenquelle" ist als leicht mineralhaltiges Mineralwasser qualifiziert. Das Wasser wurde mehrfach und regelmäßig analysiert. Erwähnenswert ist, dass das Wasser Spuren enthält von Aluminium, Barium, Brom, Lithium, Jod und Uran. Diese Elemente nimmt es auf seinem Weg durch die Klüfte in den Gesteinen auf. Mit einer Temperatur zwischen neun und elf

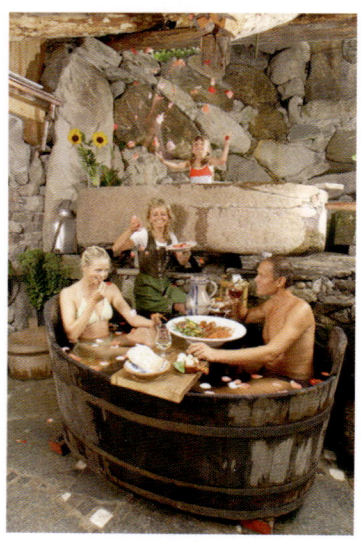

Bad Egart –
Einkehr für Individualisten

Grad entspringt die Quelle in einem Birkenwäldchen oberhalb des Bades aus dem ostalpinen Ortler-Campo-Kristallin und wird in Röhren zum Badhaus geleitet. Eine weitere Quelle, welche in unmittelbarer Nähe der ersten zu Tage tritt, wurde früher ebenfalls zum Badhaus geleitet, aber nur zum Waschen verwendet.

Nach häufigem Besitzwechsel wurde im Jahre 1970 der Badebetrieb eingestellt. Heute regiert der „Schneckenkönig Onkel Taa" über das pittoreske Denkmal einer wechselvollen kulturhistorischen Epoche. Das Restaurant ist ein Museum mit 20.000 bäuerlichen Antiquitäten. Erwähnenswert ist die Habsburgerstube mit der größten europäischen Privatsammlung.

Einzigartig ist bestimmt, dass die Gäste im Sommer in Holzzubern, gefüllt mit heilendem Quellwasser, die direkt im Innenhof des Restaurants stehen, baden und speisen können.

RESTAURANT BAD EGART – ONKEL TAA
BAHNHOFSTRASSE 17 – 39020 TÖLL/PARTSCHINS
TEL. 0039 0473 96 73 42 – FAX 0039 0473 96 77 71 – onkeltaa@dnet.it

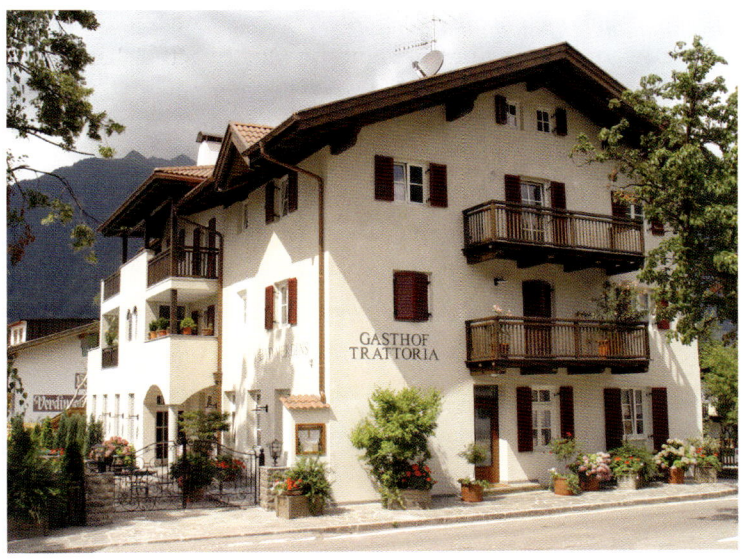

Bad Verdins lebt nur mehr dem Namen nach als Gasthaus weiter.

Bad Verdins (17)

Als Sommerfrische zu schade

Oligomineralisches Wasser mit mäßigem Eisengehalt

Heilanzeige: Bäder und Trinkkuren bei Rheuma, Blutarmut und Frauenleiden

Bad Verdins warb im Tiroler Fremdenblatt von 1888 mit einer regelmäßigen Postverbindung zur Bahnstation nach Meran: „Vom 15. Juni bis zum 31. August verkehrt täglich ein Postbus, in der übrigen Zeit zweimal wöchentlich ...“

Das etwa zweieinhalb Stunden von Meran entfernte Kurbad am Eingang des Passeiertales im Gemeindegebiet von Schenna übte durch seine vorteilhafte Lage mindestens zweihun-

17

EINSTMALIGE BÄDER – GASTBETRIEB

Burggrafenamt

dert Jahre lang seinen Reiz auf die Meraner Bevölkerung aus. Das Grau in der Geschichte von Bad Verdins allerdings bleibt grau. Angeblich befand sich hier früher der Kaiserhof, welcher sich bis zum Jahr 1421 zurückverfolgen lässt. Zur Zeit Beda Webers, zirka 1838, soll das Bad immer mehr in Aufschwung gekommen sein, auch wenn die Gäste ihre Betten selbst mitbringen mussten und im Badhaus oder in den beachbarten Bauernhöfen Quartier nahmen. Bad Verdins machte sich sowohl als Kur- wie Sommerfrischort für die Meraner Bevölkerung verdient.

Die bereits 1837 analysierte Quelle aus dem Gneisphyllit enthielt kohlensaures Eisenoxyl, Kochsalz, kohlensaures Natron, kohlensauren Kalk und konnte damit als die stärkste damals bekannte Eisenquelle und mineralisch alkalische Quelle trumpfen. So erwarb sich Bad Verdins einen guten Ruf bei Rheuma, Blutarmut und Frauenleiden. Nicht für immer, wie die Geschichte lehrt. „Gegenwärtig wird Bad Verdins als Sommerfrische gebraucht – was eigentlich für die Quelle mit derart wertvollen Bestandteilen zu schade ist", heißt es im Bäderalmanach von 1896.

Um 1930 bestanden zwar noch ein zweistöckiges Badhaus mit sieben Badezellen und daneben ein gut geführtes Gasthaus, der Badebetrieb jedoch war eingestellt. Die Eisenquelle, welche bei Rheuma, Blutarmut und Frauenleiden half, wurde bei einem Erdbeben 2001 verschoben und rinnt heute ungefasst talwärts. Vom einstigen Bad Verdins besteht heute nur mehr der Gasthof gleichen Namens.

GASTHOF BAD VERDINS – FAMILIE EGGER – 39017 SCHENNA
TEL. 0039 0473 94 94 01

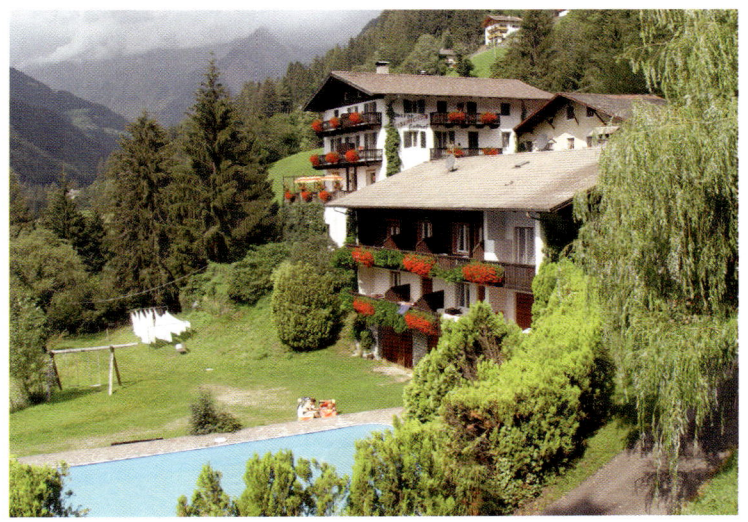

Ein beliebtes Urlaubsdomizil im Passeiertal mit reicher Vergangenheit

St. Leonhard – Passeier, 693 m

Bad Fallenbach (18)

Bedeutender Kurort

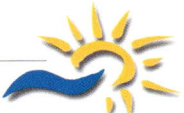

Reichhaltigstes Mineralwasser Südtirols
Mittelmineralisches Wasser

Heilanzeige: Rheuma, Nervenleiden, Magenschmerzen, Hüftweh, Gliedersucht, Schwermütigkeit, Koliken

Der Ursprung von Bad Fallenbach ruht im Dunkel der Vergangenheit. Das Wasser wurde erstmals 1755 untersucht und der Zeit entsprechend als „mit einem mineralischen Geist, einem feinen mineralischen und einem roten, unverbrennlichen, metallischen, lieblichen, gesunden Schwefel und einem angenehm lieblichen, metallischen Vitriolsalz" befunden und somit als Heilwasser bezeichnet. Waren die ersten Untersuchungen recht simpel, so steht fest, dass das mit einer Temperatur von etwa 12 Grad aus den Klüften des Paragneis des ostalpinen Altkristallins entspringende Wasser von Bad Fallenbach das reichhaltigste Mineralwasser Südtirols ist. Obwohl die Summe der enthaltenen Inhaltsstoffe nicht übermäßig groß ist, so fällt doch die Vielfalt der Elemente ins Auge. Das Wasser ist eisen-, fluor- und jodhaltig und enthält Spuren von Aluminium, Arsen, Bor, Barium, Brom, Chrom, Kupfer, Lithium, Blei, Selen, Zink, Beryllium, Silber, Lanthan und Cäsium. Dieser Reichtum stellt eine Besonderheit dar und wurde dementsprechend gewürdigt.

Der Wassergeist von Fallenbach half mit Bädern und Trinkkuren gegen Nervenleiden, Magenschmerzen, Verdauungsstörungen, Hüftweh, Rheuma, Gliedersucht, Schwermütigkeit, Rheuma, Koliken und Schwäche der Blutgefäße. War es anfangs die ländliche Bevölkerung der Umgebung, die seine Heilkraft zu schätzen wusste, suchten später auch Gäste aus Meran eine dürftige Badehütte an der Jaufenpassstraße auf. 1780 wird

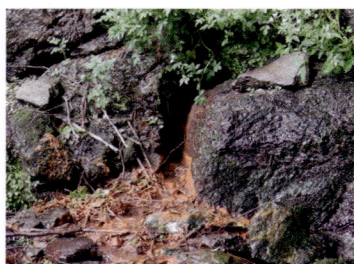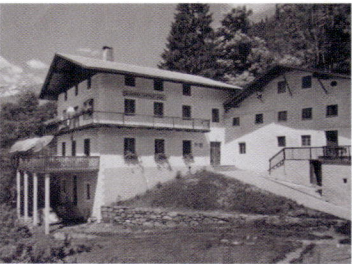

Typische Ablagerungen in der Nähe der Quellfassung. Rechts: Alte Aufnahme

beim Zögghof die Errichtung dieses Badhauses genannt, das so genannte „Zegg-Bad" (Bad zu Egg, Zögg). In den folgenden Jahren nahm der auch als „Lotterbad" bezeichnete Gesundbrunnen an Beliebtheit zu (um 1850 rund 150 Personen), sodass die Gemeinde St. Leonhard ab 1883 stolz den Beinamen „Kurort" führte. Das Badhaus war im Stil der damaligen Bauernhäuser aus Holz auf Stein gebaut und wartete mit sieben Zimmern und 13 Betten auf. Wer mit seiner Unterkunft unzufrieden war, nächtigte in St. Leonhard. Zur Freude dieser Besucher entstand 1892 ein Neubau mit 15 Badewannen und mehreren

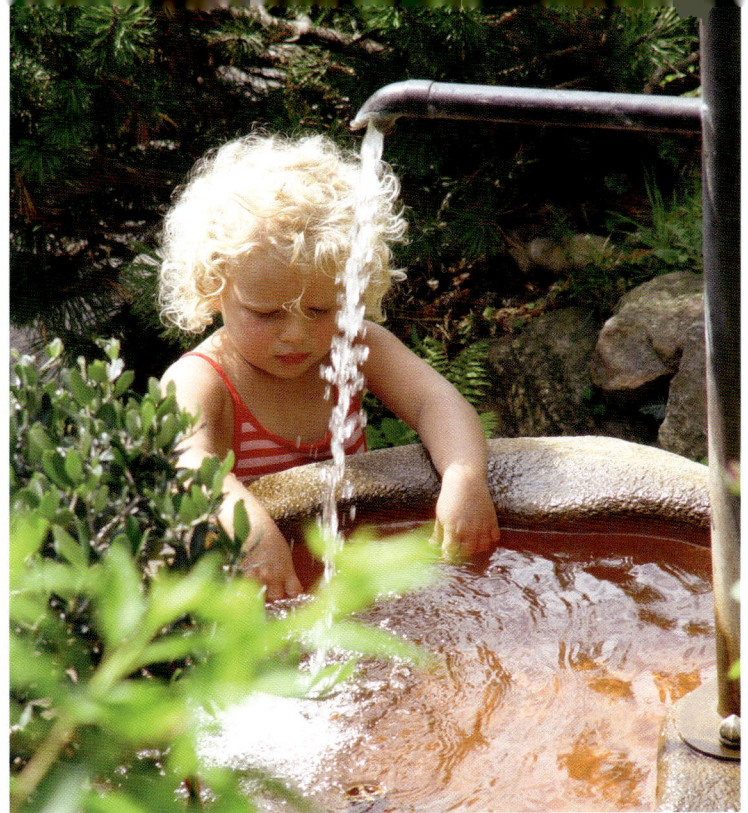
Begehrtes Nass für Klein und Groß

Zimmern, der nun unter dem Namen „Bad Fallenbach" bis in die 50er Jahre des 20. Jahrhunderts geführt wurde.

Bad Fallenbach erlebte einige Besitzwechsel. Seit 1961 jedoch ist die Familie Schiefer auf ihren angestammten Besitz zurückgekehrt. Der Betrieb wird zur Zeit neu aufgebaut (Fertigstellung voraussichtlich im Herbst 2007). Es wird erwogen, den Hausgästen des romantischen Zwei-Sterne-Hotels wieder Bäder mit Heilwasser anzubieten. Eine generelle Nutzung ist aufgrund des hohen Schwefel- und Eisengehaltes, was zu entsprechenden Ablagerungen führt, nicht möglich. So sprudelt der Quell munter vor dem Hotel in einen allgemein zugänglichen Brunnen.

GASTHOF BAD FALLENBACH WANDERHOTEL PASSEIERTAL – FAMILIE MAIR-SCHIEFER
JAUFENSTRASSE 23 – 39015 ST. LEONHARD
TEL. 0039 0473 65 77 00 – FAX 0039 0473 65 68 36
info@badfallenbach.com – www.badfallenbach.com

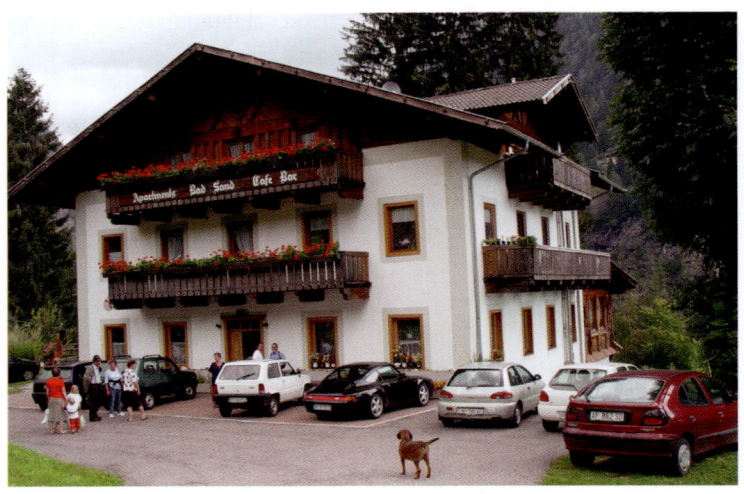

Zur gemütlichen Einkehr im Passeiertal lädt Bad Sand.

Moos – Passeier, 1020 m

Bad Sand (19)

Schwefelquelle vor dem Haus

Oligomineralisches Wasser

Heilanzeige: Rheuma, Verdauungsprobleme, hoher Blutdruck

Wenige Schritte vom Gasthof Bad Sand enfernt gibt ein Brunnen das schwefelhaltige Heilwasser frei, welches das „Sander Bad" bekannt gemacht hat. Der Quell sprudelt wie eh und je und wird auch von Insidern gerne zu Trinkkuren verwendet. Der Badebetrieb wurde hier mit Ende der 50er Jahre aufgelassen.

Bad Sand vermisst eine legendäre Vergangenheit, es wurde als „junges" Bauernbadl kurz nach der Jahrhundertwende von einem Arzt gebaut und erreichte rasch einen regionalen

Bekanntsheitsgrad. So konnte sich der Betreiber Dr. Felderer hauptsächlich über Meraner Badegäste freuen.

Der Boiler im obersten Stock erhitzte das Wasser für die acht Holzbadewannen, die im Parterre des Hauses dafür sorgten, dass hoher Blutdruck, Rheuma und Verdauungsprobleme der Vergangenheit angehörten. Bekannt wurde ein Bauer, der nach seiner Bäderkur ohne Stecken herausgehen konnte.

Das auch als Wirtshaus geführte Bad befindet sich nach mehrmaligem Besitzwechsel seit rund 30 Jahren in Händen der Familie Gögele, die den ruinösen Betrieb übernommen hatte und zu dem heute blühenden Gastbetrieb ausbaute. Wenn auch keine Bäder mehr bereitet werden, so wird das Sander Wasser doch vielfach von den Hausgästen geschätzt. Die Quelle entspringt sommers wie winters mit derselben Temperatur (ca. 8 Grad), wobei auffällig ist, dass sie seit dem Erdbeben im Jahr 2001 doppelt so viel Wasser führt.

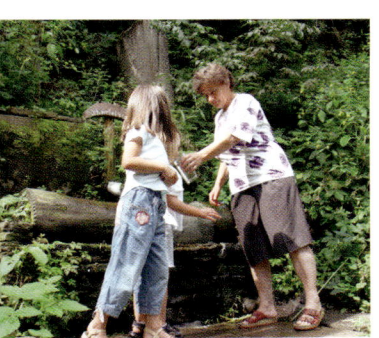 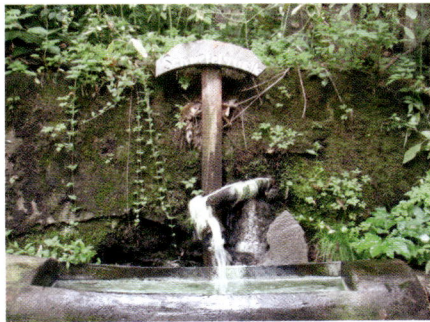

Frei zugänglich ist der Naturbrunnen in der Nähe des Hauses.

Wasser gibt es beim schattseitig gelegenen Bauernbadl im Ortsteil Platt der Gemeinde Moos genügend. So stürzt der so genannte „Stieberfall" etwa 500 Meter vom Haus entfernt als tosender Wasserfall zu Tal.

RESIDENCE GASTHAUS BAD SAND – PLATT 50 – 39013 MOOS IN PASSEIER
TEL. + FAX 0039 0473 64 35 65 – bad.sand@dnet.it – www.bad.sand.it

EINSTMALIGE BÄDER – GASTBETRIEB 19

Passeiertal

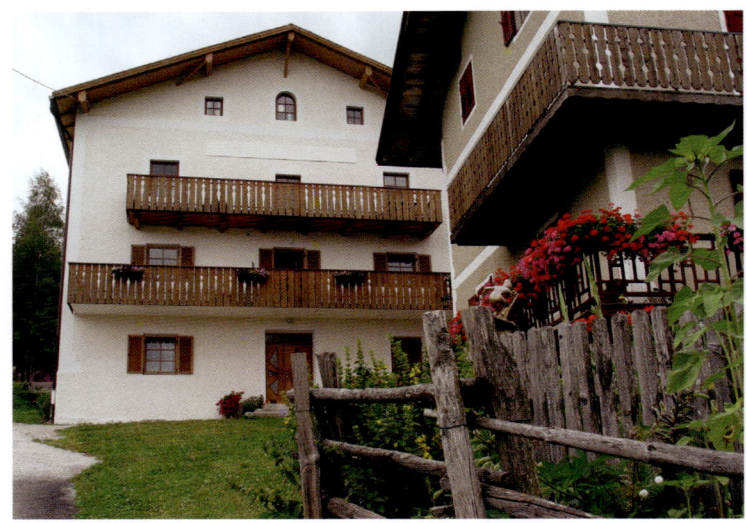

In dem ehrwürdigen Gemäuer des einstigen Badgasthauses ist ein Wohntrakt entstanden.

TISENS, **1183** M

Bad Gfrill (20)

„... WENN DIE HÖLLE NICHT WÄRE"

Magnesium-Sulfat-Carbonat-Wasser

Heilanzeige: Hautkrankheiten, Rheuma

Das an der Straße zum Gampenpass liegende Gasthaus war um die Jahrhundertwende ein beliebter Treffpunkt. Nach alten Angaben handelt es sich um ein aus Kalksintern entspringendes Mineralwasser mit vorherrschenden Sulfat- und Carbonatverbindungen von Kalzium, Natrium und Magnesium. Es besitzt eine milchige Farbe, schmeckt salzig-laugenhaft und konnte nur für Bäder verwendet werden. Die Quelle entspringt oberhalb des heutigen Gasthauses und ist nicht gefasst. Seit wann dieses Wasser bekannt ist, weiß man nicht, es soll aber bereits um 1800 in Gfrill gebadet worden sein. Eine Sage erzählt, wie man die außergewöhnliche Wirkung entdeckt hat. Einige Flößer aus der Poebene schlugen in den Wäldern von Gfrill Bäume für die Lagunenstadt Venedig. Als sie hungrig waren und sich eine Mahlzeit bereiten wollten, konnten sie mit diesem Wasser aufgrund des hohen Mineralgehalts keine Polenta kochen. Auf diese Weise soll man auf das besondere Wasser in Gfrill aufmerksam geworden sein. Später errichtete man an der Stelle ein einfaches Badhaus, das vorwiegend die Bewohner mit Hautkrankheiten aus der näheren Umgebung anzog.

Wie in vielen Bauernbadln, kam aber auch die Unterhaltung nicht zu kurz. An Tagen, an denen Musik und Tanz verboten waren, suchte man abseits gelegene Badln auf, wie Professor Zingerle schilderte: Er war am Fest der Geburt Mariä, am 8. September 1867, nach der großen Prozession in Lana gegen den Gampen hinaufgestiegen und in Gfrill eingekehrt. Dort fand er die deutsche und die welsche Jugend in heiterster, aber ganz

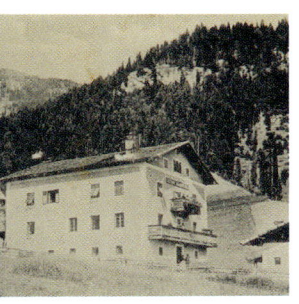

Bad Gfrill um 1900

weltlicher Festtagsfreude. Der Wirt spielte die Harmonika und ein Italiener wusste aus einem Haarkamm die reinsten Klarinettentöne hervorzulocken. In enger Stube schwebten die glücklichen Paare dahin und im rasenden Tanze, der mit himmelhochem Jauchzen begleitet wurde. Es ging zu wie im ewigen Leben, sodass ein anwesender Passeirer mit Recht gestand: „Schön wäre es schon in Gfrill, wenn die Hölle nicht wäre."

Vor wenigen Jahren wurde das um 1950 gebaute Gasthaus abgerissen. Das ehemalige Bad – heute ein Wohnhaus – stand unterhalb der Straße. Im Tiefparterre befanden sich, wie heute noch an den kleinen Fenstern ersichtlich ist, drei bis vier Badezimmer mit je vier Wannen und eine Waschküche. Hier wurden die Bäder bis Mitte der 50er Jahre verabreicht.

Bad Gfrill – Familie Piazzi – Gampenstrasse 48 – 39010 Tisens
Tel. 0039 0473 92 10 18 – martin.piazzi@rolmail.net – badgfrill.com

20

EINSTMALIGE BÄDER – GASTBETRIEB

Burggrafenamt

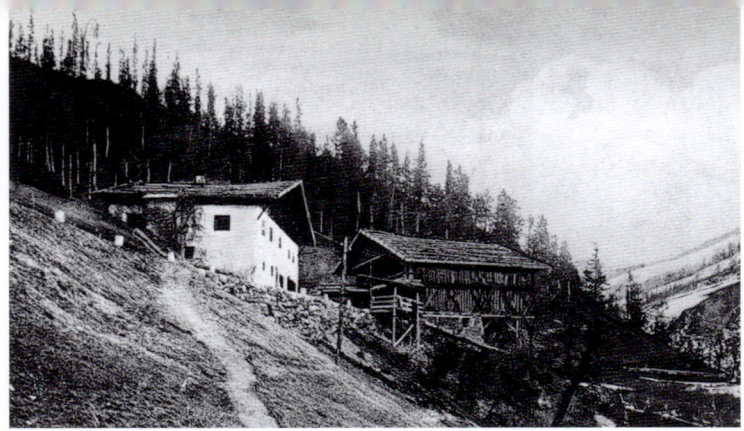

Das Gasthaus Zu Wasser um 1908

ST. PANKRAZ, 736 M

Bad Zu Wasser (21)

Der Gasthof Zu Wasser liegt an der alten Ultner Straße nach dem letzten Tunnel am Pankrazer Stausee auf der rechten Talseite. Das Bad selbst stand in einer Entfernung von fünf Minuten am rechten Falschauerufer. Der dazugehörige Bauernhof ist seit 1316 bekannt. Bei diesem Gasthaus kehrten die Samer, Fußgänger und Fuhrleute ein. Auch sie dürften in den Genuss des kleinen Bades gekommen sein, in dem auch Kräuterbäder angeboten wurden.

Heute ist die Quelle verwachsen. Wo einst eine hölzerne Badhütte stand, wachsen Sträucher und Bäume. Im 1922 erbauten Häuschen gab es zwei durch eine Holzwand abgetrennte Räume. Zwei „Irnen" (Badewannen) standen den Badenden zur Verfügung. Das Wasser wurde für die vorwiegend einheimische Bevölkerung, und darunter wieder meist Frauen, auf 15 Grad angewärmt. Es soll vor allem sehr eisenhaltig gewesen sein und hatte beim Trinken einen eigenartigen Geschmack. In den letzten Jahren des Bestehens wurde das Bad nur mehr von den Besitzern selbst benützt und nach dem Zweiten Weltkrieg aufgelassen. Die Badhütte wurde 1948 abgebrochen.

GASTHOF ZU WASSER – FAMILIE STANGL – ZU WASSER 16 – 39010 ST. PANKRAZ TEL. 0039 0473 78 72 11

Bad Kuppelwies (22)

Der Gasthof Kuppelwies liegt unübersehbar an der Landstraße am Ende des Zoggler Stausees. Er ist einer der ältesten Gasthöfe des Ultentales und als Hofstätte seit 1050 bekannt. Bis zum Beginn des vorigen Jahrhunderts wurde hier Wasser geschöpft und gebadet.

Die Irnen standen im Kellerraum, der heute Gaststube ist. Das Heilwasser entsprang in einer Wiese nahe am Hof. Auch die übrigen Bewohner von Kuppelwies holten dort Wasser für ihre Bäder und Trinkkuren. Im Verhältnis zum Zulauf anderer Bäder entfaltete Bad Kuppelwies keine Breitenwirkung. Der Gasthof allerdings zeichnete sich als beliebter und bevorzugter Sommerfrischort für Meraner, Lananer und Bozner aus.

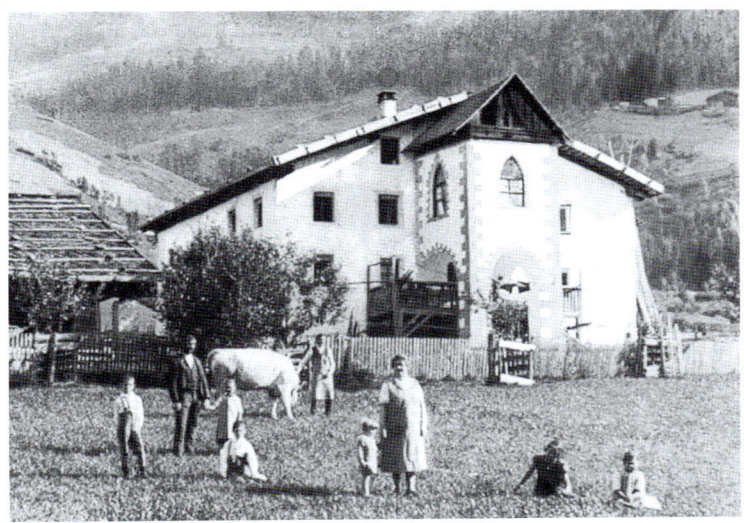

Der Kuppelwieser Hof um 1930

RESTAURANT PIZZERIA KUPPELWIES – FAMILIE GRUBER
KUPPELWIES 385 – 39016 ST. WALBURG/ULTEN
TEL. 0039 0473 79 90 12
info@kuppelwies.bz – www.kuppelwies.bz

22

EINSTMALIGE BÄDER – GASTBETRIEB

Ultental

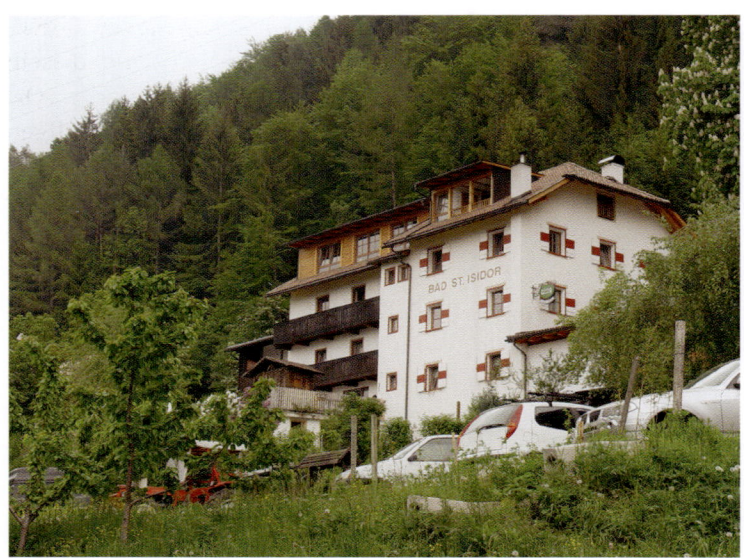

Auch mittels Seilbahn gelangt man nach Kohlern und somit zum Kampenner Badl.

KAMPENN – BOZEN, 912 M

St. Isidor – Kampenner Bad (23)
BOZNER SOMMERFRISCHE

Heilanzeige: Gliederkrankheiten, Hautausschläge, Verdauungsstörungen und einige Frauenbeschwerden

1734 wird St. Isidor erstmals in einer Abhandlung eines Arztes als Sommerfrischbad genannt. Und eine Analyse des Quellwassers aus der ersten Hälfte des 18. Jahrhunderts liefert einen weiteren schriftlichen Hinweis. Danach wird im Theresianischen Steuerkataster für die Gemeinde Zwölfmalgreien (Bozen) 1777 eine „Baad Hitte" genannt. Der Betreiber hatte dem adeligen Grundbesitzer jährlich einen Geldzins und einige Naturalien zu entrichten. Im selben Jahrhundert wurde auch ein neues Badhaus errichtet. Die schmucklose Kapelle zum heiligen Isidor entstand 1886, jedoch dürfte eine viel ältere, diesem Bauernpatron geweihte Gnadenstätte bestanden und dem Ort den Namen gegeben haben. Dass das Kirchlein dem heiligen Isidor geweiht ist, lässt vermuten, dass das Bad zu Gründungszeiten hauptsächlich von der ländlichen Bevölkerung besucht wurde. Später entdeckte auch die Bozner Bevölkerung den für eine Sommerfrische idealen Aufenthaltsort etwa dreißig Minuten von Kampenn in der Schlucht des Kohlerer Baches. Ihnen stand um die vorige Jahrhundertwende eine Anlage mit 15 Badekabinen und 40 Betten zur Verfügung, um sich Linderung bei Gliederkrankheiten, Hautausschlägen, Verdauungsstörungen oder Frauenleiden zu verschaffen. Die mineralischen Be-

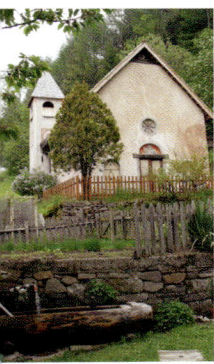 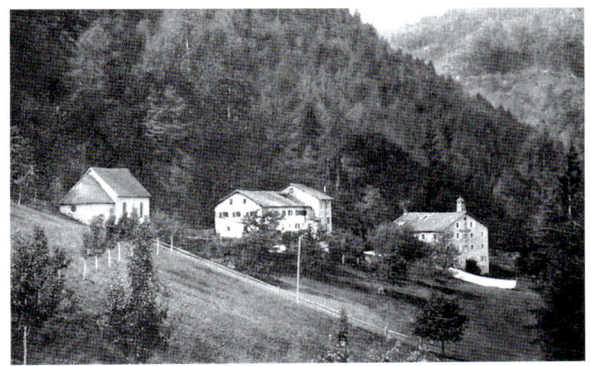

Die Kapelle St. Isidor und eine Aufnahme aus früheren Zeiten

standteile des Wassers mit Alkali, Eisen und Kalkerde stammen aus dem Quarzporphyr.
Als Besucher kamen jene Bozner Bürger, welche nicht das Glück hatten, auf der gegenüberliegenden Seite, auf dem Ritten, einen Sommersitz zu haben. Sie verlebten hier fröhliche Stunden im Kreise von Gleichgesinnten. Nicht lange und der Erste Weltkrieg warf seine Schatten. Um 1920 wurde das Bad geschlossen und der Betrieb als Gasthof bis heute weitergeführt.

GASTHOF BAD ST. ISIDOR – KAMPENNER WEG 31 – 39100 BOZEN
TEL. + FAX 0039 0471 36 52 63 – info@badstisidor.it – www.badstisidor.it

EINSTMALIGE BÄDER – GASTBETRIEB

Bozen

Bad Rungg (24)

Vielfältige Anwendungen

> Oligomineralisches Wasser, radioaktiv, eisen- und schwefelhaltig
>
> Heilanzeige: Stoffwechselerkrankungen, Gicht, Rheuma, Anämie, Herz- und Nervenleiden

Gegen Rheuma und ähnliche Erkrankungen wurde im uralten „Bad Zepfer" in Rungg im Sarntal das Quellwasser an der Grenze zwischen Porphyr und Phyllit angewandt. Nach dem Ersten Weltkrieg wurde von einem Arzt, der die Heilwirkung bei

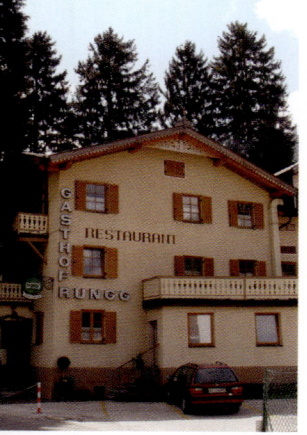

einem schweren Gichtanfall selbst probiert hatte, anstelle des primitiven Bauernbadls eine vornehm-bürgerliche Einrichtung geschaffen. Er ließ die Quelle neu fassen und zum Teil in ein offenes Schwimm- und Luftbad, zum Teil in das Kesselhaus zum Erhitzen leiten. Das Badhaus enthielt 15 Einzelkabinen, in welchen es außer den Quellbädern auch solche mit Zusätzen von Radio-Verstärkung, Schwefel, Fichten, Latschen und Alpenkräutern gab. Zudem wurden Packungen, Duschen, Massagen, Lichtkuren usw. angeboten.

Eingesetzt wurden die Heilmethoden bei Stoffwechselerkrankungen, Gicht, Rheuma, Ischias,

Der Badebetrieb von Rungg wurde vor Jahren aufgelassen.

Anämie, Dyspepsie, zur Rekonvaleszenz sowie bei manchen Herz- und Nervenleiden.

Dank seines milden Klimas und seiner guten Ausstattung erwarb sich Bad Rungg einen guten Ruf. Trotzdem ist es ihm nicht gelungen, den Zweiten Weltkrieg zu überdauern. Es wurde in den 50er Jahren aufgelassen.

Gasthof Bad Rungg – Griesplatz 17 – 39058 Sarnthein
Tel. + Fax 0039 0471 62 31 23 – badrungg@gmx.net

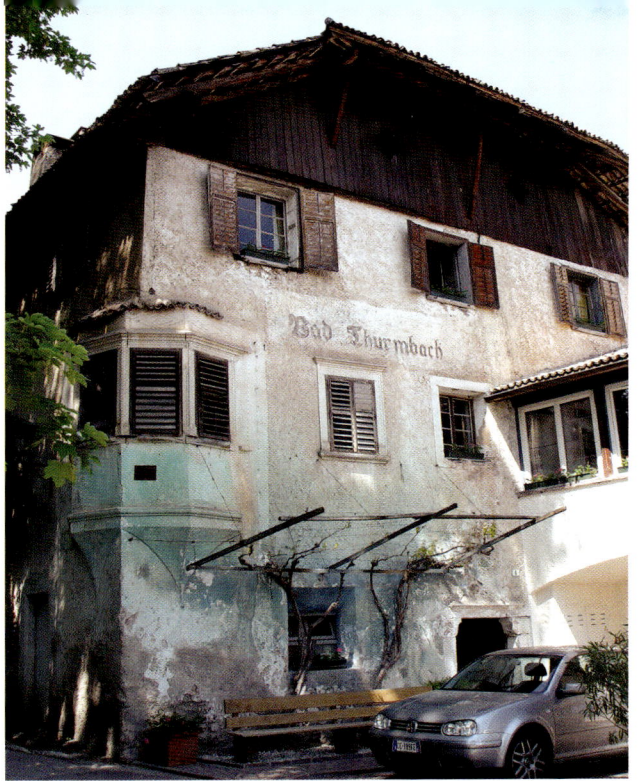

Der historische, gut besuchte Gasthof zu Turmbach in Eppan

EPPAN, **500** M

Turmbach *(25)*
KRÄUTERBAD AUF TURMBACH

Oligomineralisches Wasser

Heilanzeige: Rheuma, Magenbeschwerden

Weil der Müller zu Turmbach jedem seiner beiden Söhne etwas vererben wollte, richtete er ein Bad ein. So kam es, dass nun, es war das 17. Jahrhundert, sich in St. Michael in Eppan eine Mühle und ein Bad unter dem gleichen Dach befanden.

Im Parterre gab es zwei Baderäume mit mehreren Wannen und im Obergeschoss die Wirtschaftslokale und Zimmer mit zwölf Betten. Trotz der bescheidenen Anlage war das Bad früher sehr bekannt und viel besucht. Mitte des 18. Jahrhunderts wurden in dem wenige Meter oberhalb entspringenden Wasser Alaun, schwefelsaure Erden, Schwefel, Kupfer und der Geruch nach Steinöl festgestellt und somit als magenstärkend, bei Unterschenkelgeschwüren und Gliederkrankheiten empfohlen.

Seinen legendären Ruf bei Edelleuten und Honoratioren aber erwarb sich Turmbach nicht nur als Bauernbadl, sondern als Kräuterbad. Die Wurzelmänner und Kräuterfrauen der Eppaner Gegend brachten säckeweise Alpenheu, bestimmte Kräuter wie Minze, Kranebitt, Latschen- und Fichtenspitzen, Lavendel, Rosmarin und Arnika. Nach alten Rezepten wurden die Kräuter gemischt und in einem Kessel ausgekocht. Das Kräuterwasser wurde mit dem Quellwasser entsprechend vermengt und der Kräuterabsud erfrischte die Badenden. Die Bäder wuden mit einer Temperatur von 28 bis 36 Grad verabreicht, wobei die Wanne mit einem hölzernen Deckel, aus dem nur der Kopf herausschaute, zugedeckt wurde. So schwitzte man kräftig und die Krätuer wirkten auf den Körper ein. Man verließ wohlig ermattet das Bad und ruhte dann einige Zeit im Bett, wo man nachschwitzte. Zum Ausgleich des Flüssigkeitsgehaltes trank man dazwischen einige Viertel Rotwein. Schon nach sieben oder neun Bädern, wobei man gelegentlich einen Tag Badepause einschob, verspürte man eine erstaunliche Reaktion, die nachhaltig war. Das Bad half besonders bei der Blutreinigung, Magenbeschwerden, gegen Rheuma und Gliederschmerzen.

Mitte der 70er Jahre des vorigen Jahrhunderts wurde der Badebetrieb beim heutigen Gasthaus Pension Turmbach nach dreihundertjähriger Tätigkeit eingestellt.

LANDGASTHOF BAD TURMBACH – CHRISTOF WÖRNDLE
TURMBACHWEG 4 – 39057 EPPAN-BERG
TEL. 0039 0471 66 23 39 – FAX 0039 0471 66 47 54
gasthof@turmbach.com – www.turmbach.com

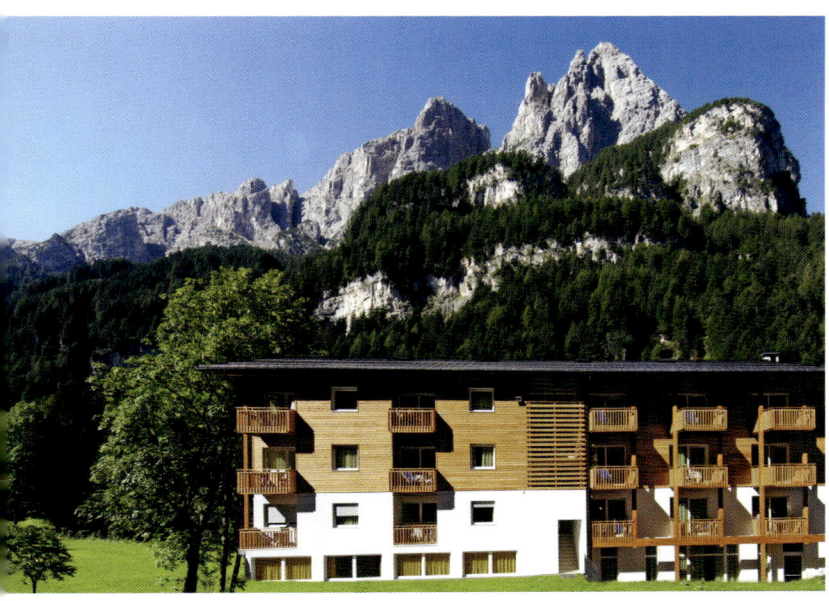

In einer Bilderbuchlandschaft am Fuß des Schlerns liegt Bad Ratzes.

Bad Ratzes (26)

SCHUTZPATRONE HALFEN BEDÜRFTIGEN

Schwefelquelle: Leicht mineralhaltiges Kalzium-Magnesium-Hydrogencarbonat-Sulfat-Wasser mit ausreichendem Sulfidgehalt, um als Schwefelquelle zu gelten. Die Quelle entspringt auf 1230 m Höhe in einer kleinen Höhle in einem Dolomitfelsen, zirka eine halbe Wegstunde vom Hotel Bad Ratzes, im Gebiet Naturpark Schlern. (Wird seit 1816 in Rohren zum Bad geleitet.)

Eisenquelle: Aus Buchensteiner Schichten.
Die Quelle entsprang ziemlich entfernt vom Bad mit hohem Mineralgehalt von 2,335 g. Das Wasser wurde bereits zu Beginn des 18. Jahrhunderts erwähnt, entsprang in einem in den Berg

getriebenen Stollen und wurde für Bäder verwendet. 2002 wurde die Quelle verschüttet, tritt aber an verschiedenen Stellen unter den Steinen hervor.

3. Trinkwasserquelle: Erst in den 20er Jahren des 19. Jahrhunderts in unmittelbarer Nähe des Bades entdeckt und ebenfalls zum Bad geleitet.

Ein „vielbesuchtes Magenwasserle" und eine Quelle am „unteren Weiher" vervollständigen den Quellreichtum.

Heilanzeige: Anämie, Skrofulose, Rheuma und Gicht

Quellen können entstehen oder versiegen, der Fels gibt Wasser frei oder verschüttet es.
Die Eisenquelle von Bad Ratzes ist fast versiegt. Ein Felssturz hat den Quell, der jahrhundertelang Menschen von ihren Gebrechen geheilt hat, verschüttet ...

Bereits Oswald von Wolkenstein soll hier, am Fuße des Schlerns, ein erquickendes Bad genommen haben. Mit ihm und nach ihm auch die Bauern der Umgebung. Wahrscheinlich wusste man wenig von Inhaltsstoffen und deren Wirkung oder dass das Eisenwasser mit 17,8 Mache-Einheiten eine starke Radioaktiviät aufwies. Hauptsache es half. Vornehmlich Einheimische fanden den Weg ins „Purtschniglertal", nach dem das Bad auch „Purtschnigl" genannt wurde. Ein Wundarzt namens Anton Schedler hatte 1723 die Erlaubnis erhalten, die Quellen zu nutzen und ein Badhaus zu errichten. Er führte nun recht erfolgreich als Bader im Sommer einen bescheidenen Betrieb mit einem Schwefel- und einem Eisenwasser und wirkte in den Wintermonaten als Arzt in Kastelruth.

1804 erwarb die Familie Proßliner das Bad, in deren Besitz es fast 150 Jahre lang blieb und unter der es durch Zubauten und Erneuerungen ein Kapitel Tourismusgeschichte schrieb. Immer mehr Besucher kamen aus dem oberitalienischen Raum, aus Augsburg und aus Innsbruck. Zwischen 1820 und 1830 verbuchte man durchschnittlich 500 bis 600 Gäste pro Saison. Bad Ratzes bot ein imposantes Erscheinungsbild. Neben dem Badhaus – die alten Badestuben, eine für Männer und eine für Fauen, waren durch kleinere Baderäume ersetzt worden – beherbergten zwei stattliche Bauten 42 Zimmer mit 66 Betten und zwei Speisesäle für betuchte Gäste. Für weniger Begüterte gab es einen eigenen hölzernen Trakt mit zwölf kleinen Zimmern und einer Gemeinschaftsküche. Und wer völlig mittellos war, durfte sogar umsonst seine Anämie, Skrofulose, sein Rheuma oder seine Gicht behandeln lassen. Jeweils zwei Personen wurden aufgenommen, denen die Heiligen Kosmas und Damian, die Schutzpatrone der Ärzte und Bader, in diesem Sinne bereits geholfen hatten. Das Altarbild aus der ehemaligen

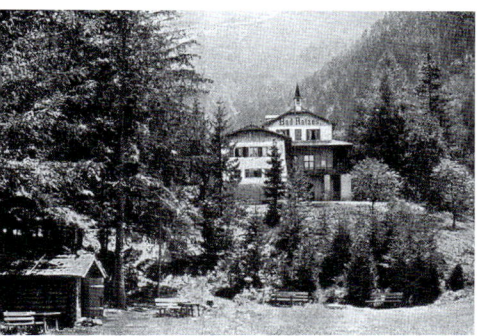

Bad Ratzes um 1899

Gnadenkapelle, um 1770 gemalt, welches die beiden Heiligen darstellt, ist heute im Hotel Bad Ratzes ausgestellt.

Das Geschäft florierte, das Kurhaus wurde während der Jahre mehrmals umgebaut und erweitert und ein stattlicher Neubau mit Veranda hinzugefügt. Die Investitionen lohnten sich. Es kamen Gäste aus fast allen Teilen Europas, wobei ein hoher Anteil an weiblichen Besuchern auffällt. Die meisten blieben ungefähr zwei Wochen. Nachdem Tirol durch die Brenner- und die Pustertaler Bahn leichter erreichbar war und begünstigt durch die Nähe zu den Südtiroler Winterkurorten Gries und Meran, erschienen zeitweise so viele Besucher, dass jene ohne Vormerkung weggeschickt werden mussten.

Eine Besonderheit von Bad Ratzes war die Installation seiner Bäder: In jeder Badekabine gab es vier Wasserhähne: je einen für kaltes und warmes Schwefelwasser und je einen für warmes und kaltes Eisenwasser. So konnten nach Art der Beschwerden und nach Belieben Temperatur und Zusammensetzung des Badewassers variiert werden. Eine weitere Besonderheit waren die Fichtennadelbäder, die noch bis 1962 zubereitet wurden.

Der Erste Weltkrieg brachte dann, wie für viele Bäder, eine vorübergehende Einstellung. Nach dem Krieg erholte sich das Bad nur langsam, da die meisten Stammgäste aus Mittel- und Nordeuropa durch die Abtrennung Südtirols von Österreich ausblieben. Um 1929 genoss man die Vorzüge eines renommierten Kurbetriebes im so genannten Kastelruther Bad, das mit 60 Zimmern mit 84 Betten, einem Speisesaal, einigen Nebenräumen, sieben Badekabinen und einem Baderaum mit sechs Badewannen für die Landbevölkerung aufwarten konnte. Dennoch, der einstige Glanz konnte nicht wiedererweckt werden und wenig später, 1938, wurde der Badebetrieb endgültig eingestellt und das Haus als Hotel weitergeführt. Bad Ratzes entwickelte sich immer mehr zu einem Luftkur- und Sommerfrischort.

HOTEL BAD RATZES – RATZESWEG 29 – 39040 SEIS
TEL. 0039 0471 70 61 31 – FAX 0039 0471 70 71 99
info@badratzes.it – www.badratzes.it

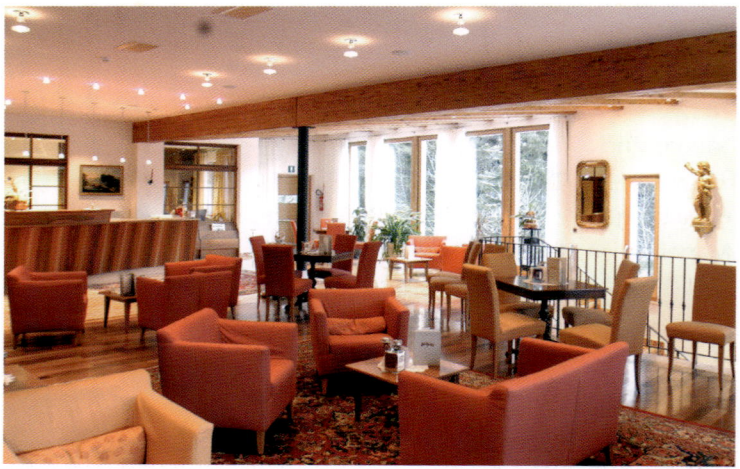

Stilvolles Ambiente und gepflegte Gastlichkeit

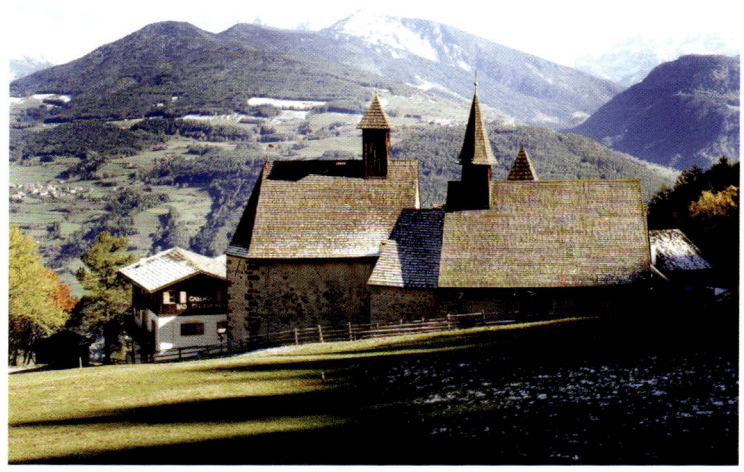

Drei ineinandergebaute Kirchen: Das Wahrzeichen von Bad Dreikirchen

BARBIAN, **1120** M

Bad Dreikirchen (27)

SEGENSREICHE RUHESTÄTTE MIT HEILWIRKUNG

Trink- und Badequellen: Oligomineralisches Wasser,
Radioaktivität 67,5 Bq/l
Eremitenwasser: Oligomineralisches Wasser 74,2
Sauerbrünnl: Säuerling, pH 3,7

Heilanzeige: Nervenschwäche, Bleichsucht, Regelbeschwerden,
Magenleiden, Anämie, Skrofulose, Rheuma, Gicht, Magen-
und Darmstörungen, wurde bei Frauenleiden empfohlen und
war auch bei Kinderlosigkeit gefragt

Eines der wohl beliebtesten und bekanntesten Ausflugsziele
liegt im Eisacktal oberhalb von Barbian. Bad Dreikirchen ist
nur zu Fuß zu erreichen und daher frei von Abgasen, Lärm und

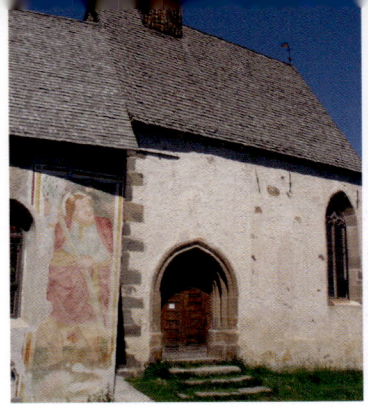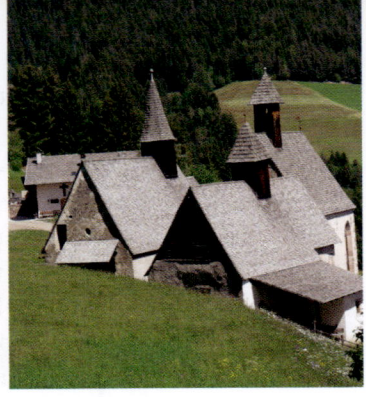

Immer noch rätselhaft ist der Entstehungszeitraum der Gebäude.

Hektik. Man lässt den schiefen Turm der alten Pfarrkirche in Barbian hinter sich und begibt sich auf einen malerischen Fußweg, der etwa 300 Höhenmeter aufwärtsführt – zuerst durch einen lichten Edelkastanien- und Föhrenwald und dann durch einen dichteren, mit Fichten, Lärchen und Birken bestückten Mischwald – ehe man zum Ziel gelangt. Bewusst wurde dieses Kleinod erhalten und der andernorts fortschreitende Massentourismus konnte hier erst gar nicht Fuß fassen. So ist Bad Dreikirchen das geblieben, was es immer war: eine Zuflucht, deren Zauber man sich erwandern muss, und eine Stätte der Ruhe und des Krafttankens mit einem Weitblick, der seinesgleichen sucht.

Den einzigartigen Reiz jedoch verdankt es, wie der Name bereits sagt, den drei ineinander verschachtelten Kirchen. Es dürfte sich entweder um ein römisches oder germanisches Quellheiligtum handeln. Bei den Römern wären hier Juno, Jupiter und Minerva präsent gewesen und mit den Anfängen des Christentums ist eine Kapelle bei der Quelle errichtet worden, was nichts Ungewöhnliches war. Die mit spitzen hölzernen Dachreitern versehenen Andachtsstätten geben also noch immer Rätsel auf. Wann sie erbaut wurden, lässt sich lediglich am Baustil erkennen: Die St.-Nikolaus-Kirche, die vermutlich um 1315 umgebaut wurde, dürfte gleichzeitig mit einer einstigen, im 13. Jahrhundert erbauten Taverne entstanden sein. Die Gebäude weisen eine fast gleiche Mauerstärke auf. Der Überlieferung nach wurde die Kapelle in Erfüllung eines Gelübdes von Bergknappen, die in einem Stollen in Wassergefahr geraten waren, erbaut.

Das St.-Magdalena-Kirchlein wird 1422 in einer Gottesdienstordnung erstmals urkundlich erwähnt, der heutige Bau stammt aber aus dem Ende des 15. Jahrhunderts.

Die Gertraudskirche hingegen wird 1237 erstmals erwähnt. St. Gertraud galt als Patronin der Pilger und der Spitäler wie auch als Helferin gegen die Mäuseplage – auch das große Christophorusfresko wegseitig lässt auf ein altes Wegheiligtum schließen. Zudem liegt Dreikirchen nicht weit von der alten Kaiserstraße, die von Kollmann über den Ritten nach Bozen führte.

Gleich neben dem Kirchlein bestand bereits 1315 jene Taverne für durchreisende Wanderer. Möglicherweise wurden schon sehr früh den Fahrenden auch Bäder angeboten. Sicher ist, dass 1811 das seit dem 17. Jahrhundert bestehende Badhaus erweitert und mit 40 Holzbadewannen ausgestattet wurde. Der

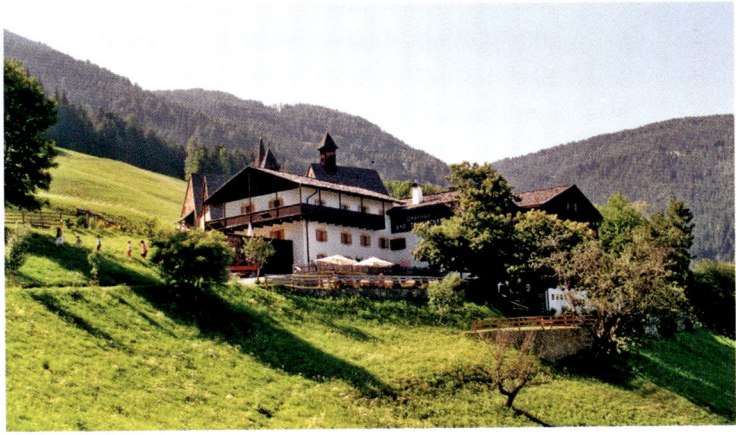

Eine autofreie Ruhezone inmitten lichter Laubwälder

rege Zuspruch vorwiegend einheimischer Badegäste erforderte bald auch den Bau von entsprechenden Unterkünften. Um 1850 zog es jährlich bereits zwischen 300 und 400 „Sommerfrischler" nach Bad Dreikirchen, das im Jahre 1861 offiziell als „Mineralbad" eröffnet wurde und weitere Besucher, auch aus England und Holland, anlockte. Der Baukomplex wurde erweitert und mit offenen Veranden und Sonnenbalkonen versehen. Den Berichten früherer Sommerfrischler zufolge bildeten diese in Dreikirchen eine eingeschworene Gemeinschaft, die sich immer wieder an diesem Ort traf. Der Grund dafür dürfte einerseits in der exponierten Lage, andererseits in den Besitzverhältnissen zu finden sein, denn der gesamte Berg mit den dort errichteten Freizeitdomizilen befand sich seit den achtziger Jahren des 19. Jahrhunders wie auch heute noch in Familienbesitz.

Prominenz aus Mittel- und Osteuropa und aus den entferntesten Orten wie Kapstadt und Johannesburg bis Finnland und Weißrussland fand sich ein.

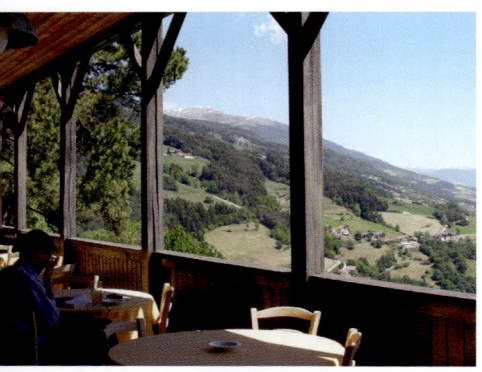

Wie einst Christian Morgenstern den Ausblick genießen.

Unter den zahlreichen Besuchern von Dreikirchen wird immer wieder der Dichter Christian Morgenstern (1871–1914) genannt, der im Jahre 1908 im Bad Erholung suchte und dort in Margarete Gosebruch von Lichtenstern seine große Liebe fand.

Franz von Defregger zeichnete 1879 Dreikirchen, Lois Welzenbacher (1889–1955) baute zwei Sommerhäuser und mit Rudolf Steiner und seinen Anhängern gaben sich auch Gruppen von Anthroposophen ein Stelldichein. Mit Hubert Mumelter, Gertrud Fussenegger und Paul Flora sind auch berühmte Namen der Neuzeit vertreten.

Ein regulärer Badebetrieb wurde bis zum Zweiten Weltkrieg aufrechterhalten, aber noch bis in die siebziger Jahre des vorigen Jahrhunderts waren Wannenbäder möglich. Heute wird das Wasser von zwei Quellen zwar im ganzen Haus verwendet, Heilbäder werden jedoch keine mehr angeboten.

Vorhanden sind vier Quellen:
<u>Badequelle:</u> Alkalisch-salinische Quelle.
<u>Alkalisch-salinische Quelle:</u> Etwa dieselbe Zusammensetzung wie das Badewasser, nur reicher an Chloriden.

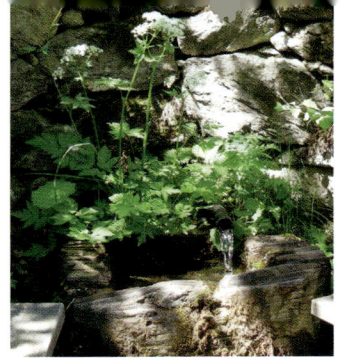

<u>Alaunhaltiges Bitterwasser</u> mit hohem Lithiumgehalt.

Die drei genannten Quellen entspringen ca. 200 Meter oberhalb von Dreikirchen, nur die so genannte <u>Trinkquelle</u> entspringt in der Nähe des Bades und weist eine Radioaktivität von 7,2 Mache-Einheiten auf.

Der Vollständigkeit halber sei eine weitere, am Weg von Dreikirchen nach Unterflor, zirka 25 m vor einer Brücke über den Zargenbach befindliche Quelle erwähnt, das so genannte Sauerbrünnl. In der balneologischen Literatur wird es bisher nicht erwähnt, es besitzt aber eine ungewöhnliche Zusammensetzung. Das Wasser schmeckt sauer und hat einen pH-Wert von 3,7.

GASTHOF BAD DREIKIRCHEN – FAMILIE WODENEGG
ST. JAKOB 6 – 39040 BARBIAN
TEL. 0039 0471 65 00 55 – FAX 0039 0471 65 00 44
info@baddreikirchen.it – www.baddreikirchen.it

Eine Gehstunde oberhalb der Kirchen, an der Quelle „Kreßbrunn", lebten Einsiedler in einfachen Zellen und bauten eine Kapelle, wo sie beteten, fasteten und arbeiteten. Einer davon war Jakob Müller, Hauslehrer der Fugger in Augsburg, der sich, von Rom kommend, im Jahre 1642 in Kollmann im Eisacktal einfand, dort einem blinden Bettler seine gesamte Barschaft schenkte und nach Kreßbrunn hinaufzog, da es ihm wegen „dem guten Wasser" und der Abgeschiedenheit empfohlen wurde. Der letzte in Dreikirchen selbst bekannte Einsiedler hat sich neben der Einsiedlerquelle, die heute noch sprudelt, niedergelassen. „ban Oansigl" sind noch einige Grundmauern der Einsiedlerzellen vorhanden. Die Quelle wurde in einen Zementblock eingesperrt, das gute Wasser fließt nach Villanders hinüber. Ein mit der Jahreszahl 1680 versehener Brunnenstein mit den zwei runden Ausflusslöchern wurde in die Quellfassung eingemauert. (Aus: Ein Sommer in Dreikirchen)

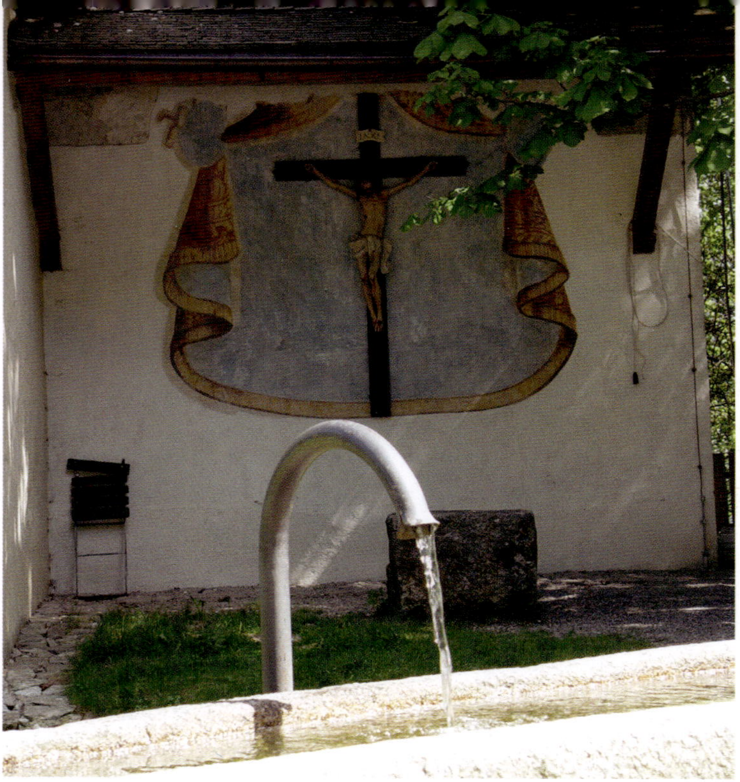

![Ein ergiebiger Strahl ergießt sich in den Brunnentrog im Schlosshof.]

Ein ergiebiger Strahl ergießt sich in den Brunnentrog im Schlosshof.

GAIS, **926** M

Bad Schloss Neuhaus (28)

BRAND IM SCHLOSS

Geringfügig mineralisiertes und radioaktives Wasser mit
8,4 Mache-Einheiten

Heilanzeige:
Eisenwasser: Es wurde bei Magenleiden und Nervenschwäche
getrunken. Radioaktivität von 8,4 Mache-Einheiten
Mineralwasser: Kalk- und alaunhaltiges Wasser, als Bad gegen
veraltetete Wunden und Geschwüre, anerkanntes Mineralwasser

Die Geschichte der Burg Neuhaus nordwestlich von Gais lässt sich bis ins 12. Jahrhundert zurückverfolgen, als die Herren von Taufers die Burg erbauten. Das Badewesen soll aber erst Ende der 30er Jahre des 19. Jahrhunderts, zur Zeit der Cholera entstanden sein. Im Hof von Burg Neuhaus wurde ein Badgasthaus mit einer getäfelten Stube eingerichtet. Vierzig Badegäste und zwanzig Besucher konnten beherbergt werden. Eine Unterkunft war eher selten notwendig, da sich die Kurbegeisterten aus der umliegenden Bauernschaft rekrutierten und nach der Überlieferung sich die Zahl der Besucher mit jährlich 80 Gästen um 1844 und danach mit zwischen 26 und 50 in Grenzen hielt. Erst nach 1900 gewann das Schloss an Beliebtheit und war bis zum Ersten Weltkrieg gut besucht.

Als heilkräftig galten zwei Quellen: eine als Trinkwasser gegen Magenbeschwerden und Nervenleiden und eine zweite – als Mineralwasser anerkannt – für Bäder gegen chronische Geschwüre und Wunden. In der aus dem Jahre 1601 stammenden Schlosskapelle sammelten sich im Laufe der Zeit die Krücken von geheilten Patienten als Zeichen des Dankes.

Den heutigen Besucher der ehrwürdigen Gemäuer, welche sich in Privatbesitz befinden, erwarten eine rustikale Burgschenke, die Schlosskapelle im Hof und der daneben sprudelnde Brunnen. Immer wieder kommen Eingeweihte den schmalen Schlossweg herauf, um das Mineralwasser in Flaschen abzufüllen. „Die Leute haben ja keine Ahnung, was das ausmacht", versichert ein älterer Herr, der auf die Wirkung des aus dem Brixner Granit stammenden Wassers schwört.

Leider zerstörte 1924 ein Brand das Badhaus. Es wurde nicht mehr aufgebaut. Eine Mure verschüttete vor rund 60 Jahren die Trinkwasserquelle und erst 2003 wurde sie nach einem weiteren Murenabgang wieder freigelegt.

SCHLOSS NEUHAUS BURGSCHENKE – FAMILIE HOFER – GAISERBERG 1 – 39030 GAIS
TEL. 0039 0474 50 42 22
info@schloss-neuhaus.com – www.schloss-neuhaus.com

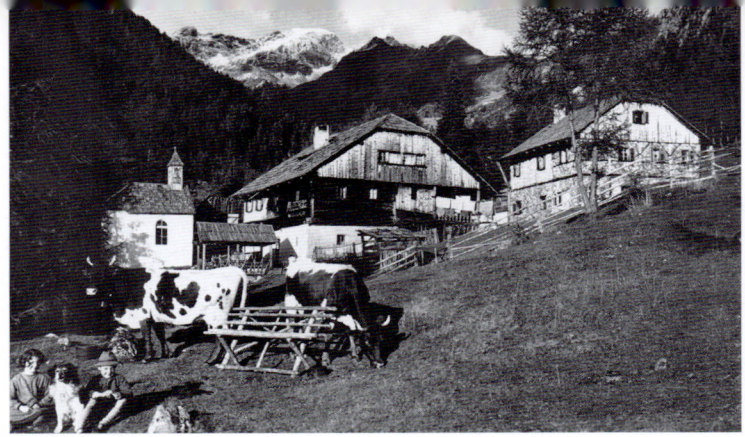

Bad Mühlbach im vorigen Jahrhundert

GAIS, 1695 M

Bad Mühlbach (29)

DIE BERÜHMTEN SIEBEN QUELLEN

Oligomineralisches Wasser mit Eisenspuren

Heilanzeige: Rekonvaleszenz, Magen- und
Verdauungsbeschwerden, Erkrankung der Bauchspeicheldrüse

Zirka neun Kilometer schraubt sich die Straße von Uttenheim
in die Bergeinsamkeit empor. Von einem Parkplatz aus ist es
rund eine Stunde Gehzeit – eine angenehme Stunde wohlge-
merkt – vorbei an einem kleinen Stausee, bis Bad Mühlbach
erreicht wird.

Ein moderner Gastbetrieb erwartet den durstigen Wanderer,
Whirlpool und Wellness denjenigen, der eine Fortsetzung der
alten Kurtradition zu schätzen weiß. Vor zweihundert Jahren
schliefen die damaligen Badegäste noch in einer Almhütte auf
Heu und mussten sich das Essen selbst kochen. Trotz seiner
Einfachheit wurde das Bad zu dieser Zeit jährlich von 100 bis
300 Personen aus der Umgebung aufgesucht. Galt es doch als
eines, in dem Frohsinn und Unterhaltung Dauergäste waren.

Aus einem Bauernhaus hatte sich im 16. Jahrhundert Bad Mühlbach entwickelt. Vermutlich nach einem Brand wurde kurz vor 1844 hier, auf knapp 1700 Metern, ein neues Badgasthaus errichtet, welches aber nie den Charakter eines Bauernbadls einbüßte. Es wurde gemeinsam gekocht und jeder musste das Nötige selbst mitbringen, wenn er etwa eine Schwäche der Verdauungsorgane kurieren wollte. Vom Wasser, von dem die heutigen Betreiber, die Familie Pramstaller, schwärmen, dass es sogar Blumen belebe, hieß es in der „Alpen Zeitung" 1877: „Nicht jeder verträgt die Kur, vielen ist das Wasser zu stark, sie müssen fortziehen, noch ehe sie Besserung erfahren haben." Trotzdem, oder gerade deswegen erlebten genügend Besucher die Vorzüge der berühmten sieben Quellen, die im Logo von Bad Mühlbach verewigt sind.

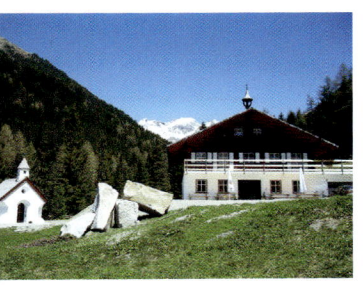

Eine beliebte „Tankstelle"
für Touristen und Wanderer
in Bergeinsamkeit

Um 1880 trugen sich jährlich etwa hundert Ankömmlinge in das Gästebuch ein. Eine Zahl, die fortlaufend steigen sollte. Der Grund dafür war nicht in der Heilwirkung allein zu suchen, denn auf Bad Mühlbach „wurde gefestet", „Melchermuas" gekocht und im Dachboden getanzt, dass die „Fetzen flogen". 1905 fand sogar eine „Kaiserfeier" in Bad Mühlbach statt. Aufgrund der Höhenlage war die Saison zwar nur kurz, das traditionelle Bad überdauerte jedoch auch schlechte Zeiten. Erst ein Brand in den 70er Jahren des 20. Jahrhunderts zerstörte nicht nur das Anwesen, sondern beerdigte auch das muntere Treiben.

Heute ist alles anders, alles neu. Die Straße, die Kapelle, das Gasthaus (das 18 Jahre lang ein Rohbau war, aufgrund der strengen Vorschriften im Naturparkgebiet) und das Whirl-Bad im Parterre, gespeist mit dem geheimnisvollen Lebenselixier aus der Rieserfernergruppe.

BADL IM MÜHLBACHER TALELE – FAMILIE PRAMSTALLER
MÜHLBACH 30 – 39030 GAIS – TEL. 0039 320 3 09 27 22

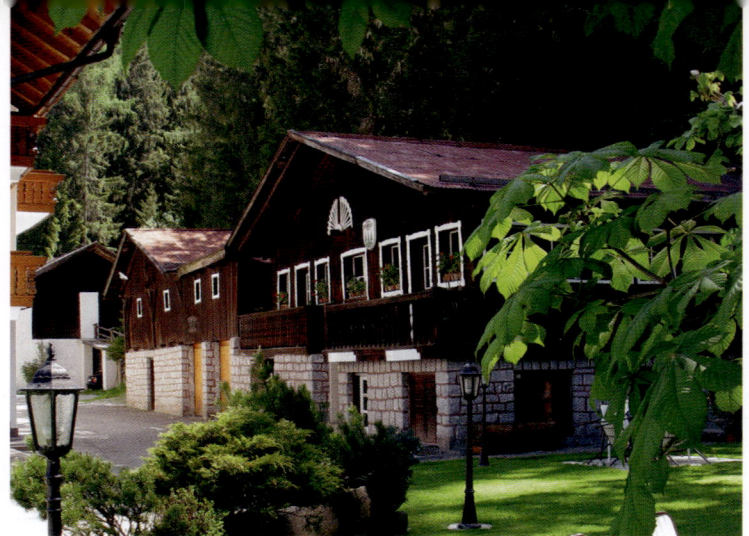

Ein schmucker Hotelkomplex führt die traditionelle Gastfreundschaft seit 1650 fort.

SAND IN TAUFERS, 860 M

Bad Winkel (30)
SOMMERWASSER

Oligomineralisches Wasser

Heilanzeige: Magenleiden, Stoffwechselerkrankungen, Ischias, Rheuma, Gicht

---

Um sich von lästigen Hämorrhoiden zu befreien, um seine Gicht oder seine Magenschmerzen loszuwerden, suchte man den Weihbrunn bei Sand in Taufers auf. Hier erfuhr man nicht nur eine Linderung der Beschwerden, man erlebte eine Sommerfrische im wahrsten Sinn des Wortes, Kühle im Schatten, im Rundum bezaubernder Landschaft; oder wie bereits 1861 Josef Weiler schwärmt: „... links vom steilsten Fall, etwa eine Viertelstunde vorwärts, wo die Einsenkung ins Tauferer Tal einbiegt, schaut zwischen schattigen Bäumen das angenehm gelegene Bad Winkel hervor. Das Wasser desselben, vorzüglich heilsam bei Hämorrhoiden, wie Leute versichern, die dessen Güte erfuhren, lädt zum Baden wie zum Trinken ein. Möchte dieser Ort zwischen Erlen und Fichten und waldigen Hügeln bei so lieblicher Lage, wo die erquickenden Schatten die Hitze des Hochsommers kühlen, mit seiner idyllischen Zurückgezogenheit doch leicht eine der besuchtesten Badeanstalten des Pustertales werden, wenn ein unternehmender Besitzer es hervorzubringen verstünde."

Und die „unternehmenden Besitzer" haben es verstanden, auf diesem bevorzugten Flecken geschäftstüchtig zu wirtschaften und zum Gedeihen des Bades bis heute beizutragen.

Natürlich gab es in der vierhundertjährigen Geschichte des Bades am Eingang des Reintales auch zahlreiche Vor- und Rückwärtsbewegungen. Urkundlich um 1650 erstmals erwähnt, war es im 18. Jahrhundert bereits gut besucht. Danach ließen die Erwartungen etwas zu wünschen übrig. Nach 1903 machte sich eine Renovierung bezahlt und bis zum Ersten Weltkrieg

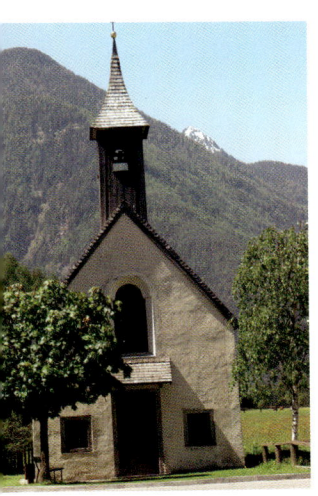

fanden immer mehr Gäste den Weg zum Tauferer Boden.

1926 verwüstete ein Brand die Heilstätte. Nicht nur, dass man einen Wiederaufbau riskierte, er wurde großzügig mit Speisesaal, Terrassen, Veranden und 40 Zimmern ausgeführt. Den Gästen, die sich nun aus ganz Südtirol, vorwiegend aus Brixen und Bozen einstellten, standen drei Wannen, eine Doppelkabine und zwei Einzelkabinen zur Verfügung, wenn es galt, Ischias, Rheuma, Gicht oder Bandscheibenschäden zu heilen. Es war „stärkend und machte dicke Leute mager, es heilte und trocknete alle alten und neuen Schäden, machte fruchtbar jene Frauen, deren Ursach der Verhinderung überflüssige Feuchtigkeit und allzu feiste Leibesgestalt war". Wer an Magenleiden oder Stoffwechselerkrankungen litt, dem wurde eine zweite Quelle, die

Johannes v. Nepomuk begünstigte den Genesungsverlauf.

„Trinkwasserquelle" empfohlen. Beide Quellen, bereits um 1700 genannt, entspringen aus mit Dioritgängen durchzogenem Schiefergneis und weisen einen geringen Mineralgehalt an salzsaurem Kalzium, Magnesium und Natron auf. Bis zu Beginn der 80er Jahre des vorigen Jahrhunderts vertraute man auf diese Naturkräfte. Allerdings nur während der Sommermonate, da das Wasser bei Schneeschmelze im März erscheint und mit Oktober versiegt.

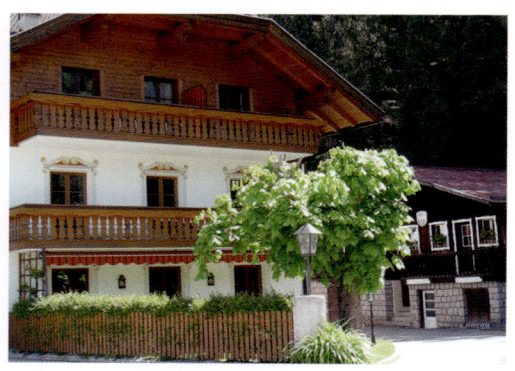

Behaglichen Komfort und angenehme Atmosphäre bietet die ehemalige Kurstätte auch heute.

Bad Winkel bot seinen Gästen neben den üblichen Annehmlichkeiten auch Bäder mit Kräuterzusatz: Das dafür verwendete Bergheu wurde vom Gebirge, von der Weißen Wand geholt und war durch seinen Gehalt an Alpenkräutern besonders würzig. Es wurde mit Latschenzweigen zusammen in einen Sack gefüllt, dann in einem Kessel gekocht. Zwei Eimer voll Absud wurden dem Quellwasser zugesetzt. Eine Kur dauerte gewöhnlich zwischen zwei und drei Wochen, gebadet wurde morgens, danach sollte man wieder die Bettruhe pflegen.

Heute ist der Badebetrieb aufgrund der hohen Auflagen eingestellt, der vier Meter tiefe Schacht unweit des Bades, aus dem das Wasser mittels Pumpen zu den Bädern geleitet wurde, existiert noch. Aber nach wie vor bietet sich das nunmehr als moderner Beherbergungsbetrieb geführte Hotel-Pension Bad Winkl als Urlaubsdomizil an: zur Erholung und für Wanderungen, z. B. zu den nahe gelegenen Reiner Wasserfällen, die kaum eine Wegstunde entfernt liegen.

HOTEL BAD WINKEL – KEMATEN 5 – 39032 SAND IN TAUFERS
TEL. 0039 0474 67 80 44 – FAX 0039 0474 67 94 88
hotel-bad-winkel@dnet.it

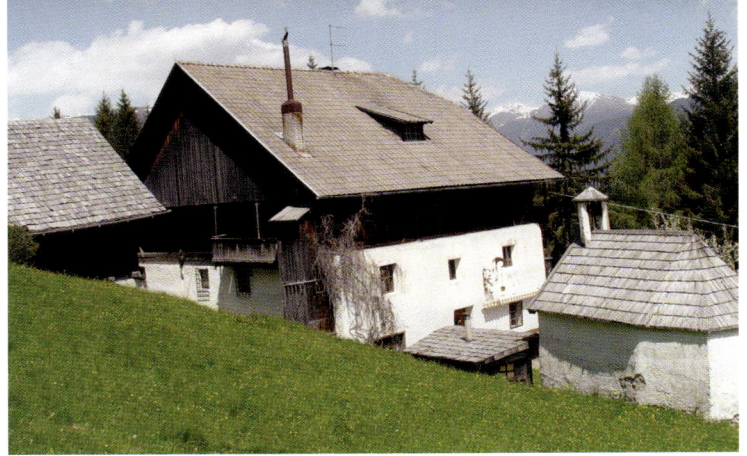

Ein Adlerhorst hoch über dem Pustertal

OLANG, **1440** M

Bad Schartl (31)

ZUM DICHTEN SCHÖN

Oligomineralisches Wasser

Heilanzeige: Chronische Ausschläge, Unfruchtbarkeit und Magenschmerzen

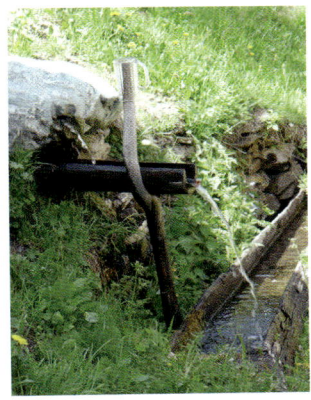

Das erste Glas der schönen Welt
Da unten in der Stille,
Dem dunklen Wald, dem goldnen Feld
In seines Segen Fülle.

Das zweite Glas der schönen Stell
Hier oben auf der Scharte,
Wo Alpenduft und Bergesquell
Nicht eine Gabe sparte.

Das dritte Glas der Frau, geliebt
Vom Alter und der Jugend,
Die Gastfreundschaft hochherzig übt,
Die erste deutsche Tugend.

(Hermann von Gilm)

Durch die Schartl-Lieder von Hermann von Gilm ist das Bad oberhalb von Niederolang in die Geschichte eingegangen.

Erste Hinweise zu Bad Schartl stammen aus dem 19. Jahrhundert. Dazumal bestand der Ansitz aus zwei bescheidenen hölzernen Gebäuden mit Unterkünften in zwölf Zimmern, einem Badhaus und einer Kapelle. Seine Blütezeit erlebte Bad Schartl im Biedermeier, als vorwiegend Bürger und Beamte aus Bruneck hier ihre schlechte Verdauung zu kurieren suchten oder sich einfach der Sommerfrische wegen an den hoch gelegenen Ort „verirrten". Für die Verpflegung musste in jener Zeit jeder selbst sorgen. Das sollte die Ferienlaune nicht verderben, wie ein Naturliebhaber bemerkte: „… als hörte er das Lachen und Scherzen der fröhlichen Brunecker Schartl-Runde wie Töne einer nun

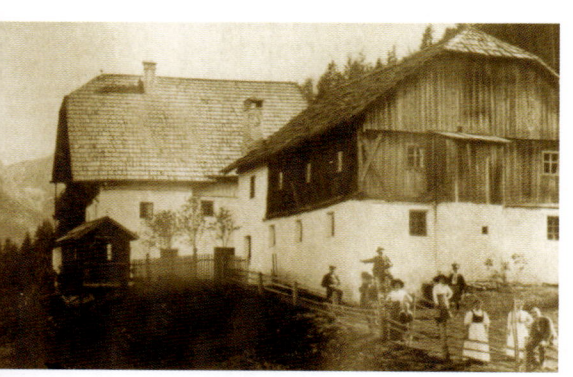

längst zersprungenen Laute hineinverwoben in das Rauschen hoher Bäume".

Die Anwesenheit des Dichters Hermann von Gilm, der von 1842 bis 1845 in Bruneck weilte und in dieser Zeit eine Vorliebe für Bad Schartl zeigte, begünstigte nachhaltig seinen Ruf. Nicht nur der heilsame Tropfen aus dem Quarzphyllit, auch die beeindruckende Lage dürfte den Poeten angeregt haben.

Bad Schartl – beliebter Kur- und Sommerfrischort nicht nur der Brunecker Bürger

Er widmete dem Bad einige Gedichte und heute noch erinnert ein Fresko an der Fassade des Wohntraktes an den Poeten. Weniger poetisch erklärt sich der Name von Bad Schartl. Die Stelle, wo sich der Weg abwärts neigt, heißt „die Scharte", was zur Namensgebung führte.

Das Wasser entspringt nahe dem Badhaus und wurde vorwiegend zum Trinken bei Magenschwäche und schlechter Verdauung, aber auch zum Baden verwendet. Ein erster Hinweis darauf findet sich 1828 bei Karpe, der es als kalisches Schwefelwasser gegen chronische Ausschläge, Unfruchtbarkeit und

Magenschmerzen, mit Spuren von Eisen, aber arm an mineralischen Bestandteilen bezeichnet.

Noch zu Beginn des Ersten Weltkrieges bildete Bad Schartl einen beliebten Treffpunkt der vorwiegend bäuerlichen Bevölkerung. Danach wurde es noch eine Zeit lang als Gasthof geführt. Nach dem Zweiten Weltkrieg schien niemand mehr ein Interesse an einem Fortbestand zu haben, sodass es allmählich zu verfallen begann. Das Schicksal meinte es jedoch noch einmal gut – das poetische Bad gelangte schließlich in den 70er Jahren in Privatbesitz, Wohnhaus und Kapelle wurden restauriert. Um 1980 wurden auch Badhaus und Quellfassung instand gesetzt. Wer heute Bad Schartl aufsucht, wird mit einer einzigartigen Aussicht belohnt, einem Ensemble, das mit Gebäuden, Brunnen und Kegelbahn einen lebendigen Eindruck vermittelt, gleichzeitig jedoch seine Vergangenheit begraben hat.

Von der Quellfassung profitiert heute das nahe gelegene Hotel Mirabell, welches bemüht ist, seinen Gästen Badewonnen wie in alter Zeit zu bereiten.

HOTEL MIRABELL (BAD SCHARTL) – H.-V.-PERTHALER-STR. 11 – 39030 OLANG
TEL. 0039 0474 49 61 91 – FAX 0039 0474 49 82 27

Die gute alte Zeit auferstehen lässt der Baderaum im Hotel Mirabell.

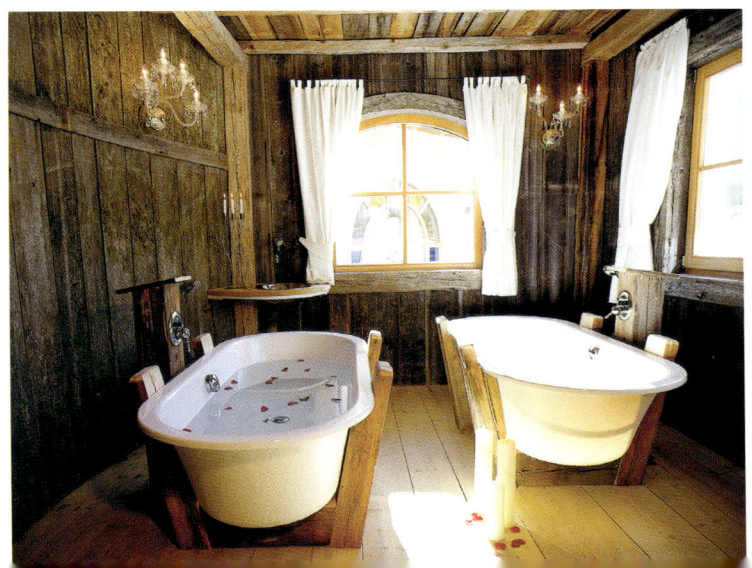

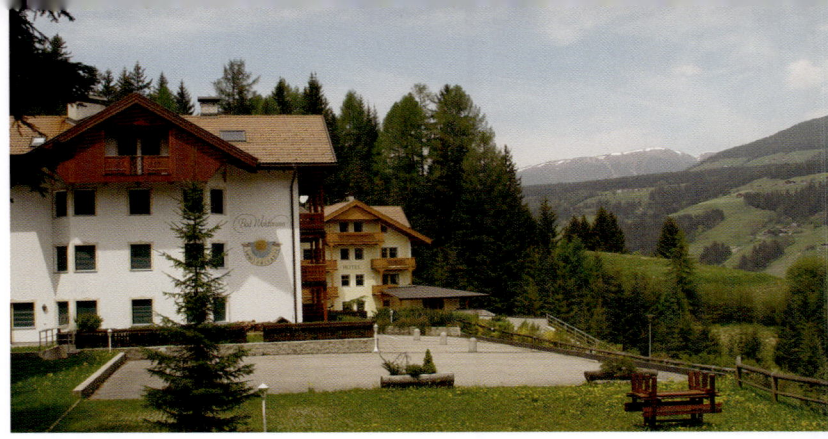

Moderne Hotelanlage auf geschichtsträchtigem Boden

WELSBERG, **1166** M

Wallbrunn, Waldbrunn oder Welsberger Bad *(32)*

WO ADEL UND DICHTER SICH EINSTELLTEN

Oligomineralisches Wasser

Heilanzeige: Nervenschwäche, Verdauungsstörungen, Rheuma, Fußleiden

Das südwestlich von Welsberg gelegene Wildbadl wurde vermutlich nach der Kapelle zur hl. Walburga benannt und auch der Name der Quelle wird auf die Schutzpatronin zurückgeführt. Seit wann hier gebadet wurde ist unbekannt, aber erstmals tritt es 1528 in Erscheinung. In der waldreichen Umgebung von Bad Wallbrunn hatten sich unter Führung des Wiedertäufers Jakob Huter 80 bis 90 so genannte „Huterer", Mitglieder einer verbotenen Glaubensbewegung, versammelt. In diesem Zusammenhang wird auch die Örtlichkeit genannt.

In den weiteren dreihundert Jahren war Wallbrunn nur in der balneologischen Literatur existent. Um 1830 wird die Errichtung eines neuen Badhauses verzeichnet, dem der wirtschaftliche Erfolg jedoch versagt blieb. 1873 war der Kurbetrieb bereits wieder eingestellt. Ein neuer Besitzer wagte einen Neubeginn und führte einige Verbesserungen durch, sodass sich die Türen des einstöckigen Badhauses wenigstens für ein paar Wochen im Sommer öffneten. Erst Ende des 19. Jahrhunderts gelang der Aufbruch ins Zeitalter des Fremdenverkehrs. Während der Sommermonate wurden die Gäste von einem Arzt aus Meran betreut, und so kamen viele Patienten aus Meran in das jetzt in „Waldbrunn" umbenannte Badl.

Um 1905 entstand im Zuge des florierenden Tourismus ein vornehmes Hotel mit 80 Zimmern und zehn Bädern. Bis zum Ersten Weltkrieg begeisterte Waldbrunn selbst die Prominenz. So auch Hugo von Hofmannsthal und Arthur Schnitzler, die in

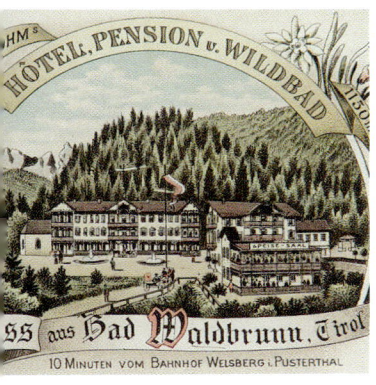

Bad Waldbrunn um 1917

den Sommern 1906 und 1907 ein Kapitel Badgeschichte schrieben – dank der Vorzüge der Walburgaquelle. Die Walburga- oder Badequelle entspringt nahe der Anstalt aus Sand über Quarzphyllit und soll Magnesium enthalten.

Während des Ersten Weltkrieges wurden die Gebäude für militärische Zwecke verwendet. 1925 wurde der Bäderbetrieb wieder aufgenommen, musste aber vier Jahre später

wieder schließen. Danach ging Bad Waldbrunn in den Besitz der römischen Wohlfahrtsgesellschaft Onfar über, die hier erholungsbedürftige Wehrmachtsangehörige einquartierte. Bis in die 70er Jahre des 20. Jahrhunderts waren Feriengruppen untergebracht. Danach war es der Verwahrlosung preisgegeben, bis neue Besitzer den Mut hatten, 1994 eine Wohnanlage und ein Hotel zu eröffnen.

HOTEL BAD WALDBRUNN – SCHIESSSTANDWEG 7 – 39035 WELSBERG
TEL. 0039 0474 94 41 77 – FAX 0039 0474 94 42 29
www.hotelbadwaldbrunn.com

EINSTMALIGE BÄDER – GASTBETRIEB

Pustertal

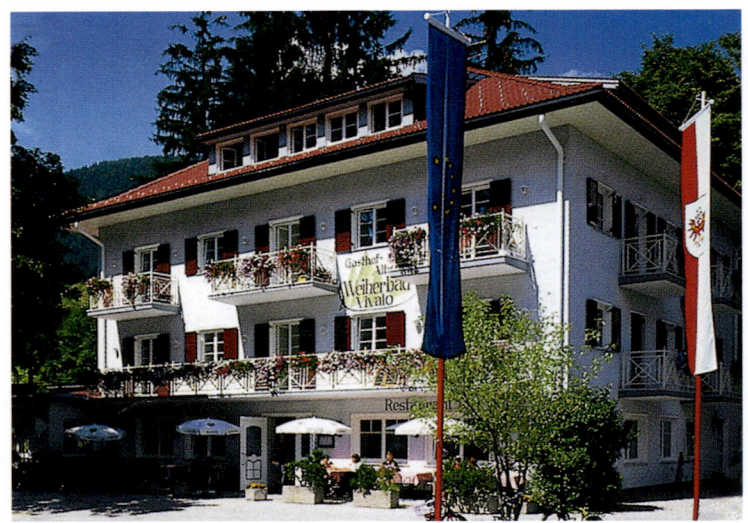

Einst und jetzt: eine beliebte Sommerfrische

NIEDERDORF, 1165 M

Weiher- oder Kohlerbad (33)

VON FÜRSTLICHEM INTERESSE

Mittelmineralisches Wasser an der unteren Grenze

Heilanzeige: Frauenkrankheiten, Blutungen

Das Weiherbad: ursprünglich „der Weiher und das Bad an der oberen Aue zu Nyderndorf", dem Volksnamen nach auch als „Weiberbad" bekannt.

Die erste urkundliche Erwähnung reicht auf das Jahr 1395 zurück. Am 3. November 1395 verkauft Nikel Kamprian an die „St. Steffen Pfarrkirche zway Anger zu Weyber". Der Name deutet auf einen Weiher (Fischteich) und auf ein Quellgebiet hin. Historische Belege finden sich oft nur in Besitzwechselurkunden oder dann, wenn der jeweilige Ort einen besonderen Aufschwung erlebte. Dieser Aufschwung wurde dem Bad an der Rienz durch Fürst Franz Seraph Porzia aus Kärnten beschert. Seine Hoheit baute dort, wo schon früher eine kleine Badebehausung bestanden hatte, um 1817 für sich eine Badekammer und eine kleine Wohnung aus Holz. Durch seine Anwesenheit und besonders durch seine Genesung erlebte das Weiherbad eine Blütezeit.

Auch mit der Namensgebung hatte der Fürst, wenn auch indirekt, zu tun. Er entstand durch die Nähe des Kurbades bei einem von den Grafen Künigl angelegten Brutteich, einem Weiher, der bis in die 50er Jahre des 19. Jahrhunderts existiert hat. Davor hieß es Kohlerbad, benannt nach den nahen Kohlenmeilern der Gemeinde Niederdorf.

Im Jahr 1851 entstand ein zweistöckiger Neubau, der für gehobenere Ansprüche ausgestattet war. Es gab eine Badmeisterei mit der üblichen Gemeinschaftsküche für die einfache Bevöl-

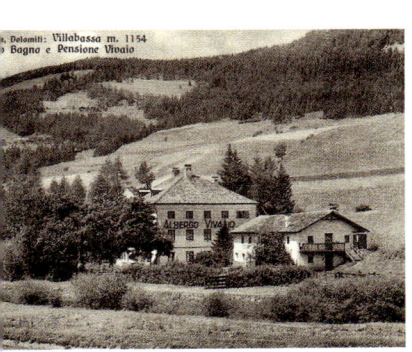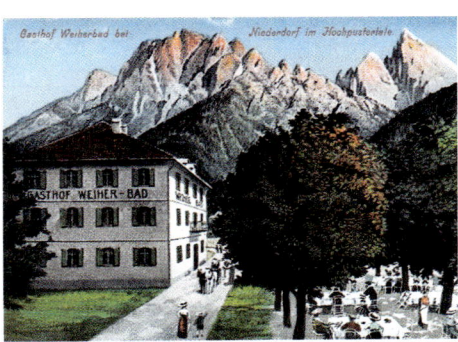

Von bescheidener Badebehausung zum stattlichen Kurbad

kerung, und gegenüber präsentierte sich das Herrenhaus mit seinen Bädern und der Herberge im ersten Stock. Zur heimischen Bevölkerung fand sich bald auswärtige Prominenz ein, um Bade- und Trinkkuren zu absolvieren. 1881 wurde den damit gestiegenen Ansprüchen mit einer Renovierung Rechnung getragen.

Um die Jahrhundertwende profilierte sich das Weiherbad als beliebte Sommerfrische, bevor es durch die Nähe zur Front im Ersten Weltkrieg stark in Mitleidenschaft gezogen wurde. Nach dem Krieg wurden die Bäder aufgelassen und nur mehr der Gastbetrieb weitergeführt.

Die drei Quellen (Stefanie-, Forellen- und Badequelle) des Weiherbades führen ein erdig-kalisches Wasser mit geringem Mineralgehalt. Das Nass entspringt heute noch in der Nähe des Gasthofes in einer moosigen Wiese aus dem Phyllit.
Eine erste Analyse des Gesundbrunnens stammt aus dem 16. Jahrhundert und ist noch heute in einer handgeschriebenen Fassung hinter Glas geschützt im Bad zu besichtigen. Die

enthaltenen Substanzen Schwefel, Goldschlicht, Salniter und Alaun versprachen Heilung bei Blutflüssen und Frauenleiden.
Die etwa 200 bis 300 m östlich der Badanlage entspringende „Stefanie-Quelle" sowie die „Forellen-Quelle", welche hinter dem Gasthof entspringt, werden heute beide im angrenzenden Kurpark von Niederdorf genutzt (Letztere speist die neu angelegte „Kneipp-Anlage").

GASTHOF WEIHERBAD – FAMILIE STOLL
WEIHERWEG 7 – 39039 NIEDERDORF
TEL. 0039 0474 74 51 97 – FAX 0039 0474 74 05 84
INFO@WEIHERBAD.COM – WWW.WEIHERBAD.COM

GSIES, 1144 M

Bad Gsies (34)

In St. Magdalena in Gsies wurde noch um 1930 ein kleines Badhaus von Einheimischen gegen Rheuma, Muskel- und Gliederschmerzen aufgesucht. Es bestand seit alters und wird um 1800 erwähnt; 1830 wurde das Bezugsrecht der Quelle, welche eisenhaltig sein soll, privat erworben. Heute wird das Gsieser Bad als Gaststätte geführt.

GASTHOF GSIESER BAD – FAMILIE HOFMANN-STEINMEIER
39039 ST. MAGDALENA/GSIES – TEL. 0039 0474 94 80 88

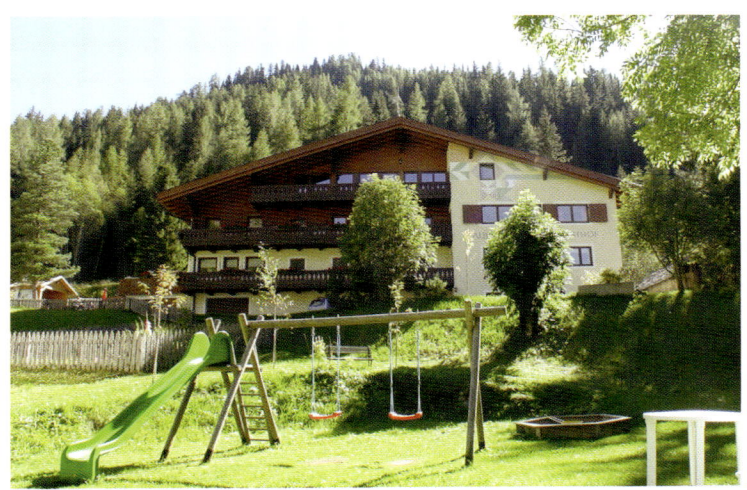

Namhafte Persönlichkeiten fanden sich in Bad Rumestluns ein.

<small>Wengen,</small> 1415 <small>m</small>

Bad Rumestluns *(35)*

<small>Krücken als Votivgaben</small>

Mittelmineralisches Kalzium-Magnesium-Hydrogencarbonat-Sulfat-Wasser

Heilanzeige: Rheuma, Hautkrankheiten, Venenprobleme, Skorbut, Rotlauf, Appetitlosigkeit

Die älteste Darstellung von Bad Rumestluns befindet sich auf dem Altarbild in der ehemaligen Badkapelle. Eine ursprüngliche, miniaturförmige Abbildung des Bades, gemalt zwischen Siechen, die hilfesuchend zur Gottesmutter mit dem Jesuskind blicken. Seit wann das Schwefelbad jedoch tatsächlich existiert ist unbekannt. Ein erstes Schrifttum findet sich erst nach dem Brand des Badhauses Ende des 18. Jahrhunderts. Lange Zeit hindurch war das Bauernbadl südöstlich von Wengen am

Ganabach beliebter Treffpunkt der ladinischen Bevölkerung. Besonders das Dampfbad wurde gerühmt, welches keineswegs den Vorstellungen von heute entsprach. Handelte es sich hierbei doch um einen Holzkasten mit einer Öffnung für den Kopf, in dem es zu schwitzen galt. Diese Prozedur sollte Rheuma kurieren.

Zu Beginn des 19. Jahrhunderts fanden sich rund hundert Kurgäste ein, viele davon, um sich von der Krätze (einem Hautausschlag) zu befreien. Die Quelle entspringt gleich oberhalb des heutigen Gasthauses Bad Rumestluns unter einem Baum, nachdem ihr Wasser die Konglomerate der Buchensteiner Schichten mit Bellerophonkalk durchwandert hat. Dieses Elixier hat eine weißliche Farbe und schmeckt und riecht nach Schwefelwasserstoff. Für die Bade- und Trinkkuren wurde es zum Badhaus geleitet und diente unter anderem als Vorbeugungsmittel gegen Rotlauf, bei Arthritis und Appetitlosigkeit.

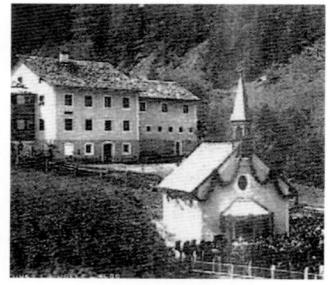

Fotografie von Bad Rumestluns, bei der Einweihung der Kapelle im Jahr 1933

Im Jahr 1896 brannte das Badhaus mitsamt dem Hof und einer bereits bestehenden Kapelle ab. Man ließ sich dadurch nicht entmutigen und bereits ein Jahr später entstand ein neues Badgasthaus mit je zehn Zimmern und Badekammern. Dazu gehörten ein einstöckiges Vorderhaus mit Keller, Stube und Küche, weiters eine Veranda, die auch als Speisesaal für die Gäste diente, und mehrere gemauerte und getäfelte Zimmer. Die Infrastruktur ergänzte ein einstöckiges angebautes Hinterhaus mit den Badekabinen und Zimmern aus Holz für die einfacheren Besucher. Durch beide Häuser zog sich ein Gang, der am Ende des Hinterhauses in einem Brunnenraum endete, wo immer frisches Heilwasser floss. In der Zwischenkriegszeit verbesserte und vergrößerte man die Badgebäude nochmals und baute etwas unterhalb des Gasthauses auch die heutige Kapelle, in der die Geheilten als Votivgabe ihre Krücken und Gehhilfen zurückzulassen pflegten. Nach dem Ersten Weltkrieg war das Bad im Sommer für einige Jahre ein beliebter Treffpunkt namhafter Persönlichkeiten. Obwohl es von jeher mehr von der örtlichen Bevölkerung besucht worden war, suchten auch etliche ausländische Gäste Bad Rumestluns auf. Der bekannteste unter ihnen war der Atomphysiker und Nobelpreisträger Dr. Max Planck. Im Zweiten Weltkrieg kamen die Soldaten, aber nicht um zu plündern, sondern um hier zu baden. So ist Bad Rumestluns auch im Buch von Luis Trenker „Berge in Flammen" erwähnt. In der Folge wurde das romantisch gelegene Rumestluns mehr oder minder stark frequentiert. Nach einem radikalen Umbau im Jahre 1978 wurde der Badebetrieb aufgrund der hohen Auflagen eingestellt und nur mehr der Gastbetrieb aufrechterhalten. Ab und zu kommen noch Besucher, um Wasser zu schöpfen. Die Besitzer des Gasthauses Rumestluns sind bestrebt, die Quelle in einem Brunnen zu fassen.

GASTHOF AL BAGN – RUMESTLUNS 8 – 39030 WENGEN
TEL. 0039 0471 84 31 37 – FAX 0039 0471 84 20 40
info@albagno.it – www.albagno.it

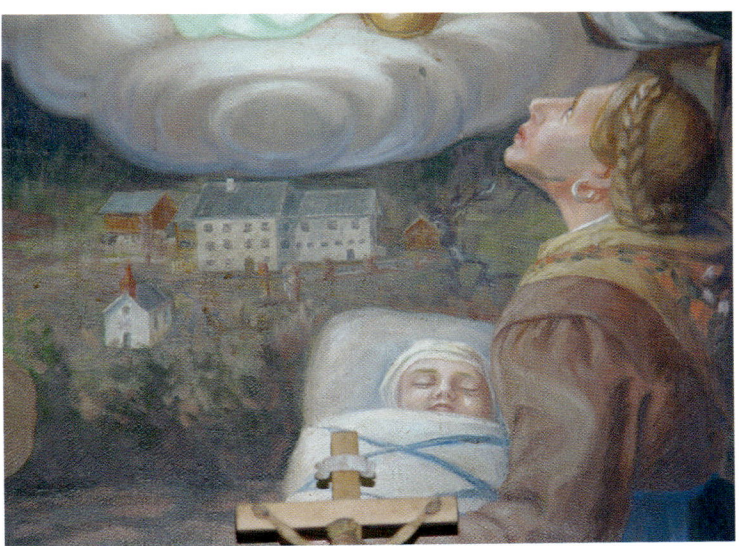

Die älteste Darstellung des Bades in der Kapelle

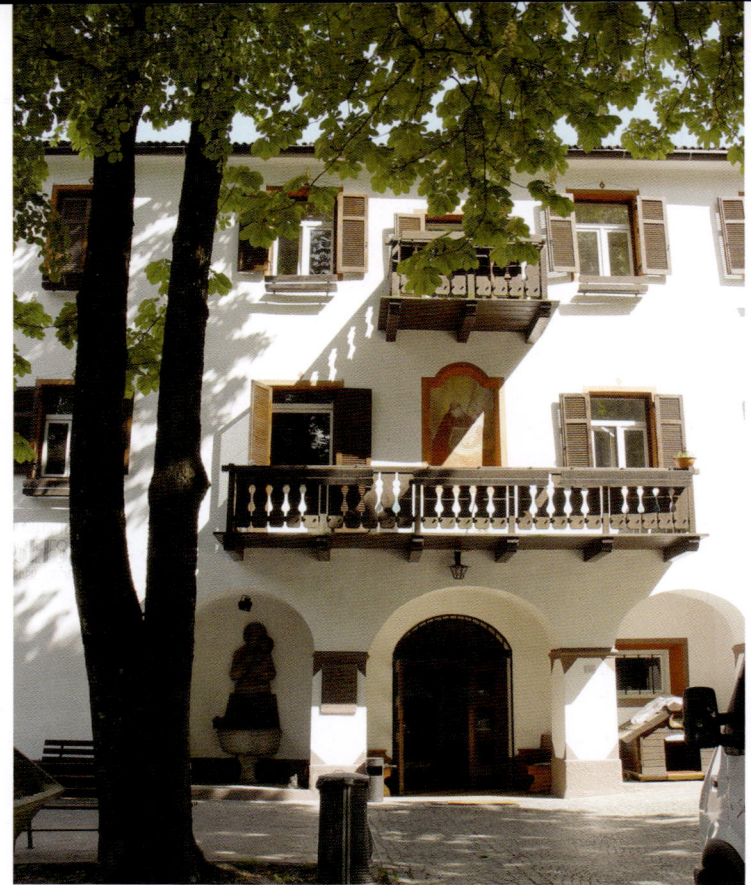

Die ehemalige Klosteranlage beherbergt ein Therapiezentrum.

ALGUND, **350** M

Josefsberg *(36)*

HINTER KLOSTERMAUERN

Heilanzeige: Ausschläge, Aussatz, Gliederkrankheiten,
Lähmungen, Verstopfungen und Frauenleiden

Man schrieb das Jahr 1674, als der Waldbruder Jakob Müller
von Dreikirchen eine Einsiedelei auf dem Nordhang des Mar-

linger Berges in der Fraktion Forst errichtete und Adam Graf von Brandis vom nahen Schloss Forst eine Kapelle zum hl. Josef stiftete. 1681 entstand dort das Kloster Josefsberg, welches unter der Leitung des Ordens der Hieronymitaner stand. In jener Zeit wurde die heilende Kraft der Quelle entdeckt, und ihr stärkendes und auflösendes Wasser kurierte angeblich allerlei Krankheiten wie Ausschläge, Aussatz, Gliederbeschwerden, Lähmungen, Verstopfungen und Frauenleiden.

1786 wurde der Orden von Josef II. aufgelöst und 1794 baute man das Gebäude zu einer Badeanstalt um. Zwei Jahre später widmete sich eine gedruckte Badschrift der „Beschreibung des neu errichteten Baads am St. Josephsberg nächst Meran". Darin werden etliche Fälle von Heilungen aufgezählt und mit der „lieblichlandschaftlichen Lage" geworben. Die Betreiber von Bad Josefsberg zeigten soziales Gespür und staffelten ihre Preise für einen Kuraufenthalt je nach wirtschaftlicher Situation ihrer Kunden. Der Aufenthalt für Kranke und Soldaten war sogar unentgeltlich möglich. Das Mitbringen der eigenen Bettwäsche sei als Vorsicht vor Ansteckung unumgänglich, aber dem Badegast würde es an „keinem erlaubten und angenehmen Vergnügen mangeln".

Die Wirren der Kriegsjahre und das Leid von Kranken und Verwundeten haben sich allgemein auf das Tiroler Badewesen ausgewirkt. Die kostenlose oder kostengünstige Aufnahme von Armen, Kranken und Soldaten bezeugt die Not der Bevölkerung in diesen Jahren, hebt jedoch gleichzeitig die Bedeutung hervor, welche einem Kuraufenthalt zukam. Dem ehemaligen Kloster war im 19. Jahrhundert ein wechselvolles Schicksal beschieden: Nach der Einstellung des Badebetriebs 1826 wurde daraus ein Gasthaus und Ausflugsort. Danach kam Josefsberg wieder als Kloster und Seminarort ins Gespräch, was aber nicht zustande kam, und so verfielen die ehrwürdigen Mauern langsam, bis ein Gerbermeister aus Meran um 1860 das ehemalige Kloster wieder schlossartig herstellte. Vor einigen Jahren wurde im ehemaligen Kloster eine Rehabilitationsstätte für Drogenabhängige eingerichtet.

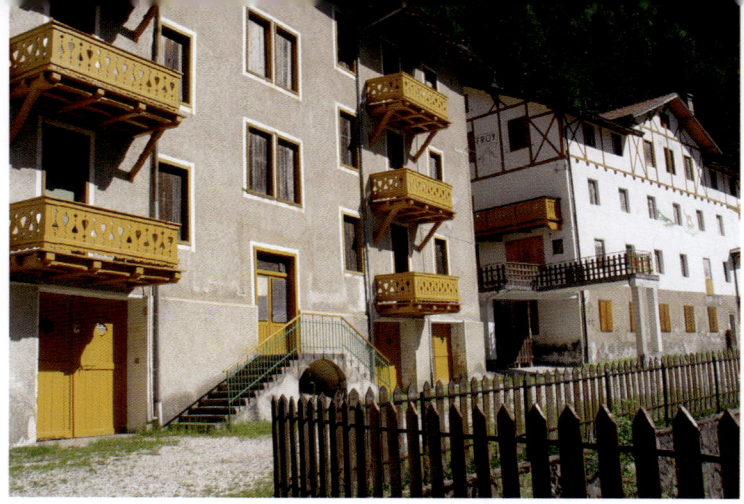

Aus dem ehemals imposanten Kurhaus wurde ein Beherbergungsbetrieb.

GUFIDAUN, 1126 M

Bad Froy (37)

WURZELN IM SAGENBEREICH

Mittelmineralische Wasser

Heilanzeige: Anämie, Chlorose, Sterilität, Unterleibsbeschwerden, Trinkkuren gegen Magen- und Darmstörungen

Nach einer Ursprungssage, die sich um den heiligen Theobald rankt, soll der Heilige, der sich als Einsiedler in diese Gegend zurückgezogen hatte, bemerkt haben, wie alte und verwundete Rehe im Wasser einer Quelle Heilung und neue Kraft fanden. Auch er selbst wurde mit Hilfe des Wassers von einer Krankheit geheilt. Dieser Ruf verbreitete sich und bald wurde der Ort bekannt. Der heilige Theobald wird seither als Patron des Bades verehrt und zum Dank baute man ihm eine Kapelle. Eine recht seltsame Geschichte, denn der Heilige, der 1066 gestorben ist, hat Tirol nie gesehen.

Legende oder nicht, sicher ist, dass das Bad zu den ältesten in Südtirol gehört. Bereits 1233 ist es als Malgrei „Farai" des Viertels Gufidaun namentlich genannt. Ob bereits damals hier gebadet wurde, ist nicht bekannt. Erst im 16. Jahrhundert, genauer gesagt 1547, wird ein „Badmeister" urkundlich erwähnt. Eine Abbildung von Bad Froy aus dem Jahre 1654 zeigt ein hölzernes Badhaus auf der linken Seite des Froybaches und eine Kapelle auf dessen rechter Seite. Eine Einsiedelei fehlt, von dieser wird erst hundert Jahre später berichtet.

Das zunehmende Interesse an Bad Froy, auch Foi genannt, machte einen Ausbau notwendig, und so verlängerte man das bestehende Badhaus quer über den Bach. Um 1855 standen in diesem aus Stein gebauten Haus, zu dem auch hölzerne Nebengebäude gehörten, 18 Zimmer für einen Kuraufenthalt bereit. Plötzlich, am 18. September 1867, passierte ein Unglück. Ein

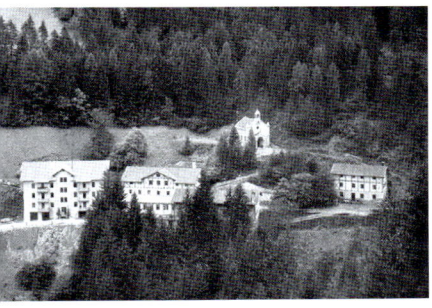

durch gewaltige Regengüsse verursachter Bergsturz riss das Badhaus zusammen mit fünf Besuchern in die Tiefe. Ein Marterl erinnerte noch lange Zeit an diese Begebenheit.

Bad Froy, 1923

Mit neuem Mut wurde bald – wohlweislich diesmal auf der rechten Seite des Baches – mit einem Neubau begonnen. Vor allem Bewohner aus den umliegenden Gehöften sah man im Wildbad, dessen Einrichtung bescheiden blieb, darunter viele Frauen. Galt Bad Froy doch als bekanntes Frauenbad, zu dem die Bäuerinnen des Kindersegens wegen gerade aus dem Eisacktal pilgerten. Verzeichneten die Anfänge des 19. Jahrhunderts kaum 20 Besucher jährlich, so stieg ihre Zahl um 1840 auf durchschnittlich 300 Personen im Jahr, ab 1850 waren es dank des guten Rufes über 500. In den folgenden Jahrzehnten stieg die Zahl der Heilungssuchenden weiter, aber erst der Beginn des 20. Jahrhunderts, als Bad Froy 1904 in den Besitz der Chorherren von Neustift überging, brachte erneuten Schwung ins Badegeschehen. Es wurde eine neue, befahrbare Straße von Mittermühl herauf angelegt, die bereits bestehenden Gebäude vergrößert und neue Gästehäuser errichtet. Es entstand auch eine neue Kapelle, und das alte Badhaus, das so genannte Bauernhaus, stand nun mit Gemeinschaftsküche und bescheideneren Unterkünften den weniger begüterten Besuchern zur Verfügung. Insgesamt gab es 65 Zimmer mit 120 Betten und 20 Badekabinen, von denen sechs erster Klasse waren. So blieb es in seiner äußeren Form bis heute. Aufgrund dieser Bemühungen blieben auch die Gäste nicht aus, und so stellten sich bis zum Ersten Weltkrieg an die 800 bis 1000 Besucher jährlich ein. Sie blieben durchschnittlich eine Woche, eine Kur sollte drei Wochen nicht überschreiten.

Nach dem Krieg ereilte auch dieses Bad das Schicksal vieler anderer Bäder in dieser Zeit: Es fanden sich zwar wieder Besucher ein, doch ihre Zahl wurde immer geringer, bis der Badebetrieb eingestellt wurde.

Heute wird das idyllisch gelegene Ensemble von einem geistlichen Orden für Aufenthalte von Jugendgruppen genutzt.

Vier Quellen fanden in Bad Froy Verwendung: Sie entspringen aus basalem Porphyr, der von Kohlenstoffphyllit oder graphitischem Phyllitschiefer überlagert ist. Dadurch ist auch der hohe Radioaktivitätsgehalt dieser Quellen zu erklären.

Eisenquelle
Mittelmineralisches Kalzium-Magnesium-Hydrogencarbonat-Wasser mit schwankendem Eisengehalt. Radioaktivität am Ursprung bis zu 1347 Bq/l. Für Bäder und Trinkkuren. Zweitstärkste Eisenquelle Südtirols. Am linken Bachufer in der Nähe des alten Badhauses. Das ockergelbe Sediment, welches sich bei der Quelle ablagert, besteht hauptsächlich aus Eisenoxyd und soll bei offenen Beinen mit Erfolg angewendet werden. Schon damals, als das alte Badhaus noch bestand, hat man dieses Wasser mittels eines Rohres in den Heizraum geleitet, wo es zum Baden erwärmt wurde.

Schwefelquelle
Mittelmineralisches Kalzium-Hydrogencarbonat-Sulfat-Wasser.
Der Name Schwefelquelle ist nicht gerechtfertigt. Für Bäder und
Trinkkuren. Liegt in der Nähe der Eisenquelle am linken Bachufer.

Magenquelle
Zwei Ursprünge in der Nähe des heutigen Badkomplexes,
auf der rechten Seite des Froybaches. Kaum mineralische
Bestandteile, mittelmineralisches Kalzium-Magnesium-Sulfat-
Hydrogencarbonat-Wasser, Radioaktivität 588,6 Bq/l.

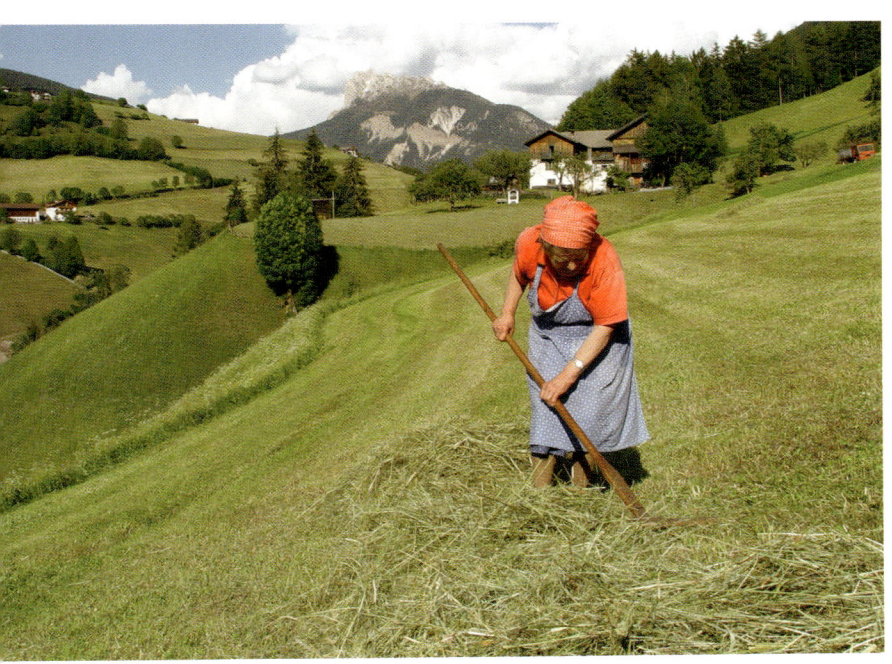

Reizvolle Umgebung bei Bad Froy in Gufidaun

Theobaldquelle
Das schwefelhaltige Wasser sprudelt am rechten Ufer des
Froybaches und wird zu Trinkkuren verwendet.

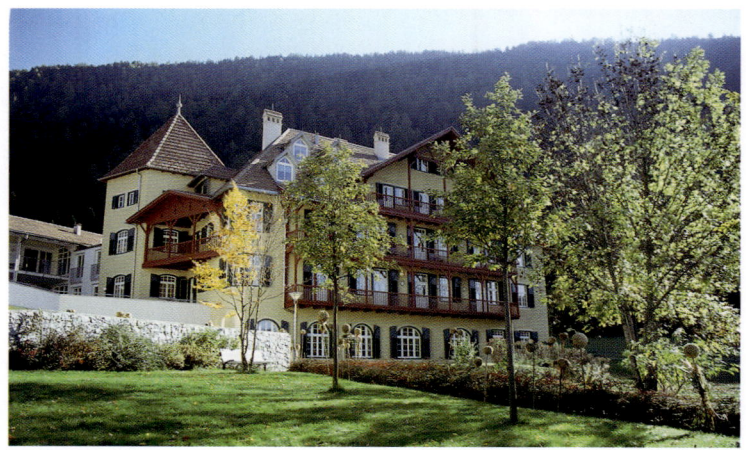

Bad Bachgart beherbergt Heilungssuchende seit fünfhundert Jahren.

RODENECK, **861** M

Bad Bachgart (38)
HEUTIGES THERAPIEZENTRUM

Oligomineralisches Wasser, Radioaktivität 10,8 Bq/l

Heilanzeige: „Frauenbadl", Menstruationsbeschwerden, Unfruchtbarkeit

Im Therapiezentrum mit dem Namen „Bad Bachgart" werden Alkohol- und Medikamentabhängigkeiten, psychosomatische Krankheiten und vieles mehr behandelt.

Das war nicht immer so. Wie schon der Name andeutet, befand sich an heutiger Stelle ein ehemaliges Wildbad, aus dem jahrhundertelang die bäuerliche Bevölkerung von Mühlbach und Rodeneck Kraft schöpfte.

Um 1010 wird in einem Tauschvertrag eine Hofstatt mitsamt Wasser genannt; im Jahr 1588 wird in einem Kaufvertrag erstmals eine Badehütte erwähnt. Irgendwo dazwischen dürfte der Beginn des regulären Badebetriebes liegen, über den jegliche Angaben fehlen. Die Dokumentation beginnt hundert Jahre später: Zwischen 1802 und 1804 wurde neben den bereits vorhandenen Gebäuden ein neues Wohnhaus mit einer Kapelle errichtet. Die Anzahl der Badegäste, aber auch deren Bedürfnisse änderten sich.

Seit dem Bestehen war es fast ausschließlich die Landbevölkerung aus der näheren Umgebung, die Bad Bachgart aufsuchte. Im Laufe der Zeit nahm die Anzahl der Gäste zu und so kamen nach dem Neubau zwischen 450 bis 500 Kurgäste pro Saison. Eine Saison dauerte hier relativ lange, von Mai bis Oktober.

1847 wird in manchen Sommern von bis zu 1000 Personen berichtet, wobei gesagt werden muss, dass Zahlen aus jener Zeit ganz allgemein skeptisch zu betrachten sind.

1879 brannte Bad Bachgart teilweise ab, wurde jedoch bereits ein Jahr später unter neuer Führung wieder eröffnet. Mit der Erweiterung auf 36 Zimmer fanden sich auch die städtische Bevölkerung und auswärtige Herrschaften ein. Berühmtester Gast war zweifellos Papst Johannes XXIII. Roncalli, als er noch Patriarch von Venedig war. Seine Heiligkeit wusste das als leicht mineralisch eingestufte Wasser von Bad Bachgart zu schätzen und kam gleich mehrmals zur Kur.

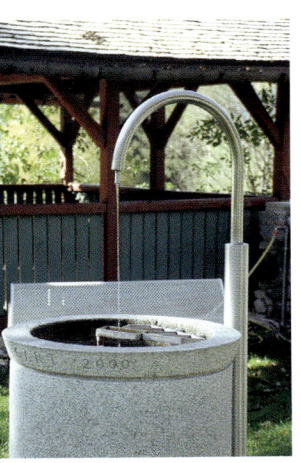

Gesundbrunnen in der Parkanlage

Eigentlich sind es drei aus dem Quarzphyllit entspringende Quellen, die den Ruf von Bachgart begründeten.

Die so genannte obere Trinkquelle tritt einige hundert Meter vom Bad entfernt mit einer Temperatur von 9,5 Grad und 7,4 Mache-Einheiten zutage und wurde zum Bad geleitet.

Die zweite, die Badequelle mit derselben Temperatur und 4,6 Mache-Einheiten, entspringt unmittelbar hinter dem Badhotel. Daneben gibt es noch eine Waldquelle.

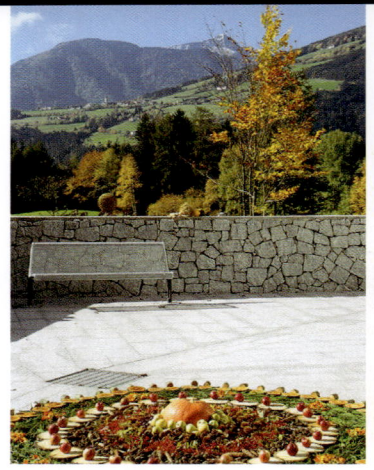
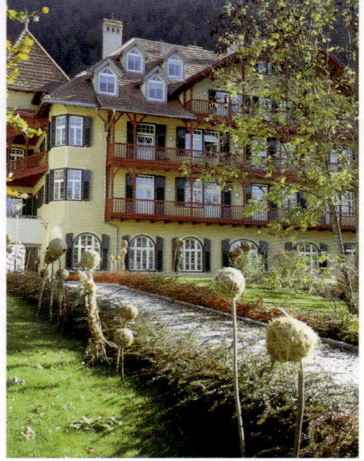

Die malerische Lage von Bad Bachgart ist einer Genesung sicher förderlich.

Im heutigen Sinne ist das Wasser von Bachgart kein Mineralwasser, sondern gutes Trinkwasser. Es galt jedoch für besonders wirksam bei Menstruationsstörungen, Unfruchtbarkeit und Erkrankungen der weiblichen Geschlechtsorgane, was ihm auch den Namen „Frauenbadl" einbrachte.

Der Besucherstrom hielt an, 1893 wurde das Bad bereits auf 50 Betten erweitert, wenig später erhöhte man das Haus um einen Stock, um dem steigenden Komfort der Zeit zu entsprechen. 1914 kam ein Anbau mit Saal, Lese- und Gesellschaftsräumen hinzu. Bad Bachgart besaß nun 100 Zimmer, 10 Badekabinen und einen Raum für Hydrotherapien. Das alte Badhaus blieb weiterhin für die einfachen Leute, besonders für die Landbevölkerung aus der Umgebung, bestehen.

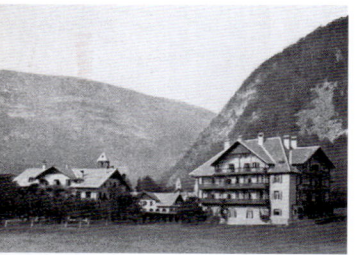

Bad Bachgart um die vorige Jahrhundertwende

Bad Bachgart mit seiner traumhaften Lage entwickelte sich immer mehr zu einem klimatischen Kurort für Sommerfrischler. Es überstand die Einbrüche des Ersten Weltkriegs und die der Nachkriegszeit; erst der Zweite Weltkrieg brachte das Aus für das Badl. Längere Zeit waren Ferienkolonien darin untergebracht. Durch die Gründung eines Therapiezentrums für psychische Erkrankungen bleibt der Charakter des einstigen Kurbades erhalten, indem der heutige Verwendungszweck der einstigen Heilungsstätte Rechnung trägt.

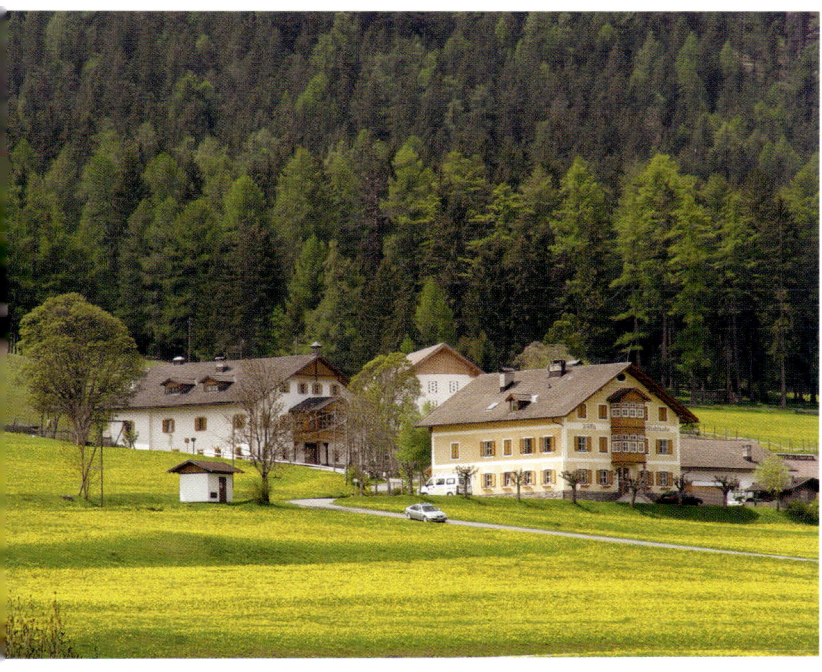

In Bad Maistatt waren Geselligkeit und Gemeinschaftssinn Trumpf.

NIEDERDORF, **1243** M

Bad Maistatt (39)

DURCH „HANSEN" DAZUGEHÖREN

Oligomineralisches Wasser

Heilanzeige: Verdauungsstörungen, Stoffwechselstörungen, Atmungsorgane, hysterische Leiden, Unterleibsbeschwerden

Das an der linken Taseite gelegene, aussichtsreiche Bad Maistatt übte seit dem 18. Jahrhundert einen besonderen Reiz auf seine Besucher aus. Wann das erste Badhaus errichtet wurde, ist nicht bekannt. Bestimmt jedoch vor 1712, denn in diesem

Jahr wurde neben dem Bad eine hölzerne Franziskuskapelle erbaut, damit die Kurgäste zur Erfüllung ihrer Christenpflicht nicht nach Niederdorf gehen mussten. Schon 1728 wurde daraus eine gemauerte Andachtsstätte.

Aber nun zu jenen Annalen, die das Wohl und Wehe von Maistatt vorzüglich dokumentieren – den „Hansebüchern". Darin wurden all jene verzeichnet, die in die Badegemeinschaft von Bad Maistatt durch einen zeremoniellen Brauch, den so genannten „Hansen", aufgenommen wurden.
Es wird von lustigen, manchmal auch derben Ritualen berichtet, die ein Neuzugang über sich ergehen lassen musste. Die Zeremonie wurde scherzhalber in Form eines Prozesses abgewickelt. Zu diesem Zweck wurde alljährlich von der Badegesellschaft ein Richter, ein Kläger, ein Schriftführer und ein Gerichtsdiener ernannt. Unter anderem wird über einen Gastwirt berichtet, welcher in Eisen und Bande gelegt und mit Bratwürsten geschlagen wurde; ein Maler aus dem Pustertal musste versprechen, nie eine nackte Frau zu malen, und der Maler Joseph Adam Mölkh sollte die Badkapelle unentgeltlich mit einem Fresko schmücken. Üblicherweise konnte man sich auch, falls man derartige Ansinnen ablehnte, in Form einer Spende für neue Badeeinrichtungen, für das Personal oder für ärmere Badegäste davon freikaufen. Der erste Band der Hansebücher gilt heute als verschollen, er soll die Zeit vor 1712 umfasst haben, in der angeblich auch Kaiser Maximilian auf Besuch war. Der zweite Band enthält Eintragungen von 1712 (im Jahr 1714 wurden auch sieben Badgesetze beschlossen, die das Treiben im Bad regeln sollten) bis 1776. Das dritte Hansebuch reicht bis zum Anfang des 20. Jahrhunderts, wobei die Eintragungen ab 1863 spärlicher werden.

Im zweiten Hansebuch steht zu lesen, wie das Bad zu seinem Namen gekommen sein soll: Im Jahr 1511 hat sich Kaiser Maximilian auf einem Feldzug gegen Venedig im Pustertal aufgehalten und soll sich nach der Belagerung und der Einnahme von Schloss Pentelstein für einige Tage zur Erholung in ein Wildbad begeben haben. Es kamen viele Leute dorthin, um dem Kaiser ihre Aufwartung zu machen. Auf die Frage, wohin sie gingen, hätten sie geantwortet: „Zur Majestät". Diese Bezeichnung hat man für das Bad beibehalten und daraus sei der Name „Maistatt" enstanden.

Das Buch enthält auch eine kolorierte Zeichnung, welche dieses sagenhafte Ereignis darstellt. Es zeigt die Gegend um Maistatt, das Badhaus und das nahe gelegene Niederdorf. In einer Badewanne unter einem Zelt badet der Kaiser und einige Personen machen ihm ihre Aufwartung.

Tatsächlich dürfte der Ursprung dieses Namens aber schon viel älter sein, denn in einer Urkunde von 1273 schein ein „predictum in Meilstat" auf. Die gesamte Gegend soll wegen der großen Holzkohlenbrennereien als „Meilstatt" bekannt gewesen sein. So weit zum Ursprung.

Wie die Hansebücher belegen, gaben sich hier gerne die reichen Kauf- und Weinherren aus dem Etschland ein Stelldichein, welche sich offenbar durch gewaltige Ess-, Trink- und Lebenslust ausgezeichnet haben. Unter den illustren Gästen finden sich weiters Angehörige des hohen einheimischen Adels wie die Familien Wolkenstein, Trapp, Sarnthein genauso wie Angehörige des niederen einheimischen Adels samt Gefolge und Bürger wie etwa Kaufleute aus Bozen, Professoren aus Innsbruck, Ärzte, Militär, aber auch Handwerker. Die Gäste kamen aus Verona, Venedig, Apulien, München, Berlin, Lüttich und Litauen. Die Anwesenheit betuchter Herrschaften war natürlich Anlass für viele Adabeis, ebenfalls das Wildbadl aufzusuchen, was dessen Beliebtheit steigerte.

Damals zeichnete sich die Badegesellschaft zu Maistatt auch durch einen früh erwachten Sprachreinigungstrieb angesichts der „Völkervielfalt sehr vorteilhaft von anderen" aus, wie es heißt. Für jedes Wort, das nicht „glatt und reindeutsch" von der Zunge lief, hatte jeder Gast einen Kreuzer zu bezahlen. Im Jahr 1733 betrug das Strafgeld, welches der Kapelle zugewendet wurde, 21 fl. 6 kr. und man kam durch eine einfache Berechnung zu dem interessanten Ergebnis, dass in jener Saison 1266 undeutsche Wörter gebraucht worden waren. Im Jahr

1825 kam die Sitte des Hansens ab, sie soll sogar ausdrücklich verboten worden sein.

Trotz der großen Beliebtheit von Bad Maistatt blieben die Einrichtungen bescheiden. Von einigen Armen abgesehen, wohnten die Kurgäste in Niederdorf und mussten sich von dort sogar die Verpflegung mitbringen, da es dem Besitzer bis 1785 untersagt wurde, seine Gäste zu bewirten. Erst 1850 wurde aus- und umgebaut. Es entstand ein neues Gebäude mit 60 Zimmern, allerdings mit nur drei Badekabinen, da das Heilwasser hauptsächlich getrunken wurde. Im so genannten Herrenhäusl, vermutlich ein Altbestand, konnten weniger Betuchte sich immer noch selbst verpflegen.

Mit Beginn der Napoleonischen Kriege, gegen Ende des 18. Jahrhunderts, wurden die Badefreuden auf Maistatt für Jahre unterbrochen und erst im Jahr 1814 erschienen wieder die ersten Besucher. In den folgenden Jahren stieg die Zahl der Gäste wieder so weit an, dass man von einem guten Besuch sprechen konnte. Es waren wiederum auch ausländische Namen, besonders Gäste aus Russland, stark vertreten. Bad Maistatt profitierte in dieser Zeit davon, dass während der größten Hitze im Sommer viele Wintergäste aus Meran und anderen südlichen Kurorten das angenehmere Pustertal aufsuchten. Weiters kam die Mode auf, einen Kuraufenthalt in Altprags oder Salomonsbrunn mit einer Nachkur von einigen Tagen auf Maistatt zu beschließen, möglicherweise um sich in dem als „Magenbad" bekannten Maistatt von den lukullischen Genüssen zu erholen. Um 1881 wurde das Bad restauriert und kurz darauf, im Jahr 1899, wurde zu Maistatt die Tafelrunde „Gsießia" gegründet, eine von Jahr zu Jahr größer werdende Gemeinschaft von auserlesenen Kurgästen, die bis zum Ausbruch des Ersten Weltkriegs allsommerlich das Bad aufsuchten.

Nach dem Krieg wurde Maistatt als Gasthaus weitergeführt und das Wasser nur mehr zu Reinigungszwecken verwendet. Seit vielen Jahren ist die ehemalige Kuranstalt am Fuße der Sarl, zwischen dem Putzgraben und Altschluderbach, in Händen eines geistlichen Ordens, der Ferienkolonien unterhält.

Maistatt rühmte sich einer heilkräftigen Eisenquelle, welche besonders als Magenwasser bekannt war, aber auch bei Darmerkrankungen und Stoffwechselstörungen häufig Verwendung fand. Sie entspringt oberhalb des Bades aus Bellerophonkalk, hat eine geringe Ausschüttung und wurde früher in Röhren zu einem eigens errichteten Brunnenhaus geleitet. Das Wasser diente hauptsächlich für Trinkkuren. Es wurden auch täglich große Behälter davon nach Altprags gebracht.

Laut der ältesten medizinischen Abhandlung von 1675 soll das Wasser Salpeter, Vitriol und eine „goldschlichtige" Subs-tanz enthalten haben. Empfohlen gegen alle Leiden des Verdauungsapparates, wird es aber denen, die an Brusterkrankungen leiden, abgeraten. Später gegen Unterleibsbeschwerden, hysterische Leiden, Verhütung eines Abortus und bei Stoffwechselstörungen. Das Wasser enthält nur einen ganz geringen Anteil an Mineralstoffen.

PRAGS, 1325 M

Bad Neuprags – Erlachbad (40)
FESTTAG WAR AUCH BADETAG

Heilanzeige: Halsweh, Hautkrankheiten, Rheuma

Das Baden gehörte für den Bauernstand zu einem religiösen Feiertag. Äußere und innere Sauberkeit waren angesagt.

Ein typisches Bauernbadl noch in der ersten Hälfte des 19. Jahrhunderts war das Erlachbad, auch Möselbad genannt. Der Name Erlachbad kam vom Flurnamen „im Erlach", wie die Gegend in der Nähe von St. Veit auf der rechten Talseite des Pragsers Tales genannt wurde. Hier wurde 1793 eine Badeeinrichtung bewilligt. Diese bestand aus einer Stube, einer Küche und zwei Badekammern. Im darauf folgenden Jahr wurde auch ein Sonn- und Feiertagsbetrieb erlaubt. Jahre später, 1820, folg-

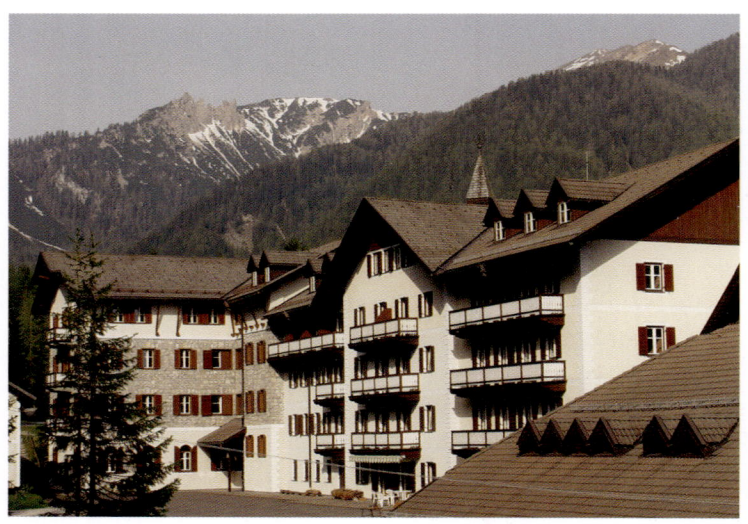

Ganz im Stile eines Grand Hotels empfing Neuprags seine noblen Gäste.

te eine gemauerte Kapelle. In den Jahren danach wurde das Erlachbad laufend erweitert und umgebaut. Rund 300 Gäste sorgten jährlich für einen florierenden Umsatz, wobei die meisten von ihnen wegen mangelnder Unterkunft gezwungen waren, in den Bauernhöfen der Umgebung zu nächtigen.

Bis 1870 blieb das Erlachbad recht bescheiden. Dann wurde vergrößert und der Tourismus angekurbelt. Persönlichkeiten wie Kronprinz Friedrich Wilhelm von Preußen, König Albert von Sachsen, Erzherzog Albrecht oder König Milan von Serbien kamen daraufhin zur Erholung und wegen des Vergnügens ins Erlachbad.

Der Gesundbrunnen entspringt in der Nähe des Bades aus Buchensteiner und Werfener Schichten. Es gab drei Quellen (Badewasser, Augenwasser, Haarwasser), die als Bad- und als Trinkkuren gegen offene Wunden, bei Hautkrankheiten, Gicht und Rheuma verwendet wurden.

Ab 1900 wurde aus dem Erlachbad Bad Neuprags. Die Anlage bestand damals aus dem Hotel Neuprags mit 50 Zimmern sowie den zwei Dependancen Möselhof und Villa Oberhammer. 1905 wurde eine Kapelle im neuromanischen Stil errichtet, die heute noch zu sehen ist.

Mit dem Bau des Hotels am Pragser See, welches 1899 fertig gestellt wurde, verlor Bad Neuprags schnell an Bedeutung und der Betrieb musste nach dem Ersten Weltkrieg eingestellt werden. Hotel Neuprags dient seitdem als Ferienheim.

Römerbad Prags
Der Vollständigkeit halber sei ein so genanntes „Römerbad" erwähnt, welches „von Schmieden über die Straße hinein bis zur Markierung links der Straße, die zur Weißlahn, auf den Herrstein und zur Roßkoflgruppe führt, wo das Tal sich verengt, mündet in den Bach eine kaum bemerkbare Schwefelquelle" zu finden sei. Daneben stünden kümmerliche Überreste von Bauwerken.
Zu Anfang des 19. Jahrhunderts hätten an dieser Stelle dort noch Gebäude gestanden, welche einmal des Nachts von einem Brand zerstört worden wären. Die wenigen Menschen, die heute noch etwas von der Quelle wissen, sagen, die Eltern hätten sie manchmal hinaufgeschickt, um Wasser gegen den Ausschlag zu holen. Ebenso wird erzählt von römischen Münzen, die dort gefunden worden seien. Deshalb auch der Name „Römerbad". Einer anderen Deutung nach soll sogar Cäsar auf seinen Inspektionsreisen der Militärstionen in Innichen und Aguntum das Römerbad in Prags aufgesucht haben.

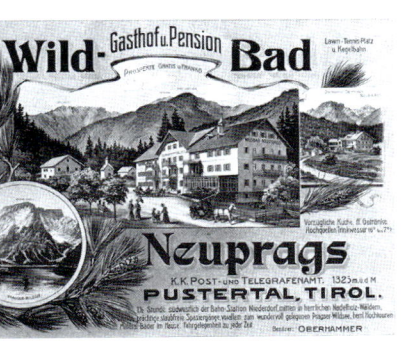
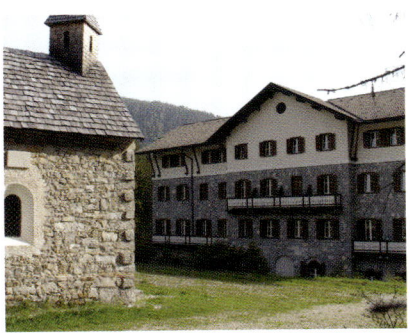

Nicht weit vom traditionsreichen Bauernbadl Altprags entstand um die vorige Jahrhundertwende das „Wildbad Neuprags" als Kurhotel mit modernem Komfort. Heute bevölkern Jugendgruppen das Areal.

LAAS, **870** M

Laaser Schwefelquelle (41)

Deutlich beschildert, findet sich inmitten der Obstplantagen, etwa drei Kilometer westlich von Laas eine Schwefelquelle. Der an einem Radweg gelegene Brunnen wird als mittelmineralisches Wasser mit deutlichem Sulfidgehalt bezeichnet.

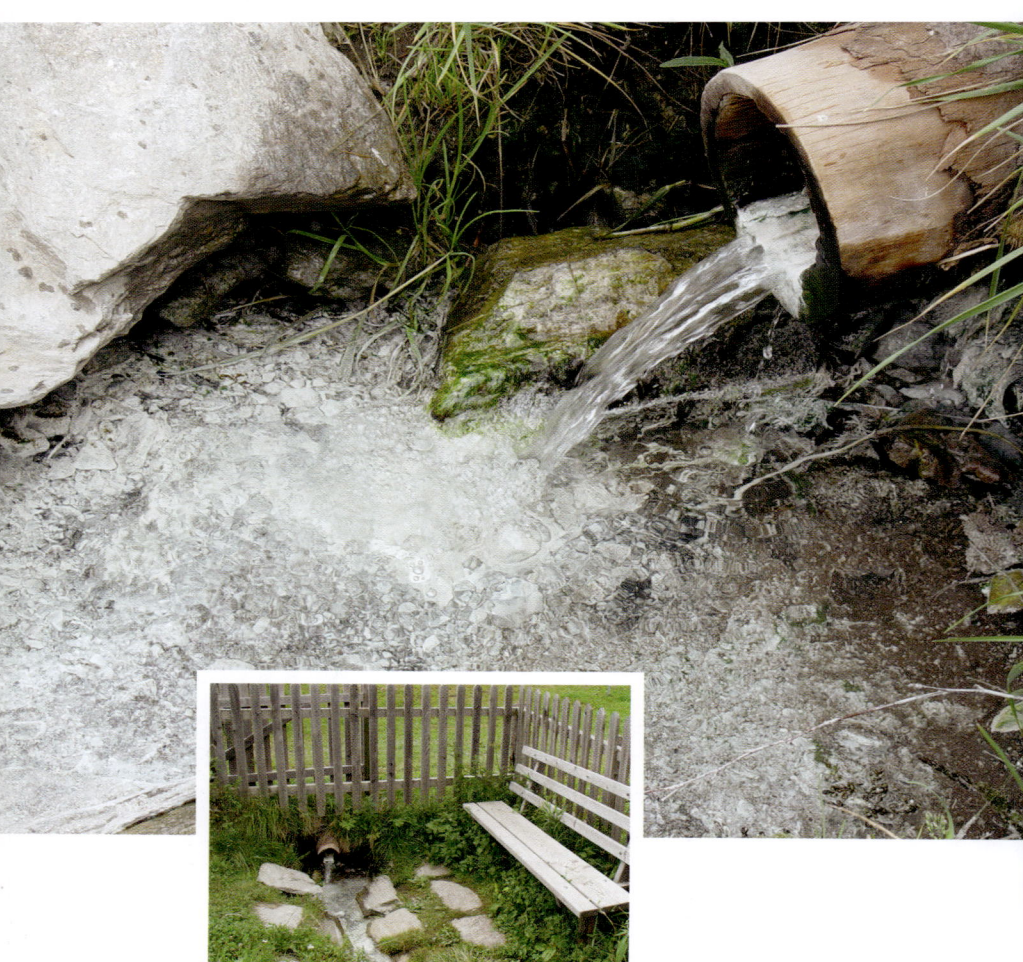

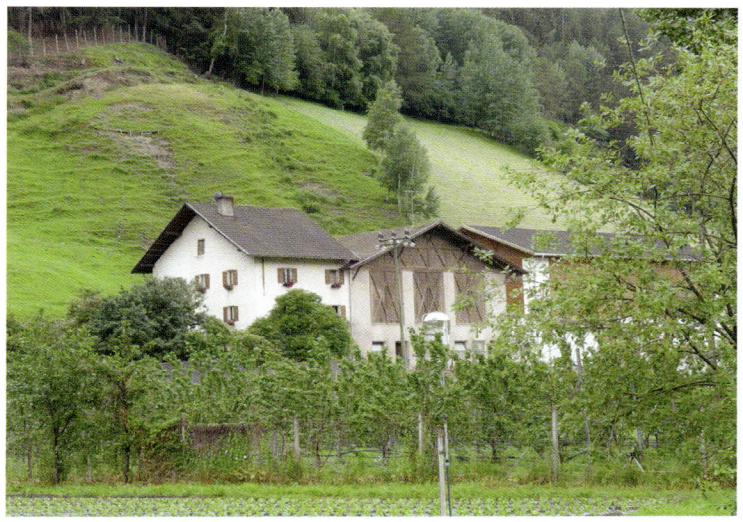
Anstelle von Bad Schgums steht heute ein landwirtschaftlicher Betrieb.

TSCHENGLS – LAAS, 876 M

Bad Schgums (42)
FÜNF-QUELLEN-BAD

Fünf Quellen aus dem Phyllitgneis

Heilanzeige: Rheuma, Gicht, Bleichsucht, Hautausschläge, Frauenkrankheiten

Bad Schgums prägte jahrhundertelang die Badekultur der Gemeinde Laas. In der Fraktion Tschengls, an der rechten Talseite oberhalb des Hofes gleichen Namens, lag der Gesundbrunnen für Kranke und Erholungssuchende.

In Bad Schgums bewährten sich gleich fünf aus dem Phyllitgneis entspringende Quellen:

1. Badewasser: Das natron-eisenhaltige Wasser entsprang in der Küche von Bad Schgums und wurde bei Rheuma, Gicht, Bleichsucht und chronischen Ausschlägen empfohlen.

AUFGELASSENE BÄDER

Vinschgau

2. In der Nähe der Badeanstalt trat ein Eisenwasser zutage, welches bereits 1777 untersucht wurde.

3. Schwefelwasser: In einer Zisterne wurde das oberhalb des Hauses entspringende schwefelhaltige Wasser gesammelt, bis zum Haus geleitet und ebenfalls ins Bad gegossen. Es war erfolgreich gegen Hautausschläge, Krätze und Geschwüre.

4. u. 5. Trinkwasserquellen: Für Trinkkuren verwendet oder auch den Bädern beigemengt wurden beide Quellen. Eine davon soll Kupfer enthalten haben.

Seit der Zeit der Römer wissen die Tschenglser um die Bedeutung der Eisen- und Schwefelquellen. Eine Badbehausung wird urkundlich im Jahre 1555 erwähnt. Schon damals waren „die Fünf" am Fuß des Tschenglser Kofels sehr geschätzt, sodass der Lehensinhaber der Tschenglsburg sich verpflichten musste, dem Landesfürsten bei Begehr das Wasser der Heilquellen umsonst zum Bad zu wärmen. Was lange Zeit den Erfolg dieses Bades schmälerte, war die sumpfige Gegend der Umgebung und die damit verbundene Malariagefahr. So soll um das Jahr 1826 der Badebetrieb aus diesem Grund schlecht besucht worden sein und der damalige Besitzer, der Bauer vom Schgumser Hof, die verwahrloste Badeanstalt nur als Nebensache betrachtet haben.

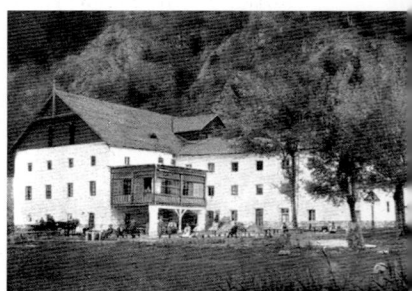

Um 1900 präsentierte sich Bad Schgums als stattliches Anwesen mit Bad, Gasthaus und Kapelle.

Vielleicht hat er sich doch anders besonnen, denn schon zwei Jahre später wird das Bad als in gutem Zustand beschrieben und um 1838 spricht der Reisende Beda Weber von einem Neubau. In jener Zeit wurde auch die Regulierung der Etsch vorgenommen, wodurch die Sumpfgebiete der Umgebung fast gänzlich verschwanden. Ein wirtschaftlicher Aufschwung bahnte sich dadurch an und in den Jahren 1878 und 1879 wurde an das bereits bestehende Gebäude ein neuer Trakt angebaut. Bad Schgums wurde dadurch zu einem stolzen Anwesen mit einem Badgasthaus und einer Kapelle. Ein Baderaum mit acht Kabinen und 25 Gästezimmer mit 40 Betten hießen die Besucher willkommen. Allerdings war dem einstigen Wellness-Resort keine allzu lange Lebensdauer beschieden. Im Jahr 1928 brannte die gesamte Anlage ab und wurde nicht wieder aufgebaut. Die Quellen sind versiegt.

In der Nähe von Bad Schgums entspringen mehrere Schwefelquellen, die sich durch ihren Geruch bemerkbar machen: Der „Stinka-Brunnen", etwa in der Mitte zwischen Schgums und Laas, welcher am Fuß des Berges als armdicke Quelle entspringt, wurde früher zu Hausbädern verwendet. Das ehemalige Zapferbad, 15 Minuten von Laas, mit einer starken Schwefelquelle. In der Nähe fanden sich noch nach dem Ersten Weltkrieg Mauerreste, welche von dem alten Zapferbad stammten. Bei Spondinig gegen Eyrs gibt es eine Schwefelquelle nahe der Straße, die im 17. Jahrhundert viel gebraucht, danach vernachlässigt worden sei.

KORTSCH – SCHLANDERS, 1100 M

Rappentschött (43)

MIT EISEN GEGEN DIE „RAPPEN"

Heilanzeige: Hautkrankheiten, Wundbehandlungen

Der „Rappentschött" an den Kortscher Leiten hat nie eine sonderliche Bedeutung erlangt, trotzdem verdankt ihm die umwohnende Bevölkerung seit Jahren Linderung vor allem bei Hautausschlägen.

Ob der Name „Rappentschött" zur Recht besteht oder eine andere Deutung zulässig ist, kann nicht genau gesagt werden. (Möglicherweise stammt der Name von „ravina", das wäre Tschött am Abhang in den Leiten.) Diese Quelle oberhalb von Kortsch wurde von der Bevölkerung der Umgebung aufgrund ihrer besonders heilkräftigen Wirkung gegen Hautkrankheiten

43

AUFGELASSENE BÄDER

Vinschgau

und Ausschläge (Rappen) und bei Wundbehandlungen aufgesucht. Der Austritt der Quelle erfolgt in einem stark verwachsenen Taleinschnitt über einem drei Meter hohen Felsblock in ein primitiv angelegtes Becken von 7 Metern Länge und 2,50 Metern Breite mit nur geringer Tiefe, in dem sich die Heilsuchenden gelegentlich baden und Wasser entnehmen. Die rostbraune Färbung und der unangenehme Geschmack zeigen ein eisenhaltiges Mineralwasser an, dem verschiedene chemische Stoffe beigemischt sind. Nach kurzem Lauf verschwindet die geringe Wassermenge und tritt nirgends mehr zum Vorschein.

Mehr als hundert Meter unterhalb des Quellaustritts befinden sich alte Mauerreste in Trockenbauweise, die auf eine sehr frühe Badeeinrichtung schließen lassen.

LATSCH, 640 M

Bad Latsch (44)

VORCHRISTLICHES QUELLHEILIGTUM

Oligomineralisches Wasser
Heilanzeige: Fieberkrankheiten

Häufig wurden in vorchristlicher Zeit Kirchen über Heilquellen errichtet, so auch St. Medardus bei Latsch im Vinschgau. Damit ist nicht die Pfarrkirche gemeint, sondern das etwas außerhalb von Latsch gelegene Kirchlein inmitten der Obstplantagen. „Sammedàrn", so werden hier Kirche und Platz genannt, die ein altes Quellheiligtum aus prähistorischen Zeiten beherbergen. Auch hier entstand wie an manchem heiligen Quell eine Stätte der Verehrung und ein Wallfahrtsort. Die Quelle von Medardus zog sich unterirdisch vom Altar durch das Kirchenschiff, jedoch wurde sie beim Stollenbau für den

Zufritt-Stausee in Mitleidenschaft gezogen und ist heute zeitweise trocken.

An Stelle der romantischen Wallfahrtsstätte wurde 1218 ein Hospiz errichtet und noch im 18. Jahrhundert gab es eine Einsiedelei und einen Gasthof mit Bademöglichkeit. Die Kirche wurde um 1909 aufgelassen und ausgeräumt. Vom Heilbrunnen erhofften sich die Pilger unter anderem Heilung von Fieberkrankheiten, wahrscheinlich der Malaria. Heute ist das Kirchlein mit seinen gotischen Fresken an der Westseite, die immer dann, wenn es regnet, stärker hervortreten, allein schon einen Besuch wert.

PARTSCHINS, 1200 M

Oberhaus (45)

DURCH MUREN VERSCHÜTTET

Heilanzeige: Trink- und Badekuren gegen Rheuma, Rekonvaleszenz, gegen Malaria

Etwa eineinhalb Stunden oberhalb von Partschins in der Nähe des Hofes Oberhaus, der bereits 1357 urkundlich erwähnt wird, standen auf einer Talstufe zwei primitive Holzhäuschen. Ab wann die drei nahe gelegenen Quellen benutzt wurden, ist nicht bekannt. Die Trink-, Bade- und Fieberquellen werden in der Literatur häufig genannt. Insbesondere im 17. Jahrhundert dürfte Oberhaus ein häufig aufgesuchter Ort gewesen sein, da 1697 für die Badegäste eine Kapelle erbaut wurde. Dabei blieb es nicht. Einige Jahre später wird ein Eremitenhäusl erwähnt, was darauf schließen lässt, dass in jener, den Heiligen Kosmas und Damian geweihten Kapelle auch Messen gelesen wurden.

Gegen Rheuma und Magenbeschwerden gab es Bade- und Trinkkuren und gegen die vor der Trockenlegung der Etschsümpfe verbreiteten Malaria sollte speziell das „Fieberwasser" wahre Wunder gewirkt haben.

Um 1818 wurden die Gebäude wesentlich verbessert. Die zwei einfachen Holzhäuser mit acht Zimmern beherbergten rund 60 Gäste jährlich. Durch einen großen Murenabgang zwischen 1914 und 1917 wurden die Quellen verschüttet. Mit dem Verlust der Quellen endete auch das Badeleben auf Oberhaus.

TSCHERMS, 625 M

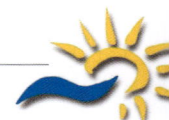

Tauferer Badl (46)
„JEDE KRANKHEIT HAT EINE EIGENE KABINE"

Mittelmineralisches Wasser mit geringem Eisengehalt

Heilanzeige: Muskelrheumatismus, Gliederkrankheiten, Gicht, Geschwüre, Hautausschläge und Bleichsucht

Ein Merkmal des Tauferer Badls war, dass es für jede Krankheit eine eigene Kabine mit eigener Wanne gab. Demnach wäre das Heilwasser für zehnerlei Krankheiten gut gewesen, da es zehn Badekabinen mit zwölf Wannen gab. Der Badebetrieb mit dieser außergewöhnlichen Badordnung wurde bis in die 70er Jahre des 20. Jahrhunderts beibehalten. Danach wurde das Bad geschlossen.

Nun aber der Reihe nach. Nachdem man in der Nähe des Tauferer Gutes eine eisen- und schwefelhaltige Quelle entdeckt hatte, errichteten die damaligen Besitzer um 1815 neben dem Hof eine Badeanstalt. Es war ein

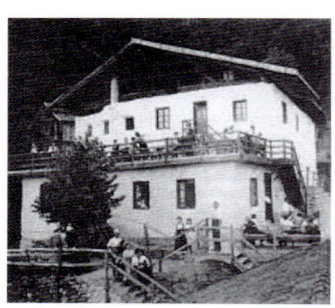

Das Tauferer Badl in seiner Blütezeit: Die Gäste genießen auf der Terrasse den schönen Ausblick. Im Vordergrund ist das Dach des Badhauses sichtbar.

einfaches hölzernes Badhaus, bestehend aus zehn Zimmern und mehreren Schaffeln. Der Zuspruch hielt sich in Grenzen, vorwiegend Bürger und Bauern der näheren Umgebung besuchten das Bad. Sie suchten Heilung, wohl aber auch Zerstreuung im „Bauernbadl" und blieben zwischen ein und drei Wochen. Im Jahr 1849 besuchten lediglich 60 Gäste das Bad bei Burg Lebenberg. Bereits ein Jahr später wurde der Badebetrieb eingestellt, und es ist nicht bekannt, ob er im 19. Jahrhundert nochmals aufgenommen wurde. Erst 1927 wurde ein neues Badhaus errichtet, welches mit einem Heizraum und zehn Badekabinen mit zwölf Wannen aus rotem Ton bestückt war. Das bereits bestehende Gasthaus wurde um eine große Veranda und eine überdachte Kegelbahn erweitert und etablierte sich nicht zuletzt wegen seiner Lage zu einem beliebten Ausflugsziel.

Das Wasser für die Bäder leitete man etwa 50 Meter zum Badhaus. Bereits 1828 beschreibt man es als „kristallklar, es schmeckt metallisch-schwefelig, dunkelt beim Stehen und sondert einen rötlichen Bodensatz ab", wie es bei eisenhaltigem Wasser üblich ist. Sein unterirdischer Weg führt durch die Klüfte von Paragneisen und Glimmerschiefer des ostalpinen Altkristallins, aus denen es seine Inhaltsstoffe aufnimmt: Kalium, Natrium, Eisen, Magnesium und Kalzium werden aus Feldspäten und Glimmern gelöst. Pyrit sorgt für Eisen und Schwefel, welches zu Sulfat gewandelt wird, bis der Quell mit zirka 11 Grad zu Tage tritt. Die Mineralien halfen als Trink- und Badekuren bei Muskelrheumatismus, Gliederkrankheiten, Gicht, Geschwüren, Hautausschlägen und Bleichsucht.

Der Badebetrieb wurde in den 70er Jahren des vorigen Jahrhunderts eingestellt und vor wenigen Jahren auch der Gastbetrieb aufgelassen. Trotzdem lohnt sich der durch Weinberge und Kastanienhaine führende Weg zum Tauferer Badl am Osthang des Vigiljochs über dem Schloss Lebenberg. Von der Dorfmitte von Tscherms ausgehend nimmt man etwa 100 Meter vor der Burg die geteerte Straße. Rund 200 Meter oberhalb der Burg biegt man bergaufwärts nach rechts ab. Nach etwa 800 Metern kommt man auf einem Schotterweg zu dem idyllisch unter Bäumen gelegenen Anwesen. Von hier schweift der Blick über das Etschtal zwischen Meran und Bozen, über die Dolomitenberge von Schwarz- und Weißhorn, über Latemar und den Rosengarten bis hin zum Schlern.

Ultental

Was heilbar ist, kann mit Wasser geheilt werden (Kneipp)

Erstaunlich ist, dass es im fast fünfzig Kilometer langen Ultental vor Jahren neun Heilbäder gegeben hat. Ebenso erstaunlich ist aber auch, dass davon heute keines mehr existiert. Neben den Bädern für Einheimische – dem Stoflahner Bad, Helener Bad, Bad im Thalhof, Bad zu Wasser, Bad Kuppelwies, Innerbad – bestanden mit dem Mitterbad und Bad Lad auch solche von überregionaler Bedeutung.

Gottfried Oberthaler hat sich auf Spurensuche gemacht und den Ultner Bädern eine wertvolle Darstellung in seinem Buch „Das Ultental und seine Bäder" gewidmet.

St. Pankraz, 736 m

Stoflahner Bad (47)

In den Badschriften von 1900 wird oft das Stoflahner Bad zitiert. Das Wasser soll freie Kohlensäure, Salz, erdige Teile, Schwefelsäure und Eisen enthalten haben. Ältere Leute erinnern sich an das Stoflahner Bad. Es lag zirka eineinhalb Stunden oberhalb von St. Pankraz auf dem Stoflsberg in der Nähe des Hofes „In der Eggen" am Waldrand. Die Leute kamen des heilenden Wassers wegen oft von weit her und fanden Unterkunft in einem kleinen Häuschen, wo sie auf Heu übernachten konnten. Der Kessel zum Wärmen des Wassers wurde immer mitgenommen, so wie man auf den Almen mit dem Kaskessel verfuhr. Ganz entgegen der üblichen Sitte, wurde das Stoflahner Bad mehr von Männern aufgesucht. Nachdem das ursprüngliche Badhäusl von einer Lawine zerstört worden war, wurde um 1930 ein einfaches, mit Moos abgedichtetes Holzhäuschen wiedererrichtet, welches zugleich als Hirtenhütte diente.

Durch eine Schneelawine im Winter 1950/51 wurde das Bauwerk restlos weggerissen. Die Quelle, in deren Umgebung sich Rost angelegt hat, blieb. Das Wasser wird heute noch zu Trinkkuren verwendet. Das Wasser vom Stoflahner Bad soll sogar heilsamer gewesen sein als das in Mitterbad und wurde besonders gegen Ischias, Rheuma und Verkühlungen eingesetzt.

Die Bäuerin vom Eggerhof soll in den Jahren 1947/48 Bäder gegen ihr Gelenksleiden in den Füßen genommen haben und dazu täglich das Wasser in einem Kupferkessel gut handwarm erwärmt haben. Nach acht Tagen bei 15 bis 20 Minuten täglicher Anwendung war ihr Leiden verschwunden.

ST. PANKRAZ, 736 M

Helener Badl (48)

Auf der gegenüberliegenden Talseite des Kirchbaches am alten Helener Weg stand das Helener Badl, genannt Badhütt-Lahn. So soll beim „Kropfenwasserle" eine primitive, nur für den Sommer aus Ästen errichtete Hütte mit einem Kessel und einer Wanne vorhanden gewesen sein. Fortgerissen von einer Lawine, ist selbst die Erinnerung daran nahezu gelöscht.

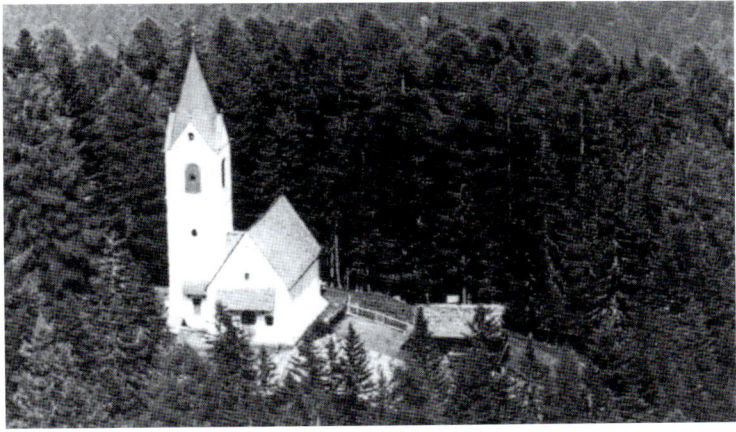

Waldidylle St. Helena oberhalb St. Pankraz

48

AUFGELASSENE BÄDER Ultental

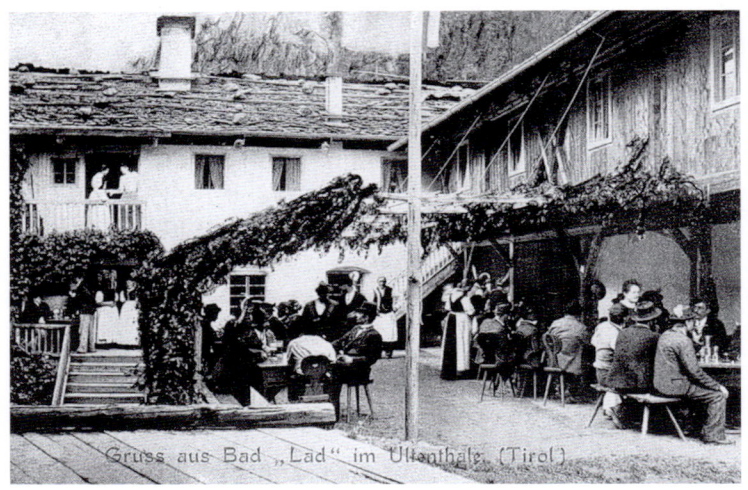

Bad Lad um 1900

Bad Lad (49)

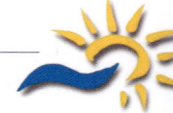

Leicht mineralhaltiges Wasser

Heilanzeige: Gliedersucht, Rheuma, Blutkrankheiten und Schwächezustände

Es war Brauch, dass die Bevölkerung von St. Pankraz an Sonntagen in die Lad spazierte. Das einstige Badl war Anziehungspunkt nicht nur für die Menschen in seiner Umgebung, in seiner Blüte kamen Besucher aus vielen Teilen Europas. Der Aufstieg begann für Bad Lad mit einem Umbau im Jahr 1825, aber erst im Besitz der Familie Kupelwieser erlangt das Bad Anfang des 20. Jahrhunderts einen europaweiten Bekanntheitsgrad. Das Ehepaar Prinz Karl von Hohenzollern und Prinzessin Josefine von Belgien mit Familie sowie die Grafen Trapp, Franz von Defregger und Dr. Rudolf Gelber, der selbst in den Jahren vorher Kurarzt von Mitterbad war, erhofften sich in Bad Lad eine Besserung ihrer Beschwerden. Das Lader Wasser galt als hilfreich gegen Gliedersucht, Rheuma, Blutkrankheiten und Schwächezustände. Auch Kräuterbäder aus Fichtenzweigen, Wermut und Quendel wurden angeboten, um das allgemeine Wohlbefinden zu stärken.

Der Name eines Gutes namens Lad (Ladguot) wird urkundlich bereits 1357 erwähnt und bezeichnet vermutlich eine Umladestelle auf der alten Ultner Straße. Neben Lad kommt auch der Name „Ladau" oder „Ladaw" vor, der auf die Bezeichnung eines alten Riedes hinweist.

1777 wird die Quelle des Bades erstmals beschrieben. Nach dem Umbau von 1825 soll das Bad gern aufgesucht worden sein, und der Reisende Beda Weber schreibt 1845 über das Lader Bad, „dass es schon in alten Zeiten mit Lob erwähnt worden sei, jedoch mit beschränkten Räumlichkeiten versehen war". In den folgenden Jahren ließ der Besuch stark nach und der Betrieb wurde zeitweise aus Mangel an Wasser und Unterkünften eingestellt.

Ursprünglich bestand das Badgasthaus aus einem gemauerten Untergeschoss und zwei aus behauenen Baumstämmen gefertigten Stockwerken im Stil der Ultner Bauernhäuser. Anfang des 20. Jahrhunderts erfolgte unter der Familie Kupelwieser ein Um- bzw. Neubau und die Gästezahl stieg stetig. Ihre Kur dauerte zwischen ein und drei Wochen. Das leicht mineralhaltige Wasser, das wenig oberhalb des heutigen Gasthauses entspringt, wurde in Holzröhren zum Bad geleitet. Es enthält Spuren von Jod, Bor, Barium, Lithium, Kupfer, Zink, Eisen, Rubidium, Cäsium und Uran aus glazialen Ablagerungen und den Glimmerschiefern und Paragneisen des „Tonale-Kristallins".

Wie sehr das Gedeihen eines Betriebes vom jeweiligen Besitzer abhängt, zeigt sich auch hier deutlich. In den 30er Jahren des 20. Jahrhunderts musste Josef Kupelwieser das Bad verkaufen. Die neuen Besitzer ließen 1948 das Badhaus abbrechen, der Gastbetrieb wurde weitergeführt. Vor wenigen Jahren erfolgte dann die endgültige Schließung.

Bad Lad liegt rechtsseitig direkt an der Ultner Straße, etwa einen Kilometer nach St. Pankraz. In zirka 15 Minuten Gehzeit ist die Quelle heute noch erreichbar.

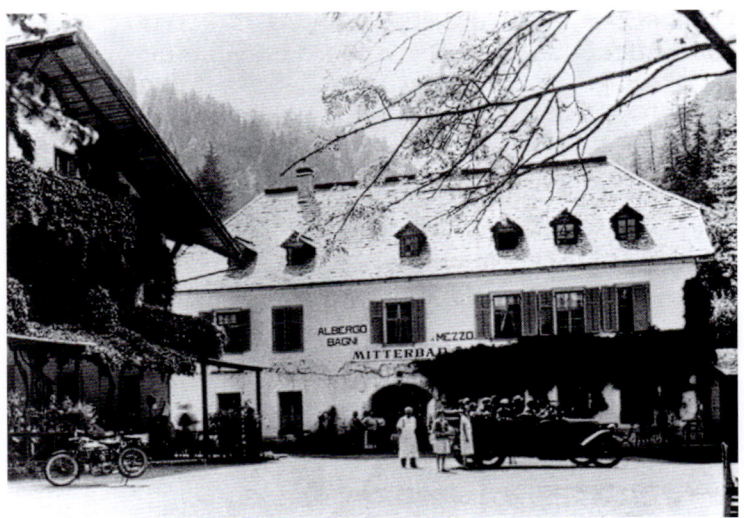

Mitterbad, 1936

ST. PANKRAZ, 736 M

Mitterbad (50)

Radioaktives sulfat-, eisenhaltiges, mittelmäßig
mineralisiertes Wasser

Heilanzeige: Verschiedene Formen von Bluterkrankungen,
Frauenleiden, Nervenerkrankungen, Lähmungen,
Knochenerkrankungen, Hautkrankheiten, Verdauungsstörungen,
Blasenleiden

Es war das besuchteste und lustigste Bad in Tirol, schreibt Ludwig Steub im Jahre 1843. Nicht allein die Wirkung des Wassers kann dafür ausschlaggebend gewesen sein, es dürfte eine besondere Mischung zwischen der Behaglichkeit, der Geselligkeit und dem Flair eines Bauernbadls und dem damaligen Komfort mit einer außergewöhnlichen Betreuung gewesen sein. Unter der Familie Kleinlercher hat sich das Mitterbad von einem herkömmlichen Bauernbadl zum beliebtesten Kurort seiner Zeit emporgeschwungen. Auch Kaiserin Sissi soll es gefallen haben, sonst würde sie kaum dreimal den entlegenen Ort aufgesucht haben. Betritt man das heute im Verfall begriffene Anwesen, scheint die feudale Zeit kaum vorstellbar.

Erstmals wird das Mitterbad 1418 als „Walcherguet in Ulten in mitern Pad" erwähnt. 1583 wird hinzugefügt, dass sich hier auch ein Badhaus befindet, welches schon seit jeher weitum bekannt und viel besucht worden sei. Über die Ausstattung von damals ist nichts bekannt. 1824 wurde es dann, verbunden mit einem Besitzwechsel, ausgebaut und erlebte einen großen Aufschwung. An die 2000 Besucher sollen gezählt worden sein, viele davon mussten sogar im Freien übernachten und es wurde schichtweise – auch des Nachts – gebadet. Diese Beliebtheit hielt lange an und das Mitterbad wurde zum meistbesuchten Heilbad in ganz Tirol.

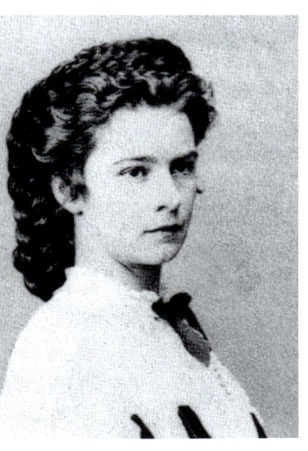

Kaiserin Elisabeth – Sissi – von Österreich war dreimal in Mitterbad, 1871, 1889, 1897.

Die Wohnhäuser waren aus Holz und vermochten einige hundert Gäste aufzunehmen. Weiters gab es bereits Speise- und Tanzsäle und ein eigenes Kaffeehaus. 1843 standen ein einstöckiges gemauertes Vorderhaus mit Speisesaal und Badekabinen für die besseren Gäste und ein hölzernes Hinterhaus mit vielen kleinen Zellen für die ärmere Kundschaft zur Verfügung. Diese beiden Gebäude waren durch ein weiteres verbunden, in dem die Wannen für das bescheidenere Volk, säuberlich nach Geschlechtern getrennt, in zwei großen Räumen standen. Neben diesem Komplex befand sich das Kaffeehaus, ausgestattet mit Klavier und einer Tanzfläche. Nicht weit davon entfernt wurden regelmäßig Messen in der 1840 neu erbauten, den Heiligen Kosmas und Damian geweihte Kapelle gelesen, der jene aus dem 17. Jahrhundert stammende gewichen war.

Im Laufe der Jahre wurde mehrmals umgebaut und vergrößert. Nach einem leichten Rückgang Mitte des 19. Jahrhunderts ging es im allgemeinen Trend des Aufsuchens einer Sommerfrische bald wieder bergauf ...

Um 1900 präsentierte sich das Areal mit einem Badhaus mit fünf marmornen Wannen erster Klasse und 13 hölzernen Wannen zweiter Klasse, dem alten Haus, dem Kaffeehaus, Haus Edelweiß, dem Annahäusl, der Villa Waldruhe, welche erst zur Jahrhundertwende gebaut wurde, der Kapelle, einer Kegelbahn, einer Bismarckpromenade und einem Schießstand sowie einem Bauernhaus mit Stall und Stadel. Für die Gäste

---

Das Wasser von Mitterbad

1. Schwefelsaure Arsen-Eisenquelle: Dieses Wasser entspringt in der Nähe der in diesem Abschnitt als Maraner Gebirgsspalte bezeichneten Bruchlinie aus Prophyrgestein. Es tritt ungefähr einen Kilometer vom Bad entfernt reichlich aus einem in den Fels gehauenen Stollen und wird mit Rohren zum Bad geleitet. Dieser Stollen wurde vor 1826 angelegt und um 1913 bis auf 20 Meter ausgebaut. Das bis dahin klare Wasser wurde in einem Eisenkessel bis auf 90 Grad! erwärmt und trübt sich dadurch aufgrund seines Mineralgehaltes milchig gelb. Es enthält Aluminium, Arsen, Lithium und Spuren von Chrom und Kupfer und weist eine Radioaktivität von 6,95 Mache-Einheiten auf. Bei Trinkkuren sollte zwei bis vier Wochen lang täglich zwei bis drei Mal ein halbes Glas getrunken und bei Badekuren ein bis zwei Mal täglich gebadet werden.
Bis zum Ersten Weltkrieg wurde das Wasser auch als Mineralwasser in Flaschen abgefüllt und vertrieben. 1898 wurden erstmals 200 Flaschen verkauft, die Produktion um 1900 auf 360.000 Flaschen gesteigert. Auch eisenhaltiger Schlamm wurde verkauft.

---

2. Magnesiaquelle: Die Quelle entspringt von der Kapelle aus in nördliche Richtung. Sie wurde vor 1826 zum Bad geleitet und als Trinkwasser genutzt.

standen Unterhaltungsräume, zwei Speisesäle und 93 Zimmer zur Verfügung.

Die Gebäudeeinteilung verlief dem Rang der Gäste gemäß: Im vorderen Trakt wohnten die begüterten, im hinteren die ärmeren Gäste. Seit 1827 wurden sie von Badeärzten betreut, die zu Anfang auch Arztstellen in Meran oder im Pustertal innehatten. Seit 1890 hatte Mitterbad einen eigenen Badearzt, der hier bis 1903 ordinierte. Der Aufschwung des Bades war sehr eng mit der Familie Kirchlechner, in deren Besitz sich das Bad von 1853 bis 1919 befand, verbunden. Sie erwirkte auch eine Zufahrt zu dem hoch gelegenen Badeort, vorher konnte er nur mit Eseln und Maultieren erreicht werden.

Das Bad wurde seit dem 19. Jahrhundert nicht nur von Bürgern, darunter auch Heinrich und Thomas Mann und Franz von Defregger, sondern auch von Mitgliedern des österreichischen Hochadels aufgesucht. Erzherzog Eugen von Österreich, Thronfolger Franz Ferdinand mit Familie. Otto von Bismarck wurde um 1885 eine Liebschaft zur Wirtstochter nachgesagt. Diese Zuneigung des Gastes zu der Einheimischen soll bei den Ultner Burschen Unmut ausgelöst haben. Sie sollen dem Gast nachgestellt und ein Lied auf das Liebespaar verfasst haben:

Und der Stadtfrack aus der Fremd,
der sieht halt die Pepi im Hemd!
Und da g'fallt sie ihm sogar,
weil sie hat schöne Haar.
Man weiß nit, wer er ist,
ob Franzose oder Christ.
Aber die Liebe, die macht blind
und mit an Fremdn kuan Sünd.
So denkt sich die Wirtstocher fein
und lasst halt ins Ultener Buabm sein.

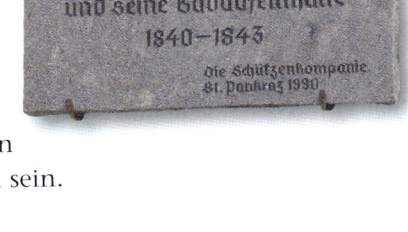

Eine Sonderstellung erlangte Mitterbad durch den Kurarzt Dr. Christoph Hartung von Hartungen im ausgehenden 19. Jahrhundert. Dieser baute 1903 die Villa Hartunghausen, einen stattlichen Sommersitz im Jugendstil mit beigefügtem Fremdenheim, der bald zu einem Treffpunkt berühmter Schriftstellern wurde, die hierher zur Kur und zum Gedankenaustausch kamen. Nach dem Tod des Kurarztes und mit Ausbruch des Ersten Weltkrieges verlor Mitterbad seinen Ruf und die Gäste blieben aus. Als die Familie Kirchlechner Mitterbad 1919 verkaufte, sank der ruhmvolle Ruf der Badeanstalt endgültig. Es kam zu häufigen Besitzwechseln. Die Barmherzigen Schwestern führten das Haus 24 Jahre lang. Auch der Zweite Weltkrieg hinterließ seine Spuren, bis schließlich 1971 die einst blühende Enklave inmitten rauer Berglandschaft endgültig aufgegeben wurde. Seitdem verfällt das Bad langsam, aber stetig.

ST. WALBURG, 1192 M

Lotterbad – Innerbad (51)

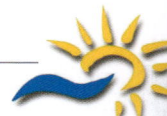

Eisen- und leicht mineralhaltiges Wasser

Heilanzeige: Rheuma, Gelenkskrankheiten, Verdauungsbeschwerden, Blutarmut

Das Lotterbad liegt auf einer aussichtsreichen kleinen Anhöhe schattseitig zwischen St. Pankraz und St. Walburg in Richtung Proveis. Nach zweieinhalb Kilometern erreicht man die Höfe Brinst und Eidschwör. Von dort sind es nur wenige Minuten zum Lotterbad. Der ursprüngliche Name des Bades war „Innerbad" und wurde bereits 1697 erwähnt. Lange Zeit war es ein vielbesuchtes Bad, das eine eigene Hauskapelle besaß, in der am Sonntag meistens die Messe gefeiert wurde. In der Zeit der größten Blüte der Bäder in Südtirol wurde es aber nicht so geschätzt, vermutlich weil das nahe Mitterbad eine starke Konkurrenz darstellte.

Mit prominenten Namen konnte das kleine Bauernbadl ja nicht aufwarten, aber gerade deswegen ist es ein einfaches Bad geblieben, in das vorwiegend die einfachen und armen Leute kamen. „Lotterer" wurden die ärmeren Leute oder vornehmer „Leute mit beschränkten Mitteln" genannt". Jeder musste selbst Hand- und Leintücher sowie sämtliche Wäsche mitbringen.

Im Volksmund hieß es, das Wasser sei besser als jenes von Mitterbad. Heutige Analysen bestätigen: Das Wasser von Mitterbad ist wegen seiner hohen Aluminium- und Arsengehalte zum Trinken nicht geeignet, während das Wasser vom Lotterbad kein Arsen und nur geringe Spuren von Aluminium enthält. Es wurde sowohl für Bäder als auch Trinkkuren gegen Rheuma und Ischias, Verdauungsbeschwerden und gegen Blutarmut verwendet.

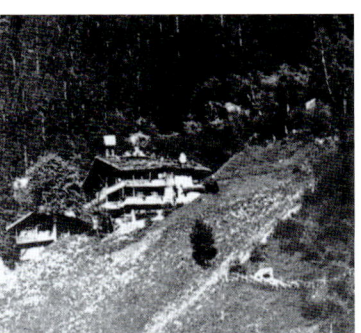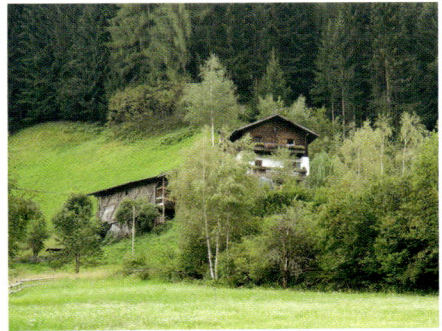

Das Lotterbad um die Jahrhundertwende;
rechts: heute als stattliches Wohnhaus der Familie Schwienbacher

Mitte des 19. Jahrhunderts bestanden die Räumlichkeiten zur Gänze aus Holz und der Bau war mit acht Zimmern ausgestattet. In der Zeit von Juni bis September kamen zwischen 32 und 45 Badegäste, welche alle aus dem Ultental stammten und sich durchschnittlich eine Woche zur Kur einfanden. Die fünf bis sechs Holzwannen standen im Stadel. Der Badebetrieb wurde zu Beginn des Ersten Weltkrieges eingestellt. Im Frühjahr 1934 brach der Stadel in sich zusammen, weil das Holz morsch war. Im Mai 1943 brach das Lotterbad mitten auseinander, der Rest wurde im schneereichen Winter 1950 von einer Lawine weggerissen. Heute steht an dessen Stelle ein Wohnhaus.

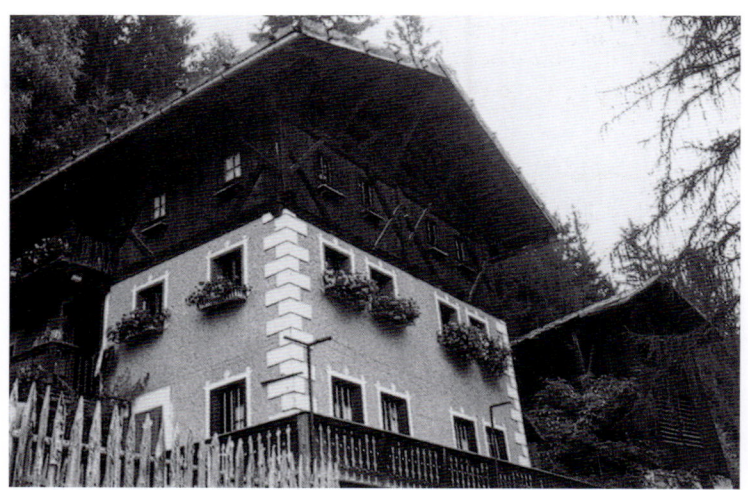

Die Tischlerhütte in St. Walburg, 1905 erbaut.
Der Holzteil dieses Hauses war einst die Badhütte auf dem Talhof.

St. Walburg, 1192 m

Das Bad im Talhof (52)

Der Talhof in St. Walburg wird bereits 1423 erwähnt. Das alte Badhaus wurde um1840 erbaut. Es wurde 1905 abgebrochen und auf das Mauerwerk der heutigen Tischlerhütte aufgesetzt. Das Badhaus hatte zwölf Holzwannen. Ursprünglich war der Talhof ein zweiteiliges Gebäude. Der vordere Trakt beherbergte das Bauernhaus, im Hinterhaus war eine schöne Stube für die Badegäste, vornehmlich Bauern aus der Umgebung. Neben dem Bauernhaus steht heute noch ein unterkellertes Gebäude mit einer Stube, in der viel getanzt wurde. Im Kellerraum gab es drei Kessel zum Wärmen des Heilwassers. Das eigentliche Badhaus stand im nahe liegenden Garten. Das Wasser einer Quelle wurde etwa 1800 Meter weit in Holzröhren zum Hof geleitet. Heute wird die Kraft dieses Wassers für ein kleines Elektrowerk für den Eigenbedarf genützt.

Um 1960 wurde das alte Bauernhaus abgebrochen und ein neues erbaut.

Überwasser (53)

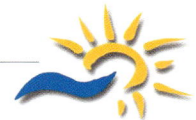

Oligomineralisches Wasser

Heilanzeige: Frauenleiden, Blutarmut und verschiedene
Schwächezustände sowie bei Gliedersucht,
Nervenerkrankungen, Verletzungen, Hautkrankheiten und
Verdauungsstörungen

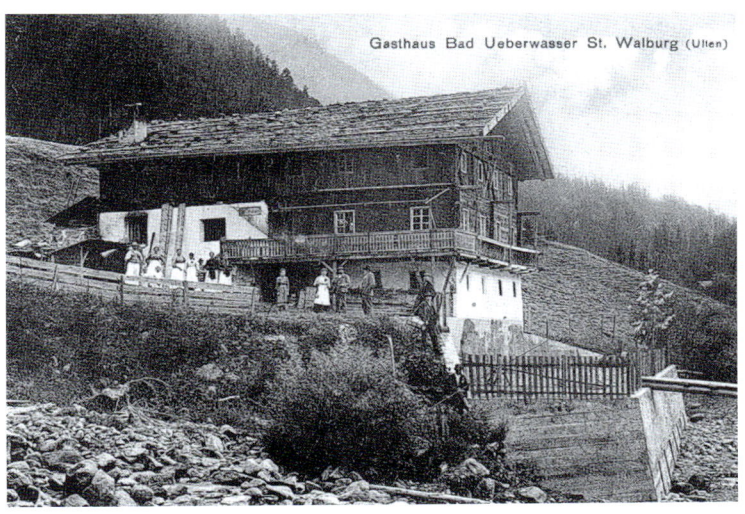

Gasthaus Bad Ueberwasser St. Walburg (Ulten)

Gasthaus Bad Überwasser um 1900

Bad Überwasser war ein Bauernbadl im besten Sinn des Wortes. Bis ins Jahr 1935 wurde hier, westlich von St. Walburg,
am Ufer der Falschauer, Wasser geschöpft und der Heizkessel
für das Badewasser bedient. Heute ist das schattseitig gelegene, kaum zu verfehlende Badl verwahrlost. Ein Phänomen,
das vergleichsweise bei vielen, einst sehr beliebten Heilbädern auffällt. Waren doch die Geselligkeit und der wöchent-
liche Spaziergang zu Kuchen und Kaffee durchwegs Tradition
beim „Enhalb Wasser", wie der Hofname von 1423 urkundlich

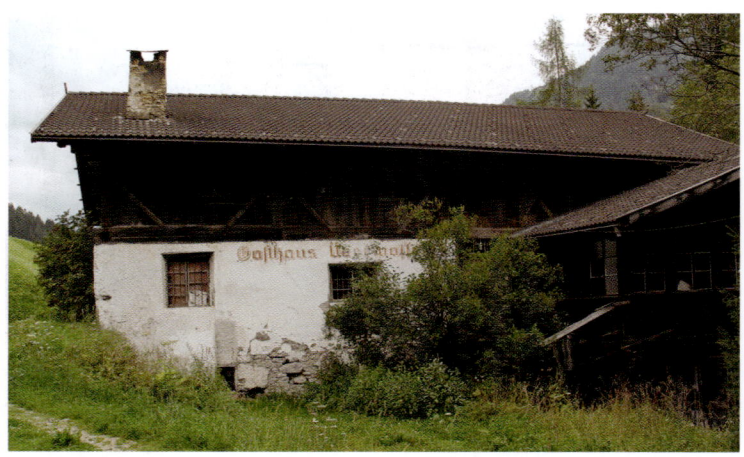

Bad Überwasser heute

lautete. Das Bad selbst wurde erst zu Beginn des 19. Jahrhunderts eingerichtet und 1826 wird es als ein neues, bequemes Badhaus beschrieben. So wie sich der Bau heute präsentiert,

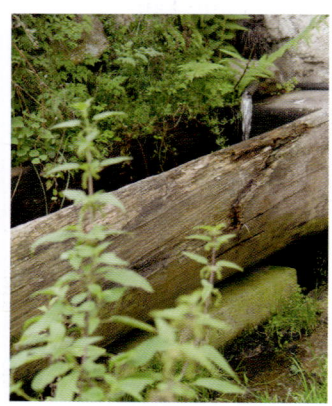

Das Wasser wird noch immer von der Bevölkerung geholt und zu Trinkkuren verwendet.

wurde er 1876 errichtet und blieb seither unverändert. Der Unterbau besteht aus Mauerwerk und enthält den Kesselraum sowie acht Badezellen mit neun Wannen. Im zweistöckigen Holzbau darüber befanden sich die Gästezimmer und die zwölf Fremdenzimmer mit zirka 30 Betten. Sie wurden vorwiegend von der ländlichen Bevölkerung des Tales und aus Meran und Umgebung frequentiert. Wer kein Geld für die Verpflegung hatte, konnte – wie in vielen anderen Bädern auch – sich selbst versorgen und in der Gemeinschaftsküche kochen. Auch der Gastbetrieb entsprach einfacheren Verhältnissen.

Das Eisenwasser von Bad Überwasser linderte Frauenleiden, Blutarmut, Schwäche und Gliedersucht. Das magnesiumhaltige Wasser einer zweiten, östlich gelegenen Quelle wurde gegen

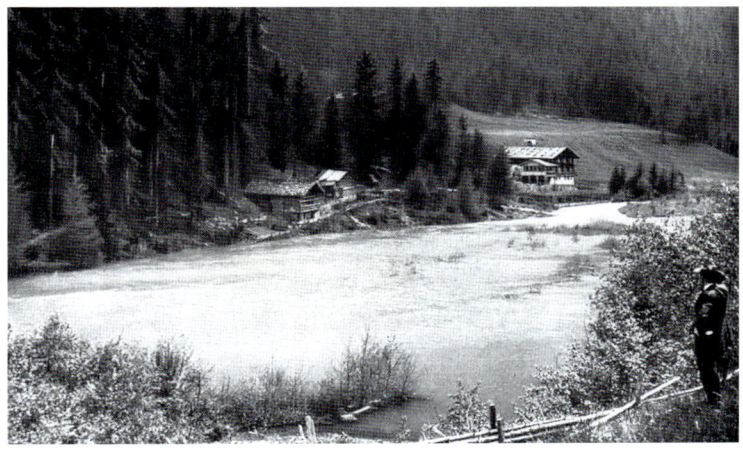

Das Bad war nur zu Fuß erreichbar, aber in sehr ruhiger Lage am rechten Ufer der Falschauer, eingebettet in waldreicher Umgebung.

Magenbeschwerden getrunken. Einige Elemente kommen bei der Quelle von Überwasser in größeren Mengen vor, darunter Eisen und Aluminium, zudem kommen Jod, etwas Sulfid und Spuren von Barium, Chrom, Lithium, Kobalt, Nickel und Lanthan vor.

Für eine Kur waren in der Regel fünf bis sieben Bäder vorgeschrieben. Der Badebetrieb gestaltete sich an diesem Ort recht unkompliziert. Am Vormittag konnten die Hausgäste ihre Bäder nehmen, nachmittags private Leute. Sie wurden von einer Bademeisterin betreut.

Das Wasser entspringt ungefähr 300 Meter vom Haus entfernt im Wald aus Glimmerschiefer und wurde in geschlossenen Holzröhren – die zum Zwecke der Reinigung von dem sich bildenden Eisenocker geöffnet werden konnten – einem Sammelbecken und von dort in Eisenröhren dem Kessel zugeleitet. Der Badebetrieb hielt sich bis ins Jahr 1935, danach wurde noch bis 1956 die Gastwirtschaft geführt.

Heute ist die Quellwasserleitung neu verlegt und fließt an dem baufällig gewordenen Haus in einen Brunnen. Das Wasser wird noch immer von der Bevölkerung geholt und zu Trinkkuren verwendet.

AUFGELASSENE BÄDER

Ultental

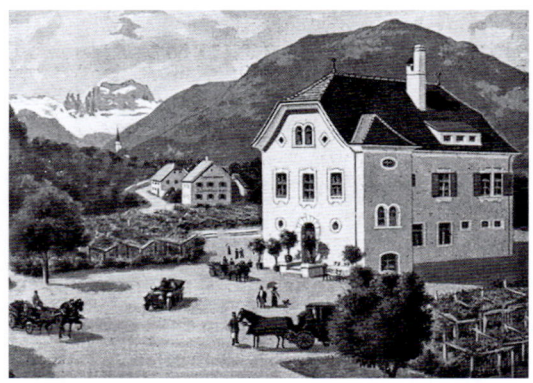

Das ehemalige Badgasthaus

BOZEN, 260 M

Schwefelbad Moritzing (54)

ANTIKES QUELLHEILIGTUM

Mittelmineralisches Kalzium-Magnesium-Hydrogencarbonat-Wasser mit einem Schwefelgehalt, der die Bezeichnung Schwefelwasser knapp rechtfertigt

Heilanzeige: Bäder und Trinkkuren bei Rheuma, Gicht, Anämie, Stoffwechsel- und Lebererkrankungen, Ausschlägen

Westlich der Stadt, direkt an der Straße nach Meran am Fuß des Tschögglberges entspringt ein Heilwasser, das bereits in der Antike bekannt war. An dieser Stelle befand sich in vorchristlicher Zeit ein Quellheiligtum, wie archäologische Funde belegen. 1929 wurden Fibeln, Schnallen, Bronzefiguren und rund 3000 Bronzeringe gefunden, bei denen es sich um Opfergaben für Quellgottheiten handelt. Auch das etwas höher gelegene, heute verfallene Kirchlein, welches Kosmas und Damian geweiht war, weist auf die heilspendende Kraft dieses Ortes hin.

Badeeinrichtungen gab es allerdings keine, denn das Etschtal war in alter Zeit sumpfig und malariaverseucht. Das stark alkalische Schwefelwasser, das beim Trinken einen zusammenziehenden, schwefeligen Geschmack hatte und beim Erhitzen gelbgrün wurde, lieferte man in Fässern nach Bozen, um Kranke zu heilen. Erst 1910 entstanden neben den Quellen, die direkt hinter dem ehemaligen Hotel Schwefelbad entspringen, das Kesselhaus und ein geräumiges Badgasthaus. Mit zehn Zimmern und 20 Betten, einem Speisesaal, neun Badekabinen und einem Dampfbad sowie Räumlichkeiten für die Trink- und Inhalationskuren war es wohl ausgestattet und besonders im Frühling und Herbst – einer Zeit, wo der Besuch höher gelegener Schwefelbäder noch nicht oder nicht mehr möglich war – sehr beliebt.

Das Gasthaus Schwefelbad wurde noch zu Beginn der 70er Jahre als Heilbad geführt. Dann wurde der Badebetrieb eingestellt und das ehemalige Badgasthaus zum Hotel umgebaut. Heute ist das Gebäude im Besitz der Gemeinde Bozen, welche es für soziale Zwecke nutzt.

Im Jahr 2000 stellte die Stadt Bozen umfangreiche Bohrungen nach den Schwefelquellen an.

Gries, 265 m

Gries (55)

Mit Bachwasser heilen

> Heilanzeige: Rheuma, Gliedersucht und chronische Hautausschläge

Das Badl in Gries befand sich in unmittelbarer Nähe der Talferbrücke, direkt an der alten Meraner Straße. Die Betreiber von Bad Gries leiteten das nötige Wasser für die Badkuren direkt aus dem Bach praktisch vor der Haustüre, der Talfer, in den Heizraum.

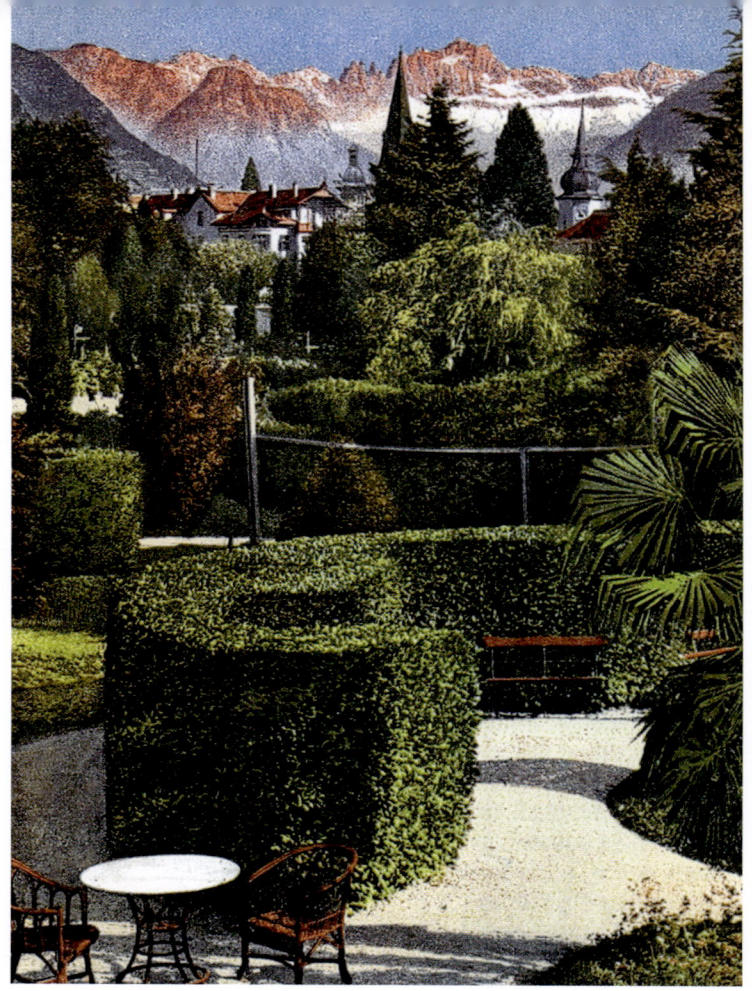

Ansicht aus dem Nobelkurort Gries

Diesem Wasser wurde eine heilende Wirkung bei Glieder- und Hautkrankheiten bescheinigt, was auf die warmen Bäder im Allgemeinen zutrifft und nicht dem mineralischen Gehalt dieses Bachwassers zu verdanken sein dürfte. Einer Schilderung von 1826 zufolge ließen sich die Stadtbewohner von Bozen dieses Wasser sogar gesotten in die Wohnung bringen. Auch als Trinkwasser wurde es verwendet und selbst erfahrene Ärzte erachteten es für gesund, wobei man bedenken sollte, dass es die heutige Umweltverschmutzung noch nicht gab.

Ein erster Hinweis auf Bad Gries findet sich im Jahre 1828. Jedoch soll es bereits seit der Zeit der Gegenreformation bestanden haben, als alle städtischen Badeanstalten geschlossen wurden und nur mehr Heilbäder erlaubt waren. Im 19. Jahrhundert wurden im Bad an der Talfer zwar auch Badekuren angeboten, es war aber bereits primär ein Gasthof, und das Geschäft mit dem Talfer-Wasser wurde eher vernachlässigt, sodass der Badebetrieb noch vor dem Ersten Weltkrieg eingestellt wurde.

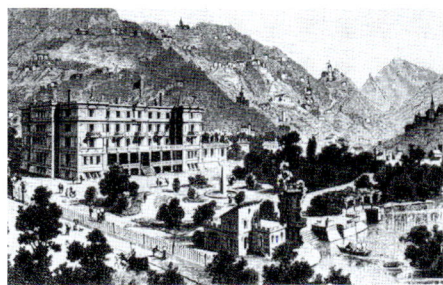 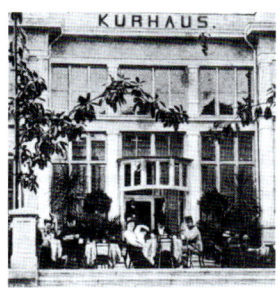

EPPAN, 451 M

Bad Gand (56)
KURZLEBIGE BADEFREUDE

Oligomineralische Quelle

Bad Gand befand sich in der Fraktion St. Michael, in der Gemeinde Eppan, und nutzte ein erdiges Mineralwasser, das unterhalb von Schloss Gandegg entspringt. Zum letzten Mal wird es 1929 erwähnt, aber auch nur dahingehend, dass es seit mehreren Jahren nicht mehr als Bad betrieben werde. Eine verwaschene Aufschrift und die zweckentfremdeten Badezellen hätten damals noch auf den einstigen Betrieb schließen lassen. Dem Bad dürfte nur eine kurze Lebensdauer um die vorige Jahrhundertwende beschieden gewesen sein.

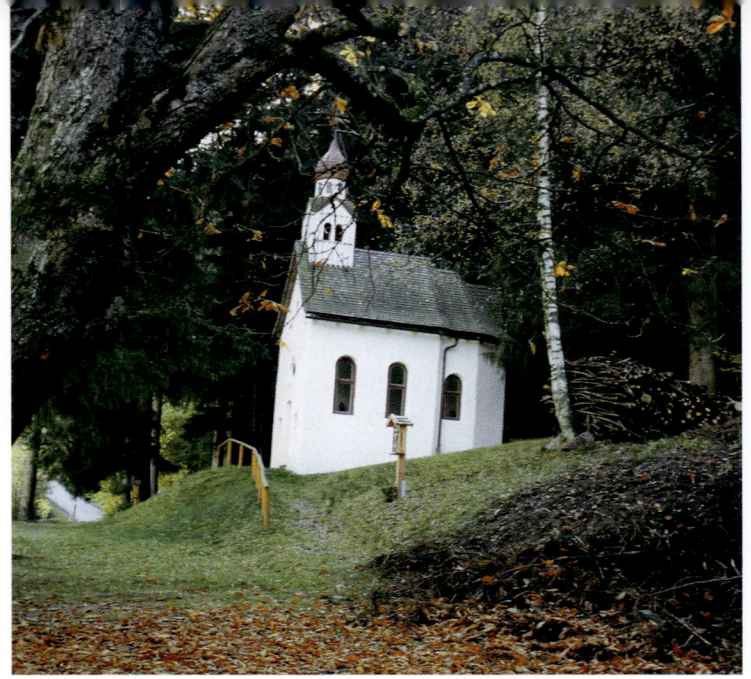

Als Relikt einer einst feudalen Epoche ist eine Kapelle geblieben.

Freienfeld, 950 m

Wildbad Möders (57)

Kapelle als Zeitzeuge

Magnesium-Natrium-Kalzium-Hydrogencarbonat
Sulfat-Mineralwasser

Heilanzeige: Bäder und Trinkkuren bei Ausschlägen, Neuralgien, Anämie, Nervenkrankheiten, Geschwüren und Frauenleiden, Gicht und Rheuma

Wer von Freienfeld im Eisacktal auf der ehemaligen Landstraße nach Stilfes fährt, trifft nach zirka eineinhalb Kilometern auf den idyllischen Flecken, wo einst das Wildbad Möders stand, und findet nur mehr eine Kapelle vor.

Die heilkräftige Quelle vom Wildbad Möders wird bereits in einer Urkunde von 1509 genannt. Darin wird noch keine Badehütte erwähnt, diese scheint in einem neuerlichen Kaufvertrag von 1537 auf. Diese „Hütte" bestand aus einem Keller, 14 Badewannen und zwei eingemauerten Heizkesseln. Das klingt nach regen Badefreuden der Gäste aus der Umgebung und des nahen Sterzing, so heißt es: „... wird größtenteils von Landsleuten, namentlich Frauen besucht, die für ihre Geschlechtsleiden viele Linderung finden", auch sei die Unterkunft noch mancher Verbesserung fähig. Bad Möders wurde in Folge zwar öfters renoviert, blieb aber trotzdem bescheiden in seiner Ausstattung. Eine Abbildung in der Mariahilfkapelle, gebaut im 17. oder 18. Jahrhundert, zeigt die einstige Anlage, in der Bade- und Wirtschaftsräume als auch eine Gastwirtschaft untergebracht waren. Das respektable einstöckige Gebäude wies auf der Längsseite immerhin zehn Fenster auf. Um 1905 entstand nach umfangreichen Um- und Neubauten ein den Erfordernissen der Zeit entsprechendes Refugium mit 50 Zimmern, 75 Betten, Balkonen, einer Veranda und acht Badekabinen in einem angebauten Badhaus.

Die in der Nähe des Bades aus dem Glimmerschiefer entsprin-

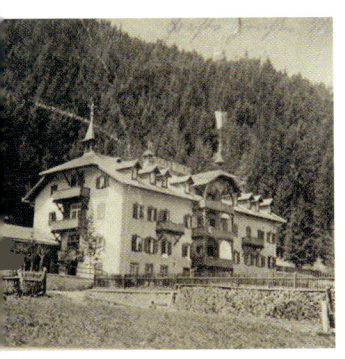

gende „Eisenquelle" wurde mittels Rohrleitung zum Bad geleitet. Das alkalisch-salinische Wasser fand erfolgreich Verwendung gegen chronische Ausschläge und Geschwüre, bei Beschwerden der Verdauungsorgane und Frauenleiden. Es wurden Dampf-, Medizinal- und Kohlensäurebäder, Kneipp- und Massagekuren angeboten.

Wildbad Möders um 1923

Um 1913 wurde sogar eine kleine Insel im Eisack in einen Naturpark verwandelt, wobei auch eine neue Brücke über den Eisack gebaut wurde. Seltene Bäume wurden gepflanzt, eine Waldpromenade und der so genannte „Juliensteg" errichtet. Mit dem Zweiten Weltkrieg ereilte auch Möders das Schicksal so vieler einstiger Bauernbadln. 1940 wurde der Betrieb aufgelassen.

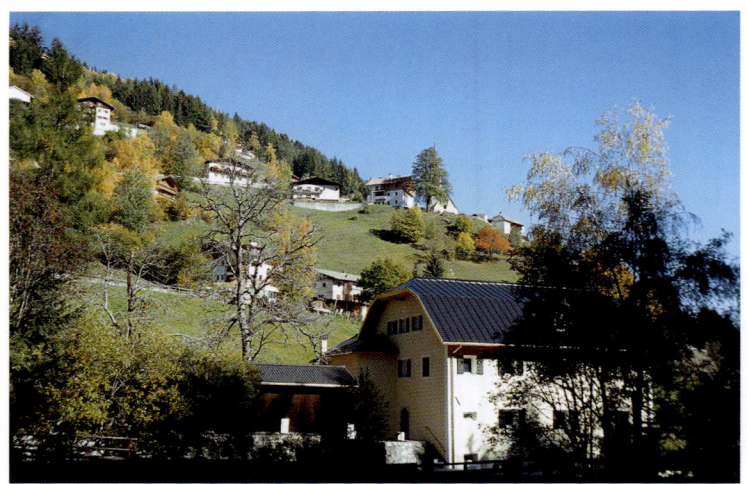

57

Aus aller Herren Länder strömten Kurgäste nach Schalders.

SCHALDERS, **1183** M

Bad Schalders (58)

BAUER, PRIESTER, EDELMANN WAREN ZU GAST

In Bad Schalders entspringen drei Quellen aus dem Quarzphyllit:
1. Badequelle: Sie befindet sich einige hundert Meter vom Badhaus entfernt im Arzventtal. Es handelt sich dabei um ein eisenhaltiges Wasser.
2. Magenquelle: Sie befindet sich taleinwärts auf der rechten Seite des Baches und wird zu Trinkkuren verwendet.
3. Augenwasser: Es soll sich dabei um eine Schwefelquelle handeln, die in der Nähe der Magenquelle entspringt.

Heilanzeige: Bäder und Trinkkuren bei Magen-, Milz- und Leberleiden

Was einem Bauern frommte, dem war auch der Klerus nicht abgeneigt. Im 15. und 16. Jahrhundert entdeckten auch die

Klosterherren die segensreiche Wirkung des Wassers und bemühten sich häufig um die Errichtung eines eigenen Bades in
der Nähe der Klöster. So begaben sich die geistlichen Herren
auch nach Schalders, wo es bereits vor 1666 eine einfache hölzerne Badbehausung gab. Diese entsprach ihren Bedürfnissen
keineswegs. 1682 erbaute Bischof Paulin Mayr ein Fürstbi-
schöfliches Jagdhaus aus Stein, welches durch einen Gang mit
dem Badhaus verbunden war, und auch eine Kapelle, welche
dem hl. Kassian geweiht wurde. Die Besuche seiner Eminenz,
des Fürstbischofs, machten das Schalderer Bad bald bekannt
und zogen den Besuch von Gästen aller Gesellschaftsschichten
aus Tirol, Bayern und dem Trentino nach sich.

Um 1836, nun in Privatbesitz, war das Badhaus bereits mit 30
hölzernen Wannen ausgestattet. Aufgrund der guten Auslastung mit über 500 Gästen jährlich kam zehn Jahre später ein
zweites dazu. Beide Objekte bestanden aus Holz mit großen
Baderäumen im Parterre und waren im oberen Stock einfach,
aber bequem mit Wohnkammern ausgestattet. Das ehemalige Jagdschloss diente nun als Wirtschaftsgebäude. Wegen der
steten Brandgefahr wurden die Badhäuser 1870 aus Stein errichtet. In Bad Schalders wurde in gemeinsamen Räumen, nur
nach Geschlechtern getrennt, genächtigt und gebadet und der
Mode entsprechend sogar gekneippt. Nicht nur Adelige und
Geistliche aus Tirol, dem Trentino, Bayern und Deutschland
besuchten das Bad, auch die Bauern aus der Umgebung ließen sich durch die hohen Herrschaften nicht vertreiben. Ein
Brand verwüstete 1904 das beliebte Feriendomizil, doch schon
ein Jahr später wurde es neu gebaut. Es war kein Luxusbau,
wie viele andere Badeanstalten in jener Zeit. 1938 brannte es
erneut und wurde wiederum aufgebaut, jedoch nur mehr als
Gasthaus weitergeführt.

Bad Schalders erlebte mehrere Besitz- bzw. Pächterwechsel; um
1948 waren etwa italienische Feriengruppen einquartiert. Der
Betrieb schlitterte immer mehr in Schulden, bis die Bürger von
Schalders die Anlage samt Schulden übernahmen und eine In-
teressensgemeinschaft gründeten, die das Gasthaus verpach-

tete. Der letzte Pächter war über 30 Jahre auf Schalders, bevor das Anwesen verkauft und renoviert wurde. Das Badhaus wurde abgerissen.

> Wie in Maistatt, so gab es auch in Schalders fast 200 Jahre lang die Tradition des Hansens. Der Hansungsakt für Neuankömmlinge blieb überall ungefähr gleich und auch hier gab es ein Fremden-, Bad- oder Hansebuch, in dem alles „Bemerkenswerte" festgehalten wurde. Dieses 300 Seiten dicke Buch, dessen Eintragungen am 20. August 1683 beginnen und am 25. Juli 1840 enden, ist schon länger verschollen.

VAHRN, 670 M

Vahrner Badl (59)
BESCHAULICHER GESUNDBRUNNEN

Oligomineralisches Wasser
Heilanzeige: Lungenkrankheiten, Rekonvaleszenz

Von Vahrn zieht sich der Weg durch Kastanien- und Nadelwälder zu einer ehemaligen Gastwirtschaft, dem Vahrner Badl. Das Gebäude entstand aus einer kleinen Brauerei, die zum alten Vahrner Bad gehörte, das 1867 dem Bahnbau zum Opfer fiel. Die bis 1867 genutzte Quelle kommt südlich der Gastwirtschaft unter dem Bahndamm zum Vorschein, sie entspringt in nächster Nähe am Berghang aus stark metamorphem Schiefer und verläuft ungenützt in der sumpfigen Wiese, welche bis 1825 den Boden des unteren Vahrner Sees bildete. Das erdige Eisenwasser von geringem Mineralgehalt wurde bei Lungenkrankheiten, Asthma und zur Rekonvaleszenz nach schweren Krankheiten eingesetzt. Bei der Brixner Bevölkerung galt das Vahrner Bad als beliebtes Ausflugsziel.

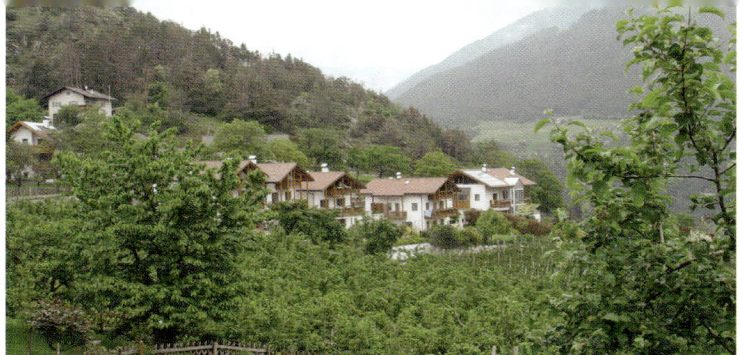

Brixen, 680 m

Elvas (60)
Sagenumwobene Heilstätte

In der Rienzschlucht südöstlich unter Elvas befinden sich das sagenumwobene „Elvner Badl" und das „Fürstenbrünnl".

Die beiden Quellen sollen in etwa dieselbe Wasserqualität aufweisen. Eine Untersuchung des Fürstenbrünnls, welche 1914 veröffentlicht wurde, ergab eine Temperatur von 10,9 Grad und eine Radioaktivität von 5 Mache-Einheiten.

Schriftliche Hinweise auf die Existenz des Elvner Badls gibt es nicht, jedoch zahlreiche mündliche Überlieferungen und Sagen. So soll es vor Jahren von den Brixner Domherren benutzt und von der einheimischen Bevölkerung vor allem gegen Magenleiden aufgesucht worden sein. Es wird erzählt, dass irgendwann das Bad abbrannte, als gerechte Strafe für das zügellose Treiben, welches damals im Bad geherrscht haben soll. Weiters wird von geheimnisvollen Geistern und vergrabenen Schätzen berichtet. Man vermutet, dass die radioaktive Quelle bereits in prähistorischer Zeit aufgesucht wurde, denn in der Nähe hätten Ortskundige früher einen Schalenstein, einen Hinweis auf eine urzeitliche Opferstätte, gesehen.

Vom ehemaligen Elvner Badl ist nur eine 26 Meter lange, stellenweise bis drei Meter hohe Stützmauer übrig geblieben, welche auf dem abschüssigen Gelände eine Terrasse bildet, auf der sich die Mauerreste eines 11 Meter langen und 7 Meter breiten Raumes befinden.

AUFGELASSENE BÄDER

Eisacktal

Bad Burgstall (61)
„Das Holz nicht gesparet"

Oligomineralisches Wasser
Heilanzeige: Asthma, Magen- und Nervenleiden, Gicht

Auf halbem Weg zur Plose, bei St. Leonhard liegt eine ehemalige Badeanstalt – heute ein Wohnhaus –, die schon 1711 ein fürstbischöflicher Arzt empfohlen hatte. Ihr Ursprung ist unbekannt, die ersten schriftlichen Hinweise stammen aus dem Beginn des 18. Jahrhunderts.

Bei dem Wasser, das dem Plosewasser ähneln soll, handelt es sich um zwei Quellen, die unweit des Bades aus Phyllitgestein entspringen und in Röhren zum Bad geleitet wurden. Das Wasser wurde getrunken und darin gebadet. Ein Badbüchlein aus dem Jahre 1772 enthält eine Badeordnung und eine frühere Beschreibung des Wassers. Weiters heißt es auch: „... bei den Bädern das Holz nicht gesparet, die Zimmer und Badörter (gemeint sind wohl die Badezuber) zur erforderlichen Unterkunft angeschaffen, Speise und Getränke zubereitet und derley Sachen bequem gemacht sind." Daraus lässt sich auf einen größeren Bekanntheitsgrad

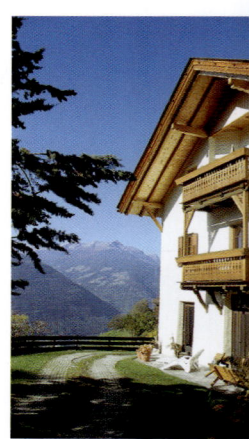

Das heutige Wohnhaus in schönster Aussichtslage.

schließen und dass neben Unterkunft und Badeeinrichtung auch ein Restaurationsbetrieb bestand, was keineswegs selbstverständlich war.

1897 brannte das Anwesen ab. Bald darauf öffnete ein neues Badhaus in bescheidenerem Umfang mit zwölf Zimmern und 20 Betten. Das so genannte Magenwasser und das Herzwasser wurden gegen Magen- und Nervenleiden, aber auch gegen Asthma, Gicht, Schlagfluss und Gliederleiden empfohlen.

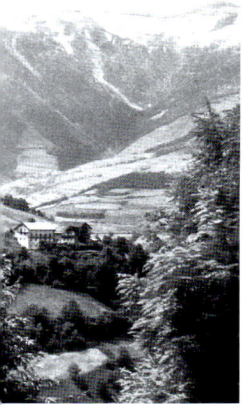

GUFIDAUN, **1126** M

Gstammerhof-Bad *(62)*

Gegen Ende des 19. Jahrhunderts war der Gstammerhof in Gufidaun ein Mekka der Sommerfrischler. Diese primitive Anlage legte den Grundstein für die 1926 entstandene stattliche Badeanstalt mit 30 Zimmern, 40 Betten und vier Badekabinen. Nach dem Zweiten Weltkrieg wurde der Betrieb jedoch mangels Auslastung eingestellt.

Insgesamt sind vier Quellen beim Gstammerhof vorhanden, die ein mineralarmes, manganreiches Eisenwasser führen, welches weitgehend dem von Bad Froy ähnelt, weshalb sie bei denselben Beschwerden aufgesucht wurden. Sie entspringen auch aus der gleichen Gesteinslage und weisen ebenfalls eine hohe Radioaktivität auf. Bei der ergiebigsten dieser Quellen, welche fast 12 l/min fördert, wurde die höchste Konzentration von 41 Mache-Einheiten gemessen.

VILLNÖSSTAL, **1280** M

Flitz-Quelle *(63)*

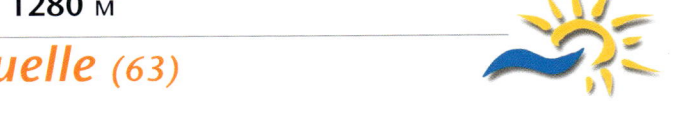

Die Flitz-Quelle im Villnößtal wird von Experten als eine der interessantesten Mineralwasserquellen in Südtirol bezeichnet. Beim Tonnighof in Flitz gab es eine Zeit lang ein einfaches Bauernbad, daher der Name Flitz-Quelle.

Im Jahre 1863 wurde die Quelle nach einem großen Bergsturz entdeckt und von einem Brixner Arzt publik gemacht. Wegen Geröllabrutschungen verändern sich die Zahl und Lage der Quelle andauernd. Das so genannte „Flitzer Wasser" hat auf Grund des Gehaltes an Eisen und Magnesium-Bittersalz einen zusammenziehenden, „tintigen" Geschmack und abführende Wirkung. Seine gelbliche Farbe wird je nach Jahreszeit und Witterung heller oder dunkler. Der Geschmack des Wassers ist bittersüß. Es galt als wahres Wundermittel gegen jegliche Magen- und Darmbeschwerden und soll auch blutstillend wirken. Es gab hier keine Badeeinrichtung, man nahm das abgefüllte Wasser mit nach Hause.

Die Flitz-Quelle ist keine gewöhnliche Mineralwasserquelle. Sie enthält kein Hydrogencarbonat, einen Grundstoff, der normalerweise in jedem Quellwasser enthalten ist; sie hat den niedrigsten pH-Wert aller Mineralwässer in Südtirol. Hier finden sich die höchsten Eisenwerte, und auch die sonst nur in Spuren enthaltenen Elemente Kupfer und Zink sind in großen Mengen vorhanden. Jod und Fluor sind ebenfalls in ansehnlichen Konzentrationen enthalten. Außerdem weist die Flitz-Quelle den Rekordwert an Aluminium auf. Sie enthält so viel davon, dass das Wasser nicht mehr als trinkbar eingestuft werden kann.

LATZFONS, 1160 M

Oberschmiedbadl (64)

MIT DEM HEMD INS WASSER

Heilanzeige: Rheuma, Fieber

An der Straße, die von Latzfons in Richtung Runggallen führt, sind zwischen dem Oberschmied und dem „Jager" dürftige Reste des einstigen Oberschmiedbadls zu erkennen. In diesem Badhäusl, das sein Wasser vom Blankenbach erhielt, amtierte einst die „Oberschmiedin" als Badefrau, um so zum bescheidenen Einkommen ihres Mannes als Schmied etwas beizusteuern. Im Häusl befand sich ein Badezuber und ein „Seachtkessel", in dem das Wasser erwärmt wurde. Dem Wasser wurde ein Absud von Nussbaumlaub, Farnkraut und Frauenmantel beigemengt. Das Bad, das nur sommers benützt wurde, sollte gegen Rheuma und Fieberhitze helfen, aber auch für Frauen nach Entbindungen bekömmlich gewesen sein. Nach den damaligen Keuschheitsvorstellungen weigerte sich manche Frau, sich ganz auszuziehen, und stieg so samt dem Hemd ins Wasser.

LAJEN, **1102** M

St. Peter *(65)*

GRÖDNER GESUNDBRUNNEN

Vier wenig mineralisierte Quellen

Heilanzeige: Verdauungsbeschwerden, Nerven- und
Hautkrankheiten, Rheuma

Schon um 1750 begeisterten sich die Grödner für das Wasser
von St. Peter in Lajen. Sollte es doch gut sein gegen jegliche
Beschwernis des Bewegungsapparates, gegen die Schwäche
nach schwerer Krankheit und vieles mehr. Es war so beliebt,
dass das Badhaus, das in der Nähe eines Gasthauses und der
Kirche stand, 1826 ausgebaut wurde und in 27 Zimmern für 60
Personen Platz bot.

Ungefähr 150 m oberhalb des Bades
entspringen drei Eisenquellen und
eine Schwefelquelle aus tonreichem,
stark eisenhaltigem schwarzem Glimmerschiefer. Es wurde immer nur eine Eisenquelle als Bade- und Trinkwasser genutzt. Um 1840 wurden
die drei Eisenquellen untersucht. Es
handelt sich danach um Eisensäuer-
linge mit keinem großen Gehalt an
mineralischen Bestandteilen.

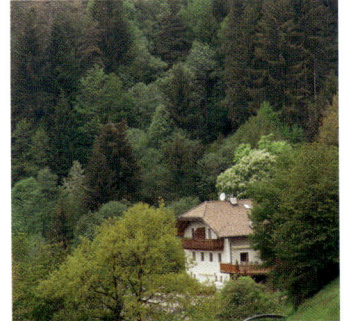

*In dem abgelegenen Wald bei
St. Peter wurde Anfang des
20. Jahrhunderts noch gebadet.*

Nach den 50er Jahren des 19. Jahrhunderts schrumpfte der Besucherstrom
und mangels neuer Investitionen verwahrloste das Badhaus. Zu
Beginn des 20. Jahrhunderts kaufte ein deutsches Ehepaar Bad
St. Peter und baute es um. Wahrscheinlich wurde der Betrieb
aber bereits vor dem Ersten Weltkrieg wieder eingestellt. Um
1929 galt die Badeanlage als verfallen und wird auch später
nirgends mehr erwähnt.

65

AUFGELASSENE BÄDER Grödental

| 189

Bad Ilstern (66)
GESCHICHTSTRÄCHTIGER BODEN

Oligomineralisches Wasser, Radioaktivität 78,3 Bq/l

Heilanzeige: Rheuma, Arthritis, Gicht und Hämorrhoiden

Bei unseren Vorfahren dürfte die Verbindung zwischen weltlichen und himmlischen Mächten enger gewesen sein. So untersteht ein Badl, das auf sich hält, dem Schutz eines Heiligen und einer Kapelle. Im Falle von Bad Ilstern bei St. Sigmund ein Indiz dafür, dass die dem heiligen Ulrich, einem Patron der Kranken, geweihte Kapelle auf eine sehr frühe Heilstätte hinweist.

Sehr früh, nämlich 1348, wird in Kiens, nicht weit von St. Sigmund, eine dem heiligen Ulrich geweihte Kapelle erwähnt. Da dieser Heilige im 13. Jahrhundert als Patron der Kranken verehrt wird, könnte es bereits vorher eine Badeeinrichtung gegeben haben, möglicherweise sogar ein Quellheiligtum. (1491 wurde die heute noch existierende kleine Kirche erbaut.)

Die Geschichtsschreibung befasst sich ab der Mitte des 19. Jahrhunderts mit dem schattseitig gelegenen Bauernbadl. Es gab ein hölzernes Badhaus mit einem einzigen gemauerten, mit Holz getäfelten Gemeinschaftsraum. Damals erwartete man durchschnittlich 300 Kurwillige pro Saison, die teilweise in St. Sigmund Quartier nahmen.

Solche Impulse für den „Fremdenverkehr" eines Ortes finden sich häufig. Der Zustrom von auswärts dürfte immer schon ein nicht unwillkommenes Zubrot für manchen Wirtschaftstreibenden geboten haben.

Nach einiger Zeit motivierten rückläufige Gästezahlen zum Ausbau eines Stadels im Jahre 1891 und dazu, ihn mit Zimmern für die Kurgäste auszustatten. Im Jahr 1902 wurde das Bad gänzlich renoviert und nochmals erweitert. Im Zuge des

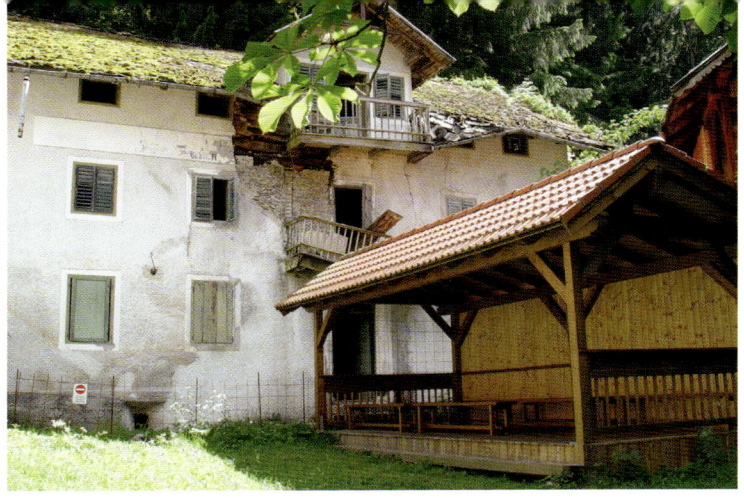

Dem Verfall preisgegeben präsentiert sich Bad Ilstern heute.

aufstrebenden Fremdenverkehrs nach dem Ersten Weltkrieg begegnete Bad Ilstern den aktuellen Anforderungen mit erneuten Investitionen. 1923 wurde der ehemalige Stadel abermals umgebaut und mit einem Speisesaal und Balkonen versehen. Damit standen in dem einladenden Haus in reizvoller Umgebung

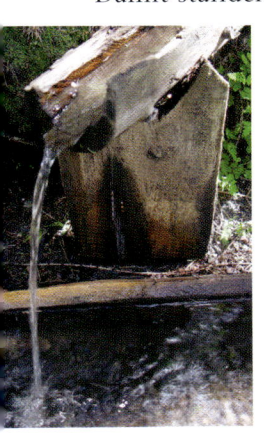

bung 30 bis 40 Betten und sechs Badekabinen zur Verfügung, in die das Wasser der ungefähr 100 Meter westlich vom Badhaus entspringenden Quelle geleitet wurde. Das aus dem Brixner Quarzphyllit sprudelnde Heilwasser zeigte seine Heilwirkung, ähnlich jener von Bergfall, bei Rheuma, Arthritis, Gicht und Hämorrhoiden und weist eine Radioaktivität von 6,1 Mache-Einheiten auf.

Nach erfolgter Renovierung ging es weiter aufwärts. Wurde Bad Ilstern früher vorwiegend von der ländlichen Bevölkerung genutzt, so fanden sich nun in diesem von Brixen bis Bruneck beliebten Bad auch die Städter ein. Übrigens sei man den „Stadtfräcken" gegenüber hier sehr misstrauisch gewesen. Der Zweite Weltkrieg brachte schließlich das Aus für Bad Ilstern. Gegen Ende der 50er Jahre wurde der Badebetrieb eingestellt und Ferienkolonien untergebracht. Seit rund zwanzig Jahren steht das nunmehr im Verfall begriffene Objekt leer.

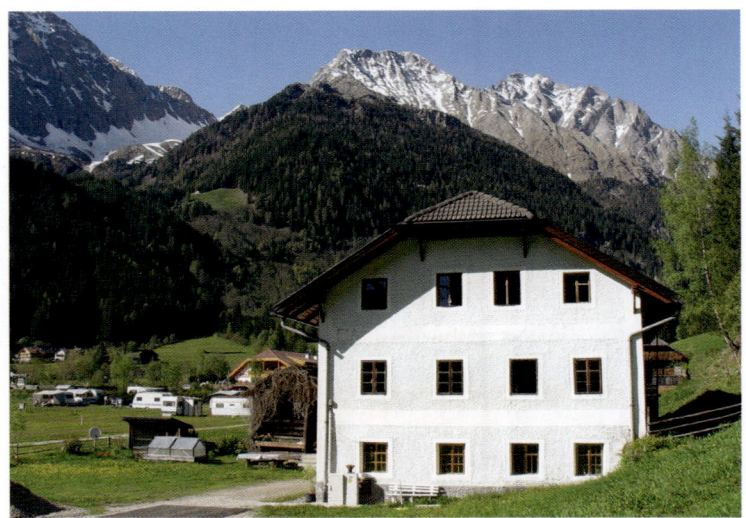

Als Gast- und Badhaus war das Stampferbad ein Anziehungspunkt im Antholzer Tal.

RASEN/ANTHOLZ, 1250 M

Stampferbad – Waldfriede (67)

IN EINER WOCHE GESUND

Oligomineralisches, leicht radioaktives Wasser

Heilanzeige: Frauenleiden, Rheuma, Magenbeschwerden

Die Quelle entspringt oberhalb des heutigen Wohnhauses aus dem Glimmerschiefer. Über diese Heilquelle wird gesagt, dass es nur eine Woche gedauert hat, um wieder gesund zu werden. Auch heute noch wird die Quelle des ehemaligen Stampferbades im Antholzer Tal gerne genutzt, im Haushalt des Besitzers wie auch von Gästen des nahe gelegenen Camping-Platzes, die immer wieder am Brunnen vor dem heutigen Wohnhaus ihre Kanister füllen.

1561 wird eine Hofstatt zwischen Mittertal und Obertal erstmals urkundlich belegt. Zu diesem Gut gehörte auch eine Mühle und eine „Stampf", eine Vorrichtung, um die Gerste von den Hülsen zu befreien, wovon sich der Name des Bades ableiten lässt und womit auch der Hausname „Stampfer" verbunden ist. Seit 1719 jedenfalls befindet sich das Anwesen im Besitz der Familie Wieser.

1828 berichtet Karpe von einem Bad, das sich damals in sehr schlechtem Zustand befand. Auch noch in den 40er Jahren war es wenig attraktiv und wurde von lediglich 50 „Heimischen" besucht. Unterkunft fanden die Bauern, Handwerker, Knechte und Mägde im Bauernhof, mussten sich aber selbst verköstigen. Die Badehütte war mit den üblichen Holzwannen und

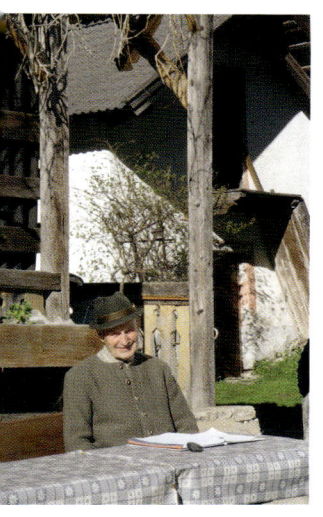

einem „Sechtkessel" ausgestattet. Ein dem Besitz angeschlossenes Sägewerk bot genug Holz für die Befeuerung. Um 1880 schwankte die Gästezahl zwischen 38 und 62. Gegen Ende des 19. Jahrhunderts kamen mit dem allgemeinen Tourismus immer mehr Auswärtige ins Antholzer Tal, darunter auch Franz Defregger. Es wurde beschlossen, den Bauernhof in ein Gasthaus umzuwandeln. Um 1908 entstand so anstelle des alten Badhauses die Pension Waldfriede, eine gefällige, wohl ausgestattete Herberge, der jedoch nur wenige glückliche Jahre beschieden waren. 1912 brannte die Pension ab. Dabei handelte es sich vermutlich um Brandstiftung, denn es brannte nicht weniger als drei Mal in diesem Jahr, bis endlich alles in Schutt und Asche lag. Die Mühle und das Sägewerk wurden durch eine Überflutung des Baches fortgerissen. Das Haus wurde kleiner und bescheiden als Gästehaus wieder aufgebaut, die Möglichkeit, ein Bad zu nehmen, blieb bestehen. Erst um 1950 wurde die recht einfache Badeeinrichtung, die vorwiegend die Bewohner der Umgebung anzog, endgültig aufgelasssen. Etwa zehn Jahre später kam es auch zur Einstellung des Gastbetriebes.

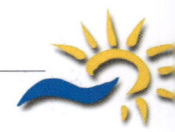

Bad Altprags (68)
DAS „KALTE GASTEIN"

Hirschbrunnen: Mittelmineralisches Kalzium-Magnesium-Sulfat-Hydrogencarbonat-Wasser nahe der Grenze zum Mineralwasser. Hinsichtlich der zwei anderen Quellen „Augenwasser" und „Trinkwasser" liegen keine Angaben vor.

Heilanzeige: Rheuma, Nervenleiden, Darmerkrankungen, Ausschlag, Geschwüre, Frauenleiden, Kreislaufbeschwerden

Seit eh und je thront in Altprags das stolze Anwesen – bestehend aus Kessel- und Badhaus, Wohn- und Wirtschaftsgebäuden, mit Theobald-Kapelle und Amalienhaus und umgeben von weitläufigen Wiesen – in Abgeschiedenheit und Stille. Altprags ist immer noch eine imposante Anlage im Talgrund und es bräuchte vermeintlich wenig, um es wieder zum Leben zu erwecken. Vereinzelt kommen noch ein paar Eingeweihte, oft von weit her, um sich etwas von dem heilsamen Quell zu holen, der hier unentwegt in jahrhundertealtem Lauf mit stets gleicher Temperatur und gleicher Fülle aus dem Felsen bricht.

Gegen Frauenleiden und Kreislaufbeschwerden sollen die Bäder und Trinkkuren geholfen haben, gegen Nervenleiden, bei Darmerkrankungen und gegen Rheuma. Das kostbare Nass galt schier als Allheilmittel, wenn man den alten Aufzeichnungen Glauben schenkt: „Dises Wasser leistet heilsame Hilfe in Glidersuchten und Zipperlein, sonst Podagra genannt, Hüftwehe, in beförchtetem Schlag, benimbet die beschwärliche Fettigkeit ... lindert die Schmerzen der bösen Kranckheit ... dorret ab die Räuden oder Krätzen ... item es heilet faulige Wunden, fressende Schäden, Fisteln, Krebs, Geschwür und Löcher heimlicher Orten, am Haupt den Grind, im Mund die scharbockischen Geschwür und Mundfäule", schreibt Tabermontanus 1583 in seinem Werk „Neuer Wasserschatz".

Zahlreiche Votivtafeln und hinterlassene Krücken sind der augenscheinliche Beweis dafür.

„Gott, der Ursprung alles Guten und dem mächtigen Fürbitter Theobald zur Ehre, daß der hier Unterschriebene von einer Hüftlähmung geheilt worden, hat er Stock und Krücken und dies zum Dank aufgehängt", lauten die Dankesworte aus dem Jahr 1799, oder darunter die frohgemuten Zeilen: „Stock und Krücke bleibet da, munter kann ich nun entstreben. Ewig werde ich da lehren, wenn auch alle Mittel sonst entschwinden können, man in Prags noch Hilfe finden kann."

Dies geschah in jener Zeit, als man noch mit Stellwagen fuhr. Die An- und Abreise war im Vergleich zu heute beschwerlich. Es brauchte also schon einen triftigen Beweggrund, dass Sieche die oft tagelangen Beschwernisse einer Reise auf sich nahmen. Aber Altprags war etwas Besonderes. Es sah Reiche und Arme, ob Fürsten, Herzöge, Künstler, Bauern, Handwerker, Taglöhner

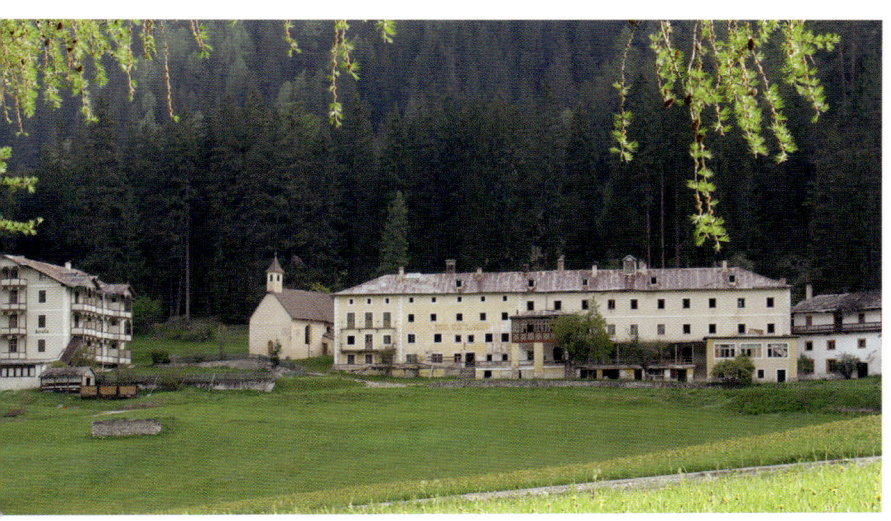

Ein Paradebeispiel einstiger Größe und Bedeutung: Altprags

oder Mägde. In seiner Blüte – zwischen 1897 bis in die dreißiger Jahre – galt Altprags als Modebad und zählte (mit Vorbehalt) an die tausend Besucher jährlich, die den Alltag mit den Annehmlichkeiten einer Badekur tauschten.

Will man zu den Anfängen von Altprags vorstoßen, so bieten sich, je nach persönlicher Neigung, eine romantische und eine pragmatische Version. Der Legende nach soll ein drei Mal waidwund geschossener Sechzehnender die Heilkraft der Quelle aufgesucht haben. Hermann von Gilm hat dies in einer Ballade besungen und die Gemeinde Prags nahm den Hirsch in ihr Gemeindewappen auf. Den Schriften zufolge soll ein Förster sich jedesmal nach Waschung an dieser Quelle „wunderbar erquickt" gefühlt haben, worauf ein Bad eingerichtet wurde, das 1490 sogar der Gemahlin von Leonhard von Görz, Herzogin Paula von Gonzaga, die Genesung von ihren Gliederschmerzen bescherte. Zum Dank ließ sie in Niederdorf eine Kirche bauen. Auch in Altprags entstand 1682 eine dem hl. Theobald geweihte Kapelle. Das mit drei Altären ausgestattete Gotteshaus trägt die Inschrift: „Wer in den Teich hineinsteigt, der wird gesund. Der Geist Gottes schwebt über den Wassern."

In Bad „Braies", wie das Bad früher hieß, wurde bereits 1501 ein erster Lehensbrief über die Badeanstalt von Kaiser Maximilian ausgestellt. Erzherzog Ferdinand verlieh dem Bad 1565 die fürstliche Freiung, denn der Ansturm der Bauern an Sonn- und Feiertagen war groß und jene, die Raufereien anfingen, sollten bestraft werden. Zudem musste jeder Badebeginn in Niederdorf auf der Kirchgasse ausgerufen werden.
Eine Badempfehlung dreihundert Jahre später scheint in ihrer ganzheitlichen Auffassung höchst modern: Baden wird grundsätzlich empfohlen, da dadurch die Absonderung schädlicher Stoffe über die Haut gefördert wird, wobei das Baden und die Abreibung wesentliche Momente des Heilungsprozesses darstellen. Besonders wichtig für einen positiven Einfluss auf die Kur ist die schöne Lage in reiner Luft und die Anlage mit Spazierwegen.

Mit 700 bis 800 Besuchern pro Jahr war das Bad um 1850 zeitweise überfüllt, aber erst 1882 wich das alte Bad einem großen Neubau mit 80 Wohnräumen und bot somit Platz für 150 bis 180 Personen. Waren es 1893 noch 120 Betten, kam der Betrieb 1920 durch Zubauten auf die stattliche Anzahl von 280 Betten und 36 Badekabinen. Darin standen die bewährten, geschlossenen Holzbadewannen, in die das Wasser zugeleitet wurde.

„Das Mineralwasser, das mit merklichem Geräusch einem Felsen entspringt ... es ist sehr hell, klar und kalt, hat einen schwachen Schwefellebergeschmack, einen Geruch wie ein stinkend oder faules Ey..", vermerkte ein Besucher – aber eigentlich sind es ja drei Quellen, die hier entspringen. Neben der eigentlichen Badquelle, dem legendären „Hirschbrunnen", gibt es außerdem eine Augenquelle und die Trinkwasserquelle. Als Trinkkuren wurde morgens auf nüchternen Magen ein Viertelliter von der kleineren Quelle, die zirka 9 Grad misst, verordnet.

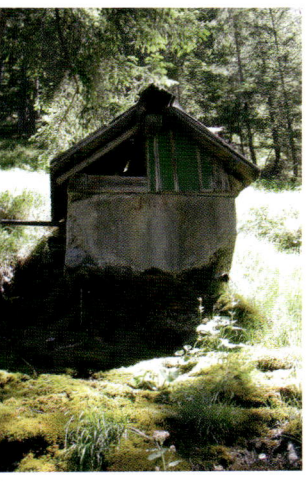

Die Fassung der Quelle von Bad Altprags

Der Hirschbrunnen entspringt einem tiefen Spalt im Bellerophonsteinkalk, etwa 80 Meter über dem Pragser Bach und liefert 1000 Stundenliter bei gleichbleibender Temperatur von 6 Grad Celsius. Das Wasser wurde in einem Holzbassin erfasst, mittels Röhren zu einem Trinkbrunnen und zum Kesselhaus geführt, wo es auf etwa 36 bis 38 Grad erhitzt wurde.

Im Laufe der Zeit erfolgten mehrfache Besitzwechsel und umfangreiche Veränderungen und Zubauten, wobei der Kern des Badhauses immer belassen wurde.

Nach dem Ersten Weltkrieg bemühte man sich, den Badebetrieb aufrechtzuerhalten. Die schwindenden Besucherzahlen und fällige Investitionen führten zum allmählichen Niedergang des Betriebes. Bis in die Dreißigerjahre des vorigen Jahrhunderts wurden in Altprags Bäder und Trinkkuren vornehmlich zwischen Juli und Ende September angeboten.

Zuletzt gab es nur mehr Trinkkuren im Gästetrakt, dem so genannten „Amalienhaus".

Wer oder was das weitläufige Kurgebäude wieder zum Leben erwecken kann, ist derzeit ungewiss.

Wildbad Innichen (69)

WAHRZEICHEN DER VERGÄNGLICHKEIT

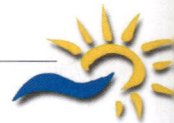

Magenwasser Lavaredo: Mittelmineralisches Kalzium-Magnesium-Sulfat-Fluor-Mineralwasser

Kaiserwasser: Mittelmineralisches Kalzium-Magnesium-Hydrogencarbonat-Sulfat-Mineralwasser

Laxierwasser Candida: Mittelmineralisches Kalzium-Magnesium-Sulfat-Hydrogencarbonat-Wasser, ähnlich dem Kaiserwasser, jedoch mit im Verhältnis zum Gips (Kalziumsulfat) größerem Anteil an Bittersalz (Magnesiumsulfat)

Schwefelquelle Sulfurea: sehr mineralreiches, Fluorid-Sulfat-Kalzium-Magnesium-Mineralwasser; zählt zu den mineralreichsten Wassern Südtirols

Eisenwasser Ferruginosa: sehr mineralreiches Sulfat-Kalzium-Magnesium-Eisen-Mineralwasser; unterscheidet sich von den anderen Wassern durch einen deutlich höheren Gehalt an Sulfat, Kalzium, Magnesium und besonders Natrium, Kalium, Silizium und Eisen. Die Bezeichnung Eisenwasser kommt vom im Wasser gelösten Eisen (ca. 1 mg/l).

Heilanzeige: Lavaredo, auch „Magenwasser" genannt, wurde als Trinkkur bei chronischer Magenentzündung verwendet.

Das Kaiserwasser wurde vorwiegend zu Trinkkuren benutzt, u. a. gegen Magengeschwüre und Nierensteine. Kaiserwasser und Lavaredo sind als Mineralwasser im Handel erhältlich.

Die Schwefelquelle, die bekannteste der Quellen, wurde besonders für Sitz- und Vollbäder und für Umschläge gegen Arthritis und Frauenleiden verwendet. Inhalationen und Dampfbäder halfen gegen Asthma, Bronchitis und Hautkrankheiten.

Das Wasser der Eisenquelle versprach Hilfe bei Schwäche, Magenkrampf, Hyperchondrie, Blutungen, Frauenleiden, Unfruchtbarkeit und Impotenz. Das Laxierwasser half bei Unterleibs- und Verdauungsbeschwerden.

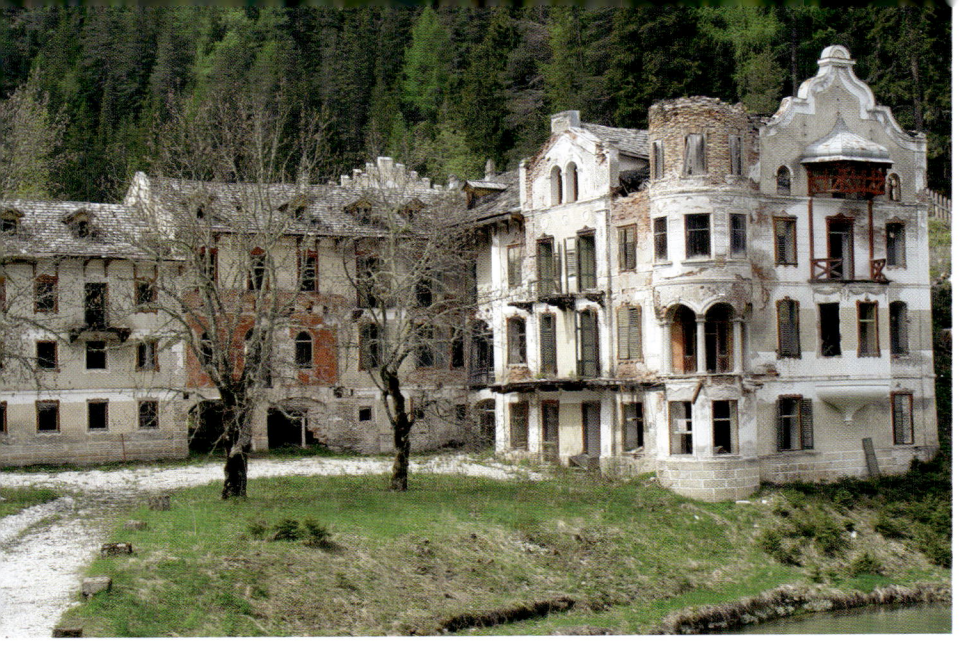

Nur mehr Ruinen zeugen von der jahrtausendealten Vergangenheit von Bad Innichen. Die ersten Badegäste waren vermutlich Illyrer und Römer. Dafür sprechen die in der Nähe gefundenen illyrischen Amphoren und römischen Münzen aus der Zeit von 70 bis 160 n. Chr. Urkundlich lässt sich ein geregelter Badebetrieb bis in das 16. Jahrhundert zurückverfolgen. 1586 verkaufte ein gewisser Caspar Prantner „das Freye Wiltpad ob dem markht Inichen gegen Sexten werts im Gepürg underm Gärbenstain" mitsamt zwei Kesseln und 22 Badewannen dem Innichner Wundarzt Paul Dinzl. Beinahe gleichzeitig erbaute Kanonikus Hieronymus Schüssler eine Kapelle. Deren gotischer Flügelaltar trägt die älteste bildliche Darstellung des Bades. An diese dem hl. Salvator geweihte Kapelle war lange eine Eremitage angeschlossen, die ein Einsiedler bis ins 18. Jahrhundert betreute. Dem Benediktinermönch oblagen neben den klerikalen Aufgaben auch die Arbeiten eines Badknechtes und gewisse Heilpraktiken. Während des 17. und 18. Jahrhunderts gab es laufend Besitzwechsel und der Badebetrieb soll wenig ertragreich gewesen sein. Dazu kam die Schließung der Einsiedelei im Zuge der josephinischen Reformen 1786. Im 18. Jahrhundert wurde das Bad als gänzlich verfallen beschrieben.

Die Wende kam 1820 mit der Entdeckung einer neuen Quelle, deren Wasser sich für Trinkkuren eignete. Kamen vorher rund 600 Badegäste jährlich, so stieg deren Zahl nun auf 800. 1867 wurden 1020 Besucher gezählt. Damals bestand das Wildbad aus einem Wirtshaus und zwei Gästehäusern, eines für die vornehmen Herrschaften, das andere für die bäuerliche Bevölkerung. In einer verrußten Gemeinschaftsküche konnte sich jeder selbst verpflegen.

1854 baute der ungarische Arzt Dr. Scheiber ein Grand Hotel, das für die damalige Zeit bemerkenswerte Ausmaße aufwies: Kursäle für Thermen- und Dampfbäder, Einrichtungen für Sauna und Trinkkuren. Es wurde in den darauffolgenden Jahren ein bedeutender Treffpunkt insbesondere der österreichischen und deutschen Kaiserhäuser. Aus diesem Grunde wurde auch der frühere Kupferbrunnen in „Kaiserwasser" umbenannt. Der Ausbruch des Ersten Weltkrieges begründete den Niedergang von Bad Innichen.

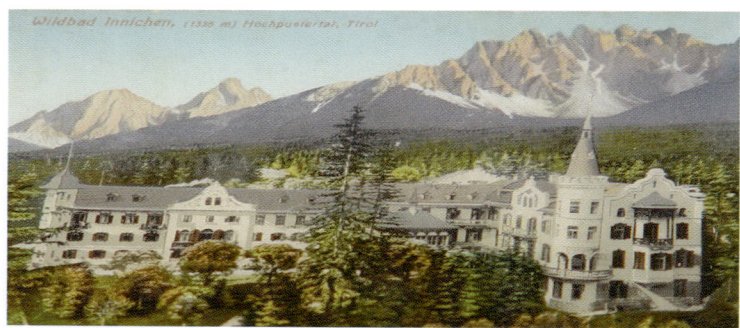

Das Wildbad Innichen liegt eineinhalb Kilometer außerhalb von Innichen in Richtung Sexten. Eine beschilderte Abzweigung führt rechts zu einer schmalen Straße. Nach einem halbstündigen Fußmarsch erreicht man überraschend mitten im Wald das einsam gelegene Gebäude. Es ist eine Ruine, fensterlos und einsturzgefährdet, und dennoch ist seine einstige Pracht gegenwärtig.

Weitere Informationen zu Lavaredo und Kaiserwasser finden Sie unter der Rubrik „Mineralwasser".

Bad Ramwald (70)

FÜNF QUELLEN ZUR WAHL

Mittelmineralisches Natrium-Hydrogencarbonat-Sulfat-Wasser

Heilanzeige:
1. Augenquelle: Sie enthält angeblich Eisenvitriol und war bei Schwäche des Sehvermögens wirksam.
2. Magenquelle: Wirkt durch kohlensaures Natron, kohlensaures Kalium und kohlensaures Magnesium bei Verdauungsschwäche.
3. Eisenquelle: Wirksam bei Blutarmut, Bleichsucht und allgemeiner Schwäche (fälschlicherweise als Eisenquelle bezeichnet).
4. Schwefelquelle: Wirkt bei Rheuma, Gliedersucht und Gicht.
5. Blutreinigungsquelle: Blutreinigend und durch schwefelsaures Natron, schwefelsaures Kalium und schwefelsaures Magnesium leicht abführend, auch gegen Hämorrhoiden wirksam.

Zunächst verfügte Bad Ramwald über zwei Quellen. Ab dem 20. Jahrhundert wurden bereits fünf Quellen gegen Rheuma, Gicht, Blutarmut und Verdauungsbeschwerden eingesetzt. Vermutlich haben sich die beiden ersten Quellen irgendwann geteilt oder man hat drei weitere zugeleitet. Eine erste Beschreibung dieser aus dem Quarzphyllit entspringenden Quellen findet sich um 1700.

Der Ursprung von Bad Ramwald liegt wie so oft im Dunkeln, eine Urkunde von 1643 weist auf ein Bad „Raumpald" und „Raumwald" hin, das zum Hof Unterramwald gehörte und schon seit „urdenklichen Zeiten" gut besucht war. Am Spitzlstein, dem heutigen Standort des Bades, dürfte schon vor 1704 ein regulärer Badebetrieb geherrscht haben, da aus dieser Zeit ein Bademeister beurkundet ist. Die bäuerliche Bevölkerung der Umgebung genoss alle Vorzüge des einfachen Bauernbadls, jedoch sollte es über diesen Status nie hinauswachsen. Um

AUFGELASSENE BÄDER

Gadertal

1835 entstand anstelle des alten, sehr primitiven Gemein-schaftsbades ein neues Badhaus mit geteilten Badesälen, Ober-sälen, Gemächern, einer Küche und neuen Badewasseröfen. Eine um 1731 errichtete, dem hl. Christoph und der hl. Agnes geweihte Kapelle komplettierte den Badebetrieb. Weiters wur-de das alte Wohnhaus renoviert.

Ein kräftiger Schluck vom Brunnen half gegen Augenleiden, Blutarmut und Magenkrankheiten, das gesottene Nass vertrieb Rheuma und Gicht. Dazu fanden sich zwischen 90 bis 120 Personen jährlich ein, deren Zahl um 1847 auf 300 stieg. Die-sen hohen Anforderungen Rechnung tragend, verbesserte ein neuer Besitzer um 1880 das gesamte Anwesen. Bad Ramwald konnte sich auch als Sommerfrische etablieren, und in den Jahren 1906 und 1907 entstand ein neues, gut eingerichtetes Badgasthaus, welches über 39 Zimmer, 10 Badekabinen, einen Speisesaal und eine Stube verfügte.

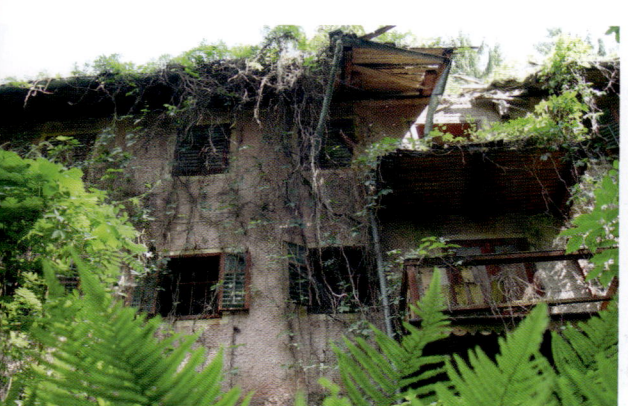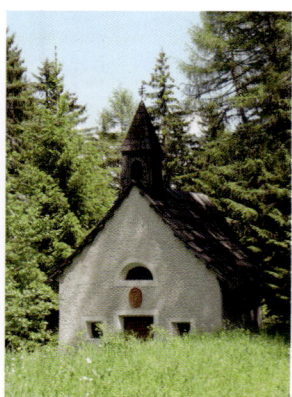

Einst gut besuchtes Bauernbadl – heute dem Verfall preisgegeben

Mit dem Ersten Weltkrieg jedoch büßte auch Bad Ramwald sei-ne Beliebtheit ein. Infolge der Wirtschaftskrise musste in den Dreißigerjahren der Betrieb geschlossen werden. Plünderer machten sich über die Liegenschaft her. Die Türschlösser wur-den abmontiert, der Herd abgetragen, die Fenster ausgehoben usw. Heute ist das Badhaus gänzlich verfallen und auch der Gastbetrieb wurde 1973 eingestellt.

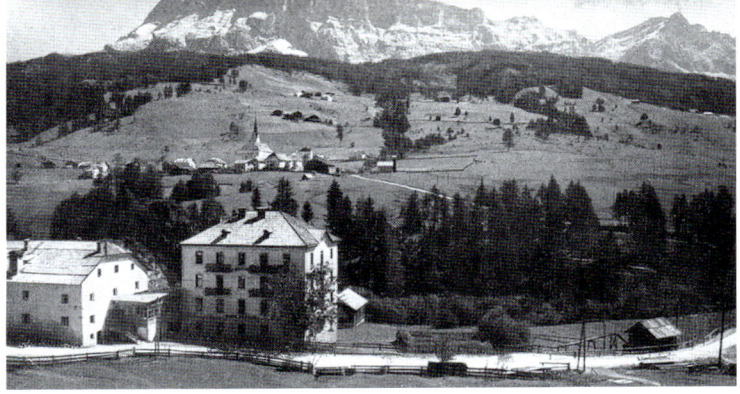

Das schwefelhaltige Wasser in Pedraces half bei Rheuma und Atemwegsbeschwerden.

Pedraces (71)

EHEMALIGES HAUSKNECHTSBAD

Mittelmineralisches Kalzium-Hydrogencarbonat-Wasser, fluorhaltig

Heilanzeige: Rheuma, Hautkrankheiten und Atemwegsbeschwerden

Anfang des 19. Jahrhunderts wurden Wissenschaftler und Ärzte erstmals auf eine Quelle im Gadertal bei Pedraces aufmerksam, die sich aufgrund ihrer Inhaltsstoffe als Heilquelle anbot. Jedoch erst 1850 wurden einige spartanisch ausgestattete Badekabinen im Haus eines Goldschmiedes, nahe der Quelle eingerichtet. 1858 gab es eine erste vielversprechende Analyse, ohne dass sich Wesentliches an Einrichtung und Klientel geändert hätte. 1885 wurden die Badekabinen in die Nähe des heutigen Gasthauses Nagler verlegt. Damals wurde das Wasser in einer Holzleitung zum hölzernen Badhäuschen geleitet. Zwanzig Jahre später wird der Badetrakt endgültig in einem Gebäude des Gasthauses Nagler direkt im Ort untergebracht, wo er bis in die 50er Jahre des 20. Jahrhunderts blieb. Das Publikum dürfte einfach gewesen sein, wird das Etablissement doch als „Hausknechtsbad" bezeichnet. Sein schwefelhaltiges Wasser wurde gegen Rheuma, Hautkrankheiten und Atemwegsbeschwerden eingesetzt.

Seit der Stilllegung des Bades fließt die Quelle ungenutzt in einem Gundstück am Waldrand von Pedraces ab. Dieses auch unter der Bezeichnung „Schwefelquelle" bekannte Wasser kommt aus den Anisisch-ladinischen Trias-Horizonten. Die Quellfassung liegt etwa 200 Meter nach Beginn der Ortschaft beim Haus Pantan Sarè auf der rechten Seite.

In Vergessenheit geraten

Unweit von Schlanders sprudelt eine Quelle, an deren Grund sich Eisenocker findet, daneben stand noch um 1930 ein Häuschen, welches das „Rimpfer Badl" genannt wurde.

Oberhalb der Weinberge zwischen Vezzan und Schlanders entspringt eine rotschlammige Quelle, das „Rote Brünnl". Neben der Bewässerung der Weinberge galt es auch als heilkräftiges Badewasser.

In der Literatur erwähnt ist eine Mineralquelle in Latsch, welche von Einheimischen gegen Rheuma benützt wurde.
Außerdem wird 1562 ein so genanntes „Fröschlbad" am linken Etschufer bei Latsch erwähnt, das später als verschollen galt.

Südlich von Latsch entspringt im Latscher Wald in 1723 Metern Höhe der so genannte „Tö-Brunn", an dem schon in alter Zeit eine Unterkunft stand, wo man sich zur Sommerfrische aufhielt. Das kalte Wasser kurierte angeblich Magenleiden.

In der Nähe von Latsch, am Ufer der Etsch ensprint eine Quelle mit milchig-weißem Wasser. Da in der Gegend Marmor vorkommt, handelt es sich vermutlich um kalkhaltiges Wasser, welches bei Hautkrankheiten mit Krusten- und Eiterbildung (sog. Rappen) erfolgreich angewendet wurde („Rappenwasser").

Mitte des 19. Jahrhunderts wird ein Bad in Gries in Lana, am rechten Ufer der Falschauer erwähnt. Das Bachwasser wurde bei verschiedenen Krankheiten verwendet.

Das „Kühle Bründl" ist eine von alters her bekannte und geschätzte Quelle, welche beim Mulserhof auf dem Weg zur Seilbahn nach Kohlern aus dem Quarzporphyr des Virgl mit einer Temperatur von bis zu 12 Grad entspringt.

Beim Kastnerhof in Schlaneid (Mölten) entspringt eine Quelle, die früher als „Schwefelbad" verwendet wurde.

Zwischen Terlan und Vilpian befand sich ehemals das Terlaner Schwefelbad, das vor zweihundert Jahren aufgelassen wurde.

Das Maibad in Sterzing bezeichnet eine nahe der Rosskopfseilbahn beim Haus Kinsberger entspringende Quelle mit mittelmineralischem Wasser und hohem Chlorgehalt.

Gänzlich aufgelassen ist die Badhütte bei den „Grützlen" in Lüsen, desgleichen das so genannte „Weiberbad" hinter Latzfons und das Peterer Badl bei Lajen. Auch die einstigen Bäder Velzur und Appenbichler in Gufidaun gibt es nicht mehr. Seit längerer Zeit nicht mehr als Badebetrieb in Verwendung ist das Bad Gnol in Gufidaun.

Das Badhaus von Bad Vals in Mühlbach auf 1180 Metern Seehöhe wurde bei Rheuma aufgesucht.

Das Pfunderer Badl suchten die Leute gegen Krätze auf. Das Wasser sei so kalt gewesen, dass es im höchsten Sommer nur eine Temperatur von $1\,{}^{1}/_{2}$ Grad gehabt haben soll.

Beim Gasthaus in Preromang unweit von St. Martin in Thurn war einst ein Schwefelwasser, in dem arme Leute badeten.

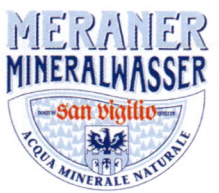

Quellen am Vigiljoch (72)

An den Abhängen des Vigiljochs oberhalb von Lana sprudeln gleich mehrere Quellen, die als Mineralwasser genutzt werden und dem Meraner Kurzentrum zugute kamen. Eine vergleichsweise späte Entdeckung dieses radioaktiven Wassers aus den Klüften des Augengneises führte zu einem umfangreichen Stollenbau in diesem Gebiet:

Im Jahre 1914 wurden bei Tscherms zwei radioaktive Quellen entdeckt. Rund zwanzig Jahre später fand man in einem 12 Hektar großen Bereich der Bärenbadalm am Vigiljoch weitere Wasseraustritte mit beträchtlicher Radioaktivität. Man begann

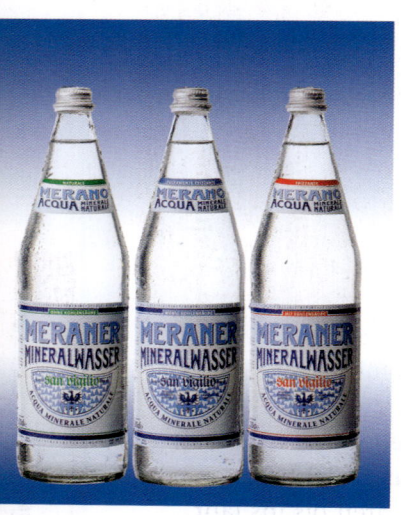

in einer Höhe zwischen 1530 und 1640 Metern das Wasser in acht Stollen zu fassen und legte eine zehn Kilometer lange Verrohrung nach Meran, wo es seit 1960 abgefüllt wird. Das „Meraner Mineralwasser San Vigilio" mit einer Radioaktivität von 1074,6 Bq/l wird zur Verdauungsförderung und Harnsäureabsonderung und bei natriumarmer Ernährung empfohlen. In Deutschland wurde das Meraner Mineralwasser – ein oligomineralisches Wasser gegen chronische Entzündungen und Steinerkrankungen, Harngrieß und Kariesprophylaxe – als Heilwasser zugelassen.

Der so genannte „Große Stollen", der eine Länge von 1200 Metern aufweist, wurde 1942 fertig gestellt. Gleich 145 Wasseraustritte(!) in den Gneiswänden des Stollens sowie weitere Austritte entlang des Stollenbodens wurden gefasst. Entsprechend der Lage im Stollen wurde das radioaktive Wasser mit 1203,8 Bq/l in grünen, roten, gelben und grauen Rohren ab-

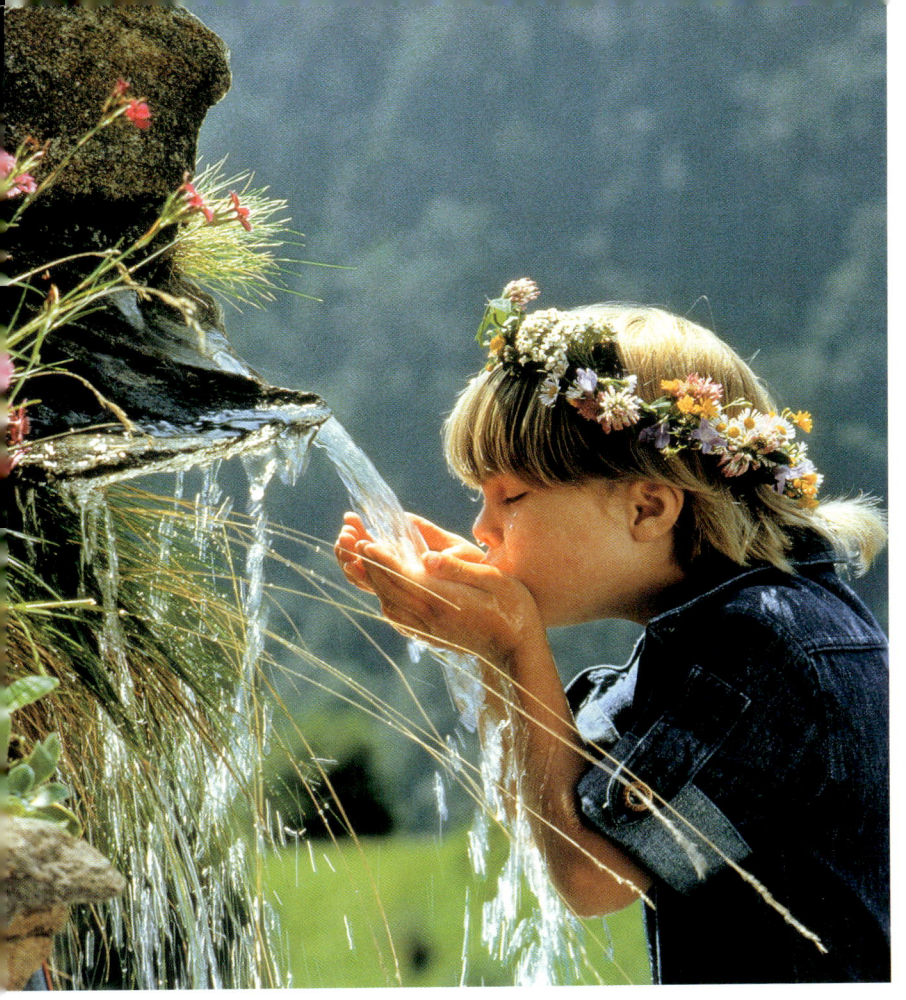

geleitet und dem Meraner Kurzentrum zugeführt, wo es zur Inhalation bei chronischen Entzündungen der Atemwege, bei Scheidenspülungen und peripheren arteriellen Verschluss-krankheiten, für Fangobäder bei Arthrose und nicht akuten rheumatischen Krankheiten von den 70er Jahren bis ins Jahr 2002 hilfreich war.

Aquaeforst GmbH
Sitz: Vinschgauerstrasse 8 – 39022 Algund/Forst
Tel. 0039 0473 26 01 11 – info@forst.it – www.forst.it
Abfüllanlagen: Luis-Zuegg-Strasse 8 – 39012 Meran

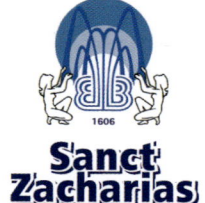 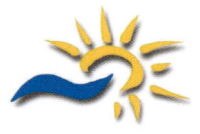

St.-Zacharias-Quelle *(73)*

BRENNER-THERMALQUELLEN

Mittelmineralische Kalzium-Magnesium-Hydrogencarbonat-
Sulfat-Therme
Als Mineralwasser „Sanct Zacharias" im Handel erhältlich

Heilanzeige: Bäder gegen Rheuma, Gicht, Hautkrankheiten,
Magen-, Darm- und Frauenleiden; Trinkkuren bei Nieren- und
Darmstörungen

Seit Oktober 2005 wird am Brenner ein neues Kapitel im Mi-
neralwasservertrieb aufgeschlagen. Nach 15-jähriger Vorbe-
reitungszeit und mit einem Kapitaleinsatz von 10 Millionen
Euro sollen dank einer neuen Abfüllanlage innerhalb von drei
Jahren 50 Millionen Flaschen Thermal-Mineralwasser auf den
Markt kommen. Das edle Nass soll nun Abnehmer in ganz
Europa finden.

Wenngleich es wie jedes Quellwasser aus Niederschlägen
stammt, unterscheidet sich das Wasser der Sanct-Zacharias-
Quelle von herkömmlichem Quellwasser durch die Tiefe, aus
der es kommt. Diese verleiht ihm besondere, seit Jahrhunderten anerkannte und geschätzte Eigenschaften. Das Wasser
kommt aus einer Tiefe von mehr als 1000 Metern unter der
Erdoberfläche. Indem es zuerst langsam versickert und dann
aus der Tiefe des Gesteins wieder hervorquillt, nimmt es Eigenschaften an, die es so außergewöhnlich machen. Wie beispielsweise die nahezu konstante Temperatur von 22 Grad Celsius,
wichtig für die Beibehaltung von Inhaltsstoffen. Es vereint Kal-

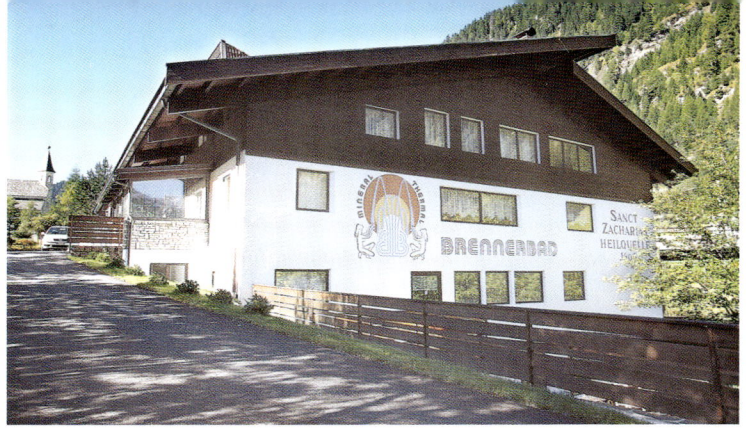

zium und Magnesium, Natrium und Kalium, Bikarbonat, Sulfate, Kohlensäure und Spurenelemente sowie andere Elemente in signifikanter Menge und einzigartiger Harmonie. Aus diesen Besonderheiten ergibt sich ein neutraler pH-Wert (pH 7,00) und eine bakteriologische Reinheit.

ZACHARIAS QUELLE – BRENNER THERMALQUELLEN
BRENNERBAD 9 – 39042 BRENNER
TEL. 0039 0472 63 50 00 – FAX 0039 0472 63 50 24
info@sanctzacharias.it – www.sanctzacharias.it

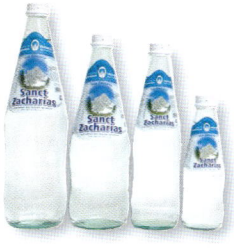

Weitere Informationen zum Thermalkurbad am Brenner finden Sie unter der Rubrik „Aktive Bäder".

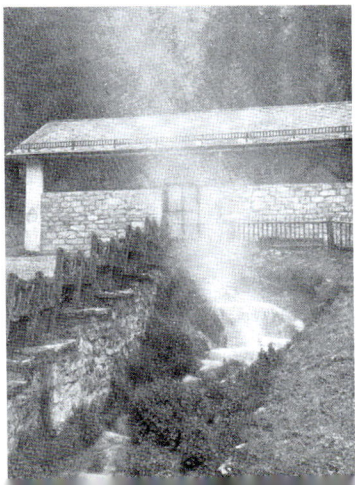

Die Dampfschwaden weisen auf die Temperatur des Wassers hin.

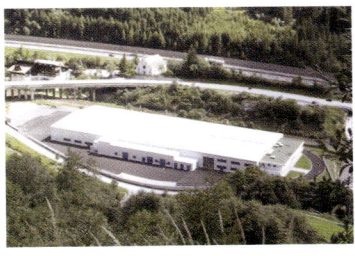

Mineralwasser Plose (74)

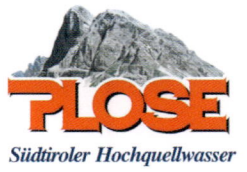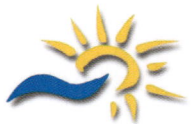

Südtiroler Hochquellwasser

LEBENSELIXIER IN FLASCHEN

Geringfügig mineralhaltig mit Spuren von Jod und Lithium, am niedrigsten mineralisiertes Mineralwasser Südtirols

Heilanzeige: Entzündungen der Harnwege, bei Nieren- und Harnsteinen und übermäßiger Harnsäure im Blut, Stoffwechsel-erkrankungen, Gicht, chronische Entzündung der Harnwege, zur Demineralisierung und Entwässerung

Auf dem Hausberg der Brixner, der 2450 Meter hohen Plose, wurde Mitte des 20. Jahrhunderts im Gebiet von Palmschoß eine Quelle entdeckt und auf ihre Eignung als Mineralwasser untersucht.

Das Plosewasser ist das am niedrigsten mineralisierte Mineralwasser Südtirols. In einer Höhe von 1870 Metern tritt es aus dem Quarzphyllit mit einer regelmäßigen Temperatur von 5,5 Grad als alkalisches, bikarbonat- und sulfathaltiges, erdiges, bakteriologisch absolut reines Wasser in mehreren Quellen zu Tage.

1953 wurde die Plosequelle in Palmschoß gefasst und im Juni 1957 mit der Abfüllung des Mineral-wassers in Flaschen begonnen.

Die Nachfrage nach dem leichten Südtiroler Mineralwasser wurde so groß, dass der kleine Betrieb nicht mehr ausreichte. 1974 entstand in der Industriezone von Brixen ein moderner Abfüll-betrieb mit eigenem Labor. 2002 wurden weitere drei Nebenquellen der Plose gefasst, um die Produktion des Mineralwassers zu potenzieren.

Bei kurmäßigem Gebrauch besitzt das Plosewasser die den leichten Mineralwässern eigene stoffwechselfördernde, die Zelloxydation aktivierende, also entschlackende Heilwirkung. Um die Bildung von Harn- oder Nierensteinen und das Aufflackern von Entzündungen der Harnwege zu vermeiden, empfiehlt es sich, öfters im Jahr eine zweiwöchige Trinkkur vorzunehmen.

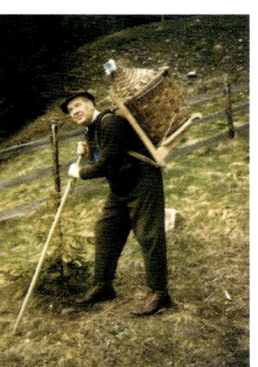

Der pH-Wert des Plosewassers von 6,6 ist derselbe des Zellwassers und ist somit ideal für den täglichen Zellwasseraustausch. Weiters ist es für die Zubereitung von Babymilch und Kindernahrung geeignet.

ACQUAPLOSE AG
JULIUS-DURST-STRASSE 12 – 39042 BRIXEN
TEL. 0039 0472 83 64 61 – FAX 0039 0472 80 11 70
info@acquaplose.it – www.acquaplose.it

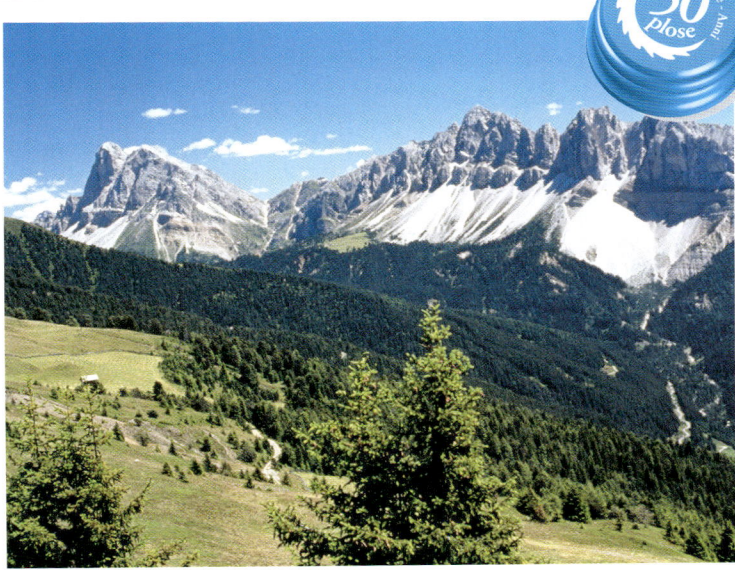

74

MINERALWASSER
Eisacktal

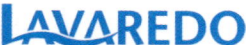

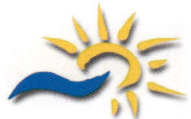

Kaiserwasser
Lavaredo (75)

Magenwasser Lavaredo: Mittelmineralisches Kalzium-
Magnesium-Sulfat-Fluorid-haltiges Mineralwasser

Kaiserwasser: Mittelmineralisches Kalzium-Sulfat-haltiges
Mineralwasser

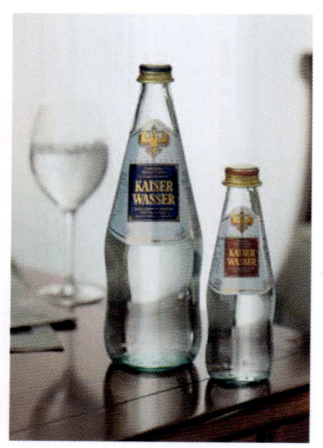

Mineralquellwasser wird seit Jahrtausenden wegen seiner gesundheitsfördernden Wirkung hochgeschätzt. Es ist immer mehr zum festen Bestandteil unserer modernen Essgewohnheiten geworden.

Die Heilwirkung der fünf Innichner Mineralquellen, die im Naturpark Sexten entspringen, wurde bereits 1586 urkundlich erwähnt. In den Jahren darauf entstand eine Kapelle in unmittelbarer Nähe der „Kaiserwasser"-Quelle; viele Kranke pilgerten hierher, um aus dem „Wunderwasser" Gesundheit und Kraft zu schöpfen. Der aus Ungarn stammende Arzt Scheiber ließ 1854 ein großes Kurhotel mit Sauna und Dampfbädern für Bade- und Trinkkuren errichten, und das große Kurhotel „Wildbad" entwickelte sich in den Folgejahren zu einem beliebten

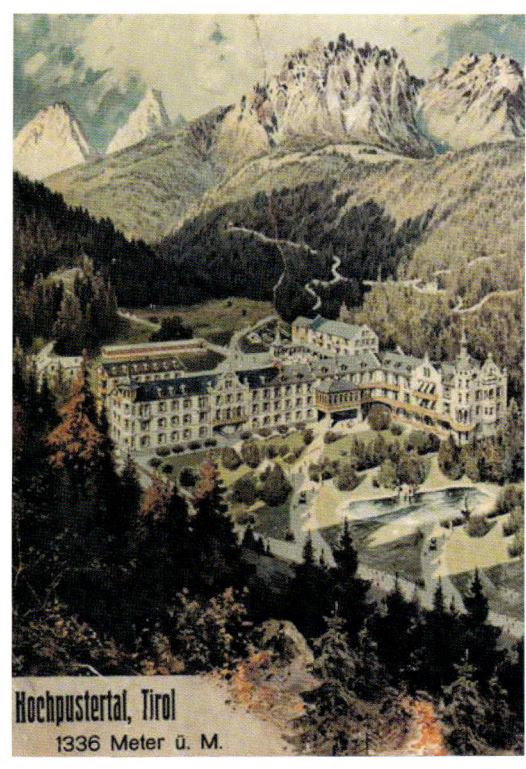

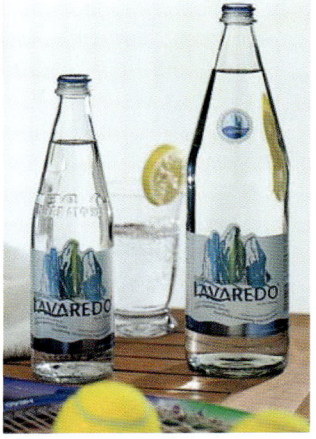

Treffpunkt, besonders bei den Kaiserhäusern Österreichs und Deutschlands.

Seit 1968 wird das Wasser aus zwei der fünf Quellen – der Kaiserwasser- und der Lavaredo-Quelle – in einer modernen Abfüllanlage bei Innichen in Flaschen abgefüllt.

KAISERWASSER – PIZACH-STRASSE 7 – 39038 INNICHEN
TEL. 0039 0474 91 32 61 – FAX 0039 0474 91 36 65
info@kaiserwasser.com – www.kaiserwasser.com

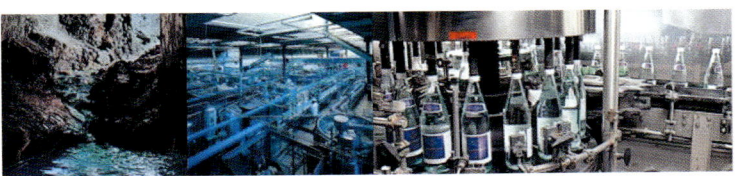

75

Literaturverzeichnis

Amt für Gewässernutzung: Kostbarkeiten aus felsiger Tiefe, 2003

Arge Alp: Die Alpen als Heilungs- und Erholungsraum, 1988

Baumgartner, Oswald: Gemeindebuch Bozen, 1988

Colm, Heinz: Bad Süß am Ritten, Schlern, 1954

Fink, Hans: Die Heilbäder im Eisacktal

Fischerreska, Hannelore: Die magische Kraft von Kristallsalz und
    Wasser, 2002

Frass, H. und Riedl, F. H.: Heilbäder und Heilwässer in Südtirol, 1979

Frühauf, Karl: Heilbäder und Heilquellen Südtirols, 1990

Hirsch, Siegrid/Ruzicka, Wolf: Heilige Quellen, 2005

Innerebner, Georg: Die Quellheiligtümer Südtirols, Schlern, 1946

Kaltenthaler, Birgit: Powerdrink Sauerstoffwasser, 2002

Karpe, F. C.: Übersicht der Heilquellen von Tirol und Vorarlberg,
    1830

Kofler, Erich: Ein Sommer in Dreikirchen, 1996

Kramer, Hans: Wildbad Schalders, Schlern 27, 1953

Kühebacher, Egon: Innichen, Schlern 70, 1996

Kuntscher, Herbert: Bergwerke, Höhlen, Heilquellen, 1990

Lechner, Eva: Heilende Wasser in Tirol, 2003

Mader, Ignaz: Bäder und Heilquellen im Hochetsch, 1929

Mang, Hermann: Brixner Heimatbuch, 193

Masaru, Emoto: Die Botschaft des Wassers, Band 1

Moll, Franz Dr.: Wegweiser der Bäder und Sommerfrischen usw. der
    Alpenländer südlich des Brenners, Meran 1913

Nevinny, Josef Dr.: Das Badwesen Tirols und die Heilquellen des
    Landes, 1905

Noë, Heinrich: Die Bäder in Tirol und Kärnten, 1889

Oberthaler, Gottfried: Das Ultental und seine Bäder, 1987

Prenn, Heide Dr.: Badekultur in Südtirol, 2004

Reinstadler, H.: Badewesen und Bäder im Spätmittelalter und zu
    Beginn der Neuzeit, Diplomarbeit, 1991

Schlern, 1921, 1922, 1925, 1953, 1954, 1972, 1977

Solderer, Gottfried: FF Südtiroler Illustrierte, 1988

Sulzenbacher, Josef: Bad Waldbrunn, 1995

Staffler, Joh. Jak.: Tirol u. Vorarlberg, 1839–1847

Staffler, Richard: Die Hansebücher des Bades Maistatt, Schlern, 1960

Steub, Ludwig: Drei Sommer in Tirol, 3. Auflage, 1996

Tolpeit, Willi: Das ehemalige Wildbad Möders bei Stilfes,
    Dolomiten, 1988

Tschurtschenthaler, Paul: Vom Baden und von Bauernbadlen, Südt. Bauernkalender, 1964

Walden, Annegret: Tiroler Wildbäder, Sommerfrischorte und Bauern-badln im Spannungsfeld kultureller Wandlungsprozesse, 2002

Weber, Beda: Das Land Tirol, 1837

Bildnachweis